紧急救命

速查图典

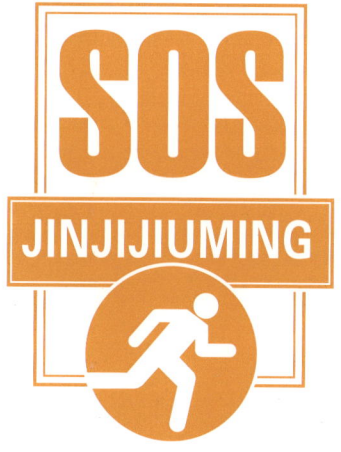

《健康大讲堂》编委会　主编

黑龙江出版集团
黑龙江科学技术出版社

图书在版编目（CIP）数据

紧急救命速查图典/《健康大讲堂》编委会主编.—哈尔滨:黑龙江科学技术出版社,2014.6
　　ISBN 978-7-5388-7903-2

　　Ⅰ.①紧…　Ⅱ.①健…　Ⅲ.①急救—图解　Ⅳ.①R459.7-64

中国版本图书馆CIP数据核字(2014)第122066号

紧急救命速查图典
JINJI JIUMING SUCHA TUDIAN

主　　编	《健康大讲堂》编委会
责任编辑	刘佳琪
封面设计	吴展新
出　　版	黑龙江科学技术出版社
	地址：哈尔滨市南岗区建设街41号　邮编：150001
	电话：(0451)53642106　传真：(0451)53642143
	网址：www.lkcbs.cn　　www.lkpub.cn
发　　行	全国新华书店
印　　刷	深圳市雅佳图印刷有限公司
开　　本	711mm×1016mm　1/16
印　　张	15
字　　数	200千字
版　　次	2014年9月第1版　2014年9月第1次印刷
书　　号	ISBN 978-7-5388-7903-2/R·2329
定　　价	29.80元

【版权所有，请勿翻印、转载】

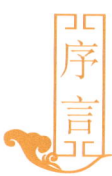

给生命一个最好的投资

10岁的英国女孩蒂莉·史密斯与家人在海滩散步，当她看到"海水开始冒泡，泡沫发出咝咝声，就像煎锅一样"时，她凭借在课堂上所学到的科学知识，迅速判断出这是海啸即将到来的迹象。在她的警告下，约100名游客在海啸到达前几分钟撤退，幸免于难。

同样是这次印度洋海啸，在其他地方，却有近30万人遇难或失踪！

在大自然面前，人的生命显得异常脆弱。在地震、海啸、洪灾、泥石流等自然灾害面前，也许刚才还是活蹦乱跳的人，一转眼之间生命就已经终结。

生活中还有许多事情都是我们无法预料到的：切菜时不小心切到了手指；乘坐电梯时却被困在了里面；睡觉时却煤气中毒；甚至走路时都被天上掉落的东西砸中头部！

还有，家中有疾病史的老人随时会旧病复发；小孩子在玩耍时会因调皮而将异物塞进耳朵中；两人吵架时被激动的对方打伤；下班回家途中遇到歹徒；行走在路上却被不守交通规则的可恶司机开车撞倒；锻炼身体时却不小心摔倒……

这一切的一切都在提醒我们：危险就在我们身边！

生活如此美好，我们却不得不面对这许许多多的意外。当危急时刻来临，如何在急救的黄金时刻实行自救和救人？你对自救常识又了解多少？对自救技巧了解和掌握的多少，决定了你在面对危机时，能否保护好自己和自己身边的人，能否将伤害降到最低。可以说，学习一些救助技巧，就是对生命最好的投资。

许多时候，即使最好的医院的医生，其力量也是有限的。他们可以帮你接合切断的手指，但是有两个条件：切断的手指被接合必须在一定的时间内；切断的手指不能感染或因缺血而坏死。即使你家距离医院只有半小时的路程，当手指不小心被切断时，立马拿着切断的手指去医院，已经晚了！手指因流血过多已经无法接合！或者，即使你以最快的速度赶到医院，你的手指没经过任何处理，可能已经感染了。

  事儿就是这么寸：如果你早点知道怎么对切断的手指止血，被切下的手指必须进行冷冻保存，你的手指经过手术，就可以灵活依旧！后悔了吗？你要是早点学些自救知识该多好！现在知道还不晚，赶紧拿起这本书，开始学习吧！

  本书采用图文结合的形式，首先讲述了家庭急救的一些基础知识，包括三角巾、绷带、夹板等的使用技巧，身体不同部位出血时如何指压止血。然后分别讲述了在日常生活中、出门在外时、锻炼身体时可能会出现的各种意外，以及遇到自然灾害的时候应如何应对，包括家中着火、煤气中毒、触电、醉酒、食物中毒、车辆遇险、地震、洪灾、遭遇歹徒袭击、被绑架、运动时身体不同部位受伤等。对于一些难懂的知识，书中采用图解或小板块的形式进行补充和扩展，力求使您掌握最全面、最实用的救急技巧。

  也许对本书的学习在几年内都没有起过作用，但却可能在若干年后的某个时刻挽救了您的生命。那时您定会感慨：若干年前，我给生命的投资没有白费！

编者
2014年1月

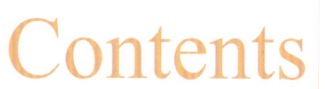 

第一章　家庭急救须知

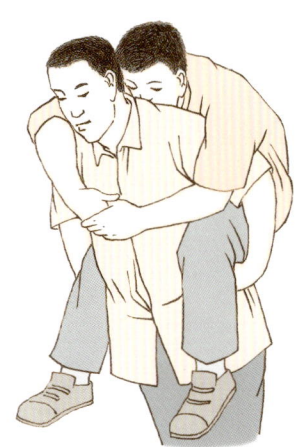

014　急救第一步：检查患者
016　三角巾的使用技巧
019　绷带的使用技巧
021　搬运患者时的注意事项
025　对患者的安置
026　夹板的使用技巧
028　制作应急担架的方法
029　身体出血时常用的止血技术

第二章　危险就在身边，掌握自救的技巧

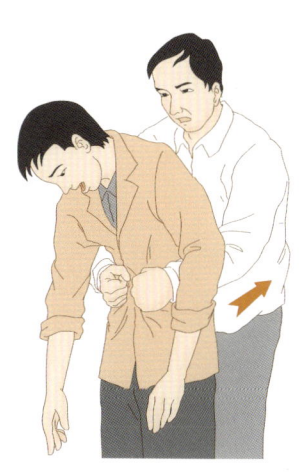

034　家中起火，在冷静中求生
036　煤气中毒要立即抢救
038　沼气中毒的救治和预防
040　烧伤、烫伤，降温最重要
042　被化学药物灼伤时的处理
044　一不小心触电了
046　被困电梯不要慌
048　一人在家巧妙应对陌生人
050　孩子不小心将异物吞下

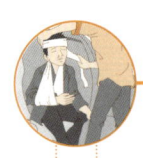

紧急救命速查图典

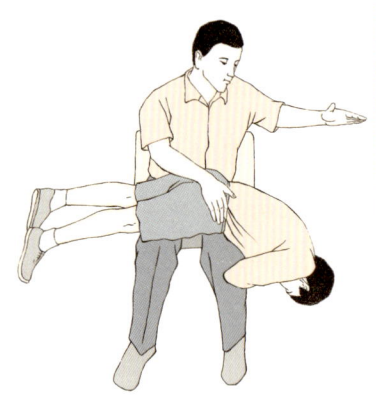

052	避免孩子发生玩具意外
053	不幸被掉落的东西砸中头部
054	关门窗时手指不小心被夹伤
055	散步时被野狗咬伤
056	当身边有人喝醉酒时
058	身边有人酗酒怎么办
059	应酬时的饮酒技巧
060	被强烈的阳光晒伤皮肤
062	寒冷天气里被冻伤
064	不小心踩到玻璃碎片上
065	玩耍中被蜂蜇伤
066	一不小心被毒蛇咬伤

第三章 保护好自己，快乐面对每一天

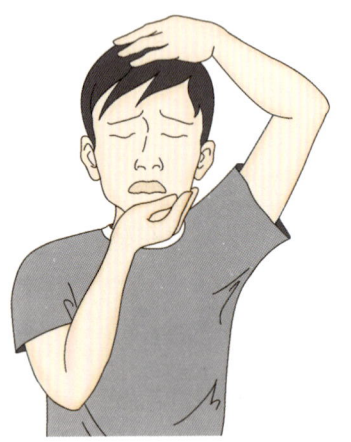

070	巧妙应对婚姻暴力
072	争吵打架时耳朵受伤
073	切菜时不小心切断了手指
074	有人割腕自杀，止血最重要
076	张嘴大笑时下巴脱落
078	从楼梯摔下导致手臂骨折
079	小孩跌倒时，折断了锁骨
080	家中有人脑出血发作
082	家中有人心脏病发作
084	身边有人癫痫发作

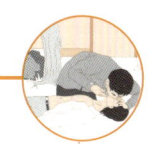

086	家中有孕妇早产
088	孕妇发生意外流产
089	误饮化学物品，救助要及时
090	食物中毒，催吐很重要
092	身边有人喝农药自杀
094	过量服用安眠药
095	孩子的鼻内有异物进入
096	耳朵中有异物进入
098	眼睛中有异物进入

第四章　交通事故多发，路上行走要小心

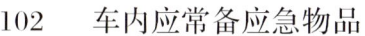

102	车内应常备应急物品
104	发现车祸时要尽量帮忙
106	行进中车轮突然打滑
108	轮胎突然爆裂或漏气
110	汽车突然着火先确保人的安全
112	汽车行进中不幸落入水中
114	避免车祸有技巧
115	学会辨别酒醉驾驶的车辆
116	行车途中遇到浓雾
118	汽车过火车道时突然抛锚
119	驾车行经积满水的道路
120	乘坐汽车时的安全事项
122	驾驶非机动车时的安全事项

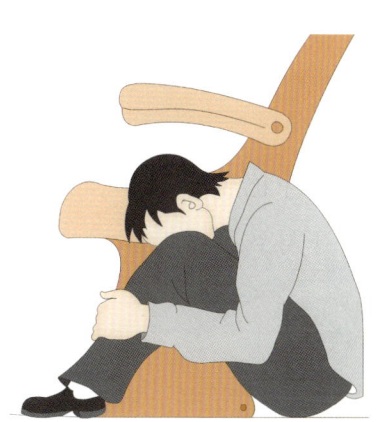

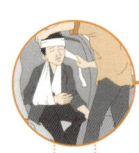
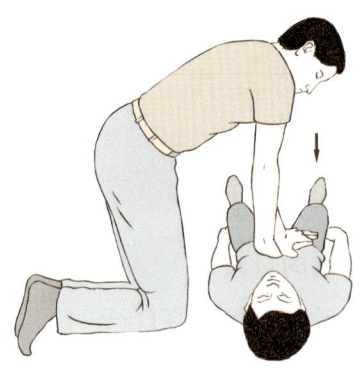

124	路上行走时的安全事项
125	乘坐的火车突然着火
126	火车相撞或遇险翻车的紧急避险
128	行进中的轮船发生火灾
130	乘船遇险时如何安全跳水离船
132	飞机失事时的自救
134	地铁遇险时的自救

第五章　自然灾害有征兆，避灾有技巧

138	掌握地震发生时的自救法宝
142	面对洪灾时的自救
144	突然遭遇山洪暴发
145	泥石流发生时的躲避与自救
146	巧妙应对暴雪灾害
148	在冰天雪地中遇险
150	发生雪崩时的逃生技巧

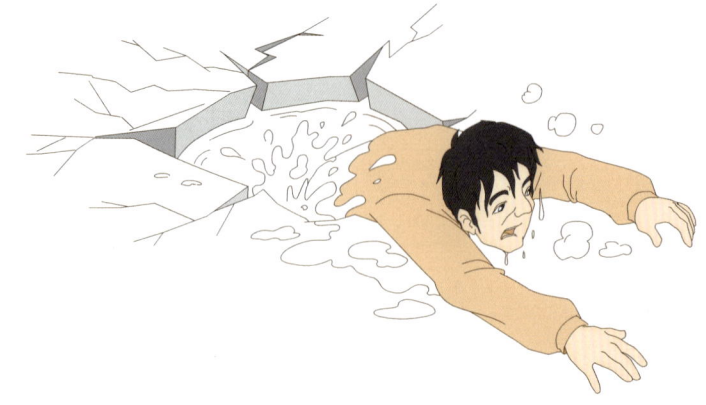

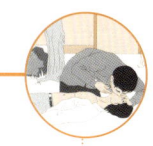

152	不幸遭遇塌方
154	山体滑坡时如何避难逃生
156	风灾发生时的避灾技巧
158	遭遇龙卷风袭击时的自救
160	海边游玩时遭遇海啸
162	火山爆发时的自救
164	遭遇沙尘暴时要保护好自己
165	滑冰时掉进冰窟窿
166	野外游玩时遭遇森林大火
168	野外探险时的生存秘笈
170	雷雨天如何避免遭受雷击
172	沙漠中遇到危险时如何求生

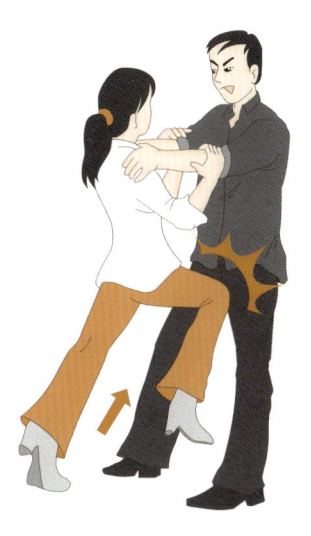

第六章 遭遇歹徒，巧妙应变

176	街头行走时遇到歹徒袭击
178	被色狼纠缠时要巧妙避开
179	如何避免被强奸
180	女孩被强奸后怎么办
182	遭遇匪徒抢劫，保命最重要
184	如何应对陌生电话的骚扰
186	公众场合发现炸弹时怎么办
187	被歹徒跟踪要巧妙摆脱
188	搭车时要保证人财安全
190	受到醉汉骚扰要巧妙应对
191	遭到精神病患者攻击时如何逃生

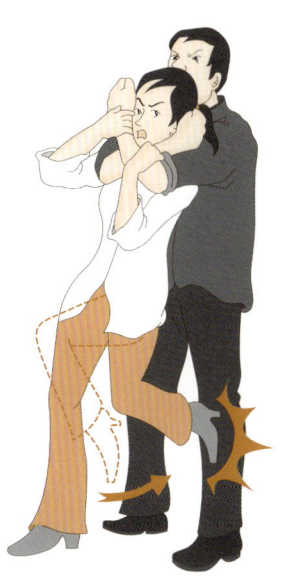

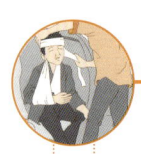
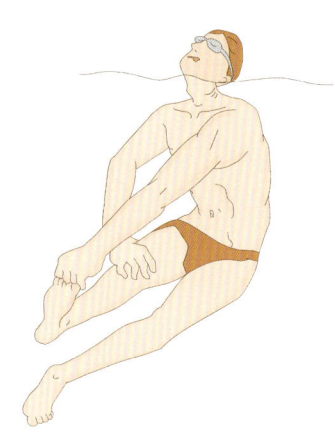
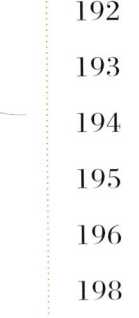
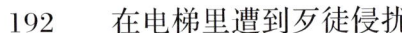

192	在电梯里遭到歹徒侵扰
193	在停车场内遭到歹徒侵扰
194	被绑架时要学会自救
195	深夜回家被人用刀刺中腹部
196	身处激愤的人群中如何自保
198	教会孩子应付陌生人的方法
200	打击歹徒的10处要害

第七章 生命在于运动，突发状况巧应对

204	发现中暑要远离高温环境
206	体育运动时肌肉拉伤
208	运动时肌肉痉挛
210	预防和应对运动过度
211	运动时肩膀受伤
212	运动时背部受伤
214	运动时手部受伤
216	运动时肘部受伤
218	运动时腿部受伤
219	运动时臀部受伤
220	运动时膝部受伤
222	运动时脚部受伤
224	运动时突然出现呼吸不畅
226	运动时头部受伤

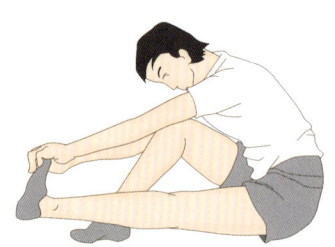

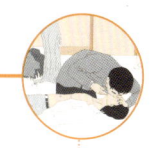

目录

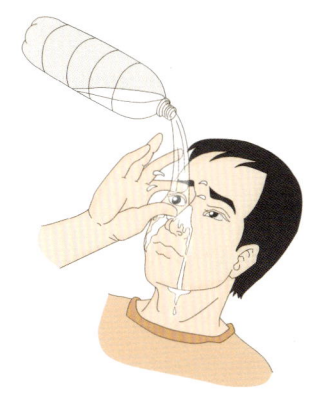

- 228　运动时眼睛受伤
- 230　登山时出现高原反应
- 232　游泳时身体抽筋
- 234　身边有人溺水
- 236　儿童游泳时的注意事项

附　录

- 237　6种能引起中毒的食物
- 239　急救用品清单
- 240　急救电话备忘录

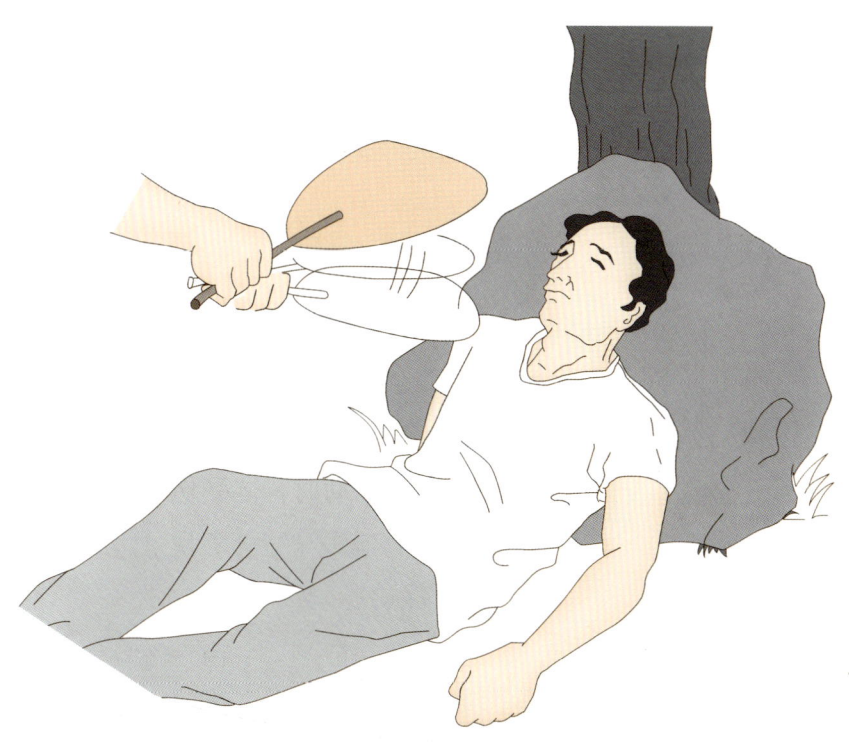

第一章 家庭急救须知

生活中许多事情都是我们所无法预料的,意外随时可能发生在我们身边。掌握一些必要的急救技术,才会使我们在面对伤害时不会盲目和惊慌失措,把握最佳的治疗时机,从而将伤害降到最低,及时挽救生命。

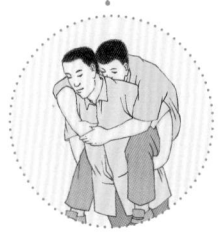

DI-YI ZHANG

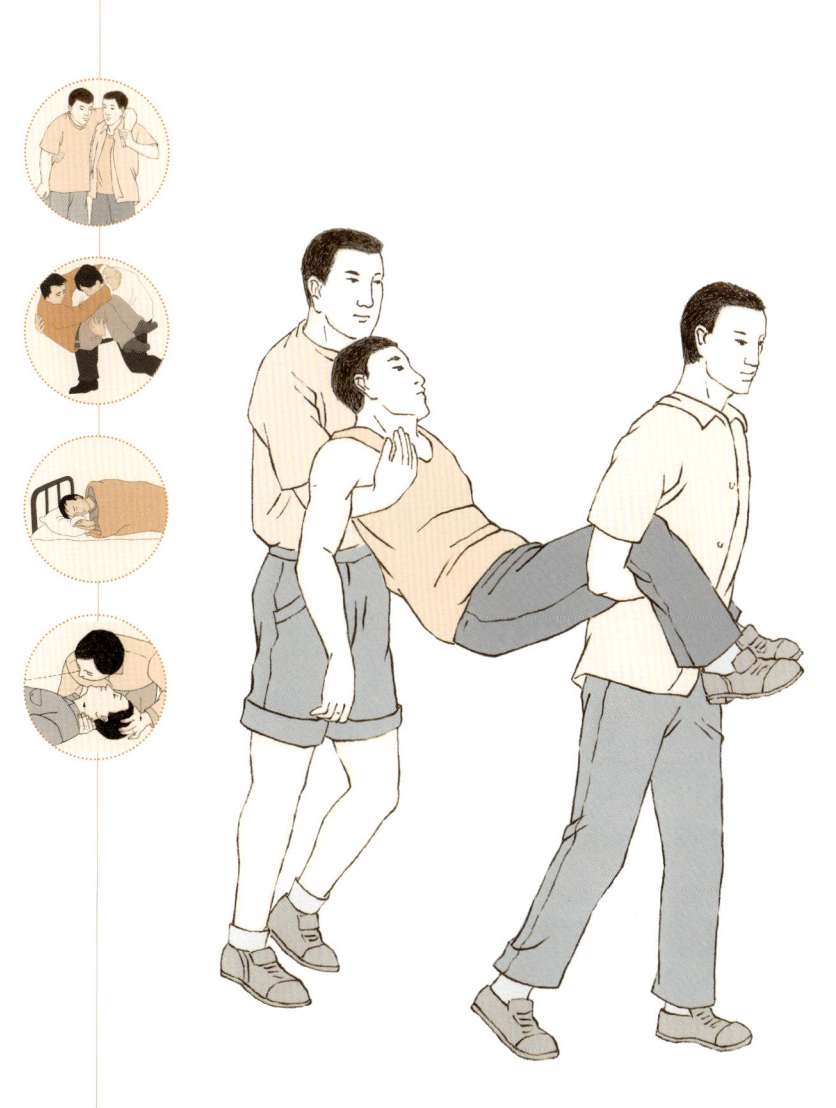

# 急救第一步：检查患者

接触一个患者，先要了解患者的实际情况，然后才能对症采取措施。这就需要对患者进行一些必要的检查。

检查事项

一、当接触一个情况严重的伤者时，首先要检查患者的气管、呼吸和脉跳。

（1）气管。要确信伤者的气管未被舌头、分泌物或其他异物所堵塞。

（2）呼吸。要确信伤者尚有呼吸，如果呼吸停止要立即进行人工呼吸。

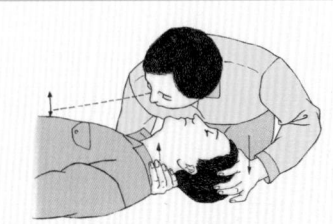

检查患者是否有呼吸

检查患者的呼吸道是否畅通，将自己的脸颊靠近患者的口鼻，确认患者是否还有呼吸

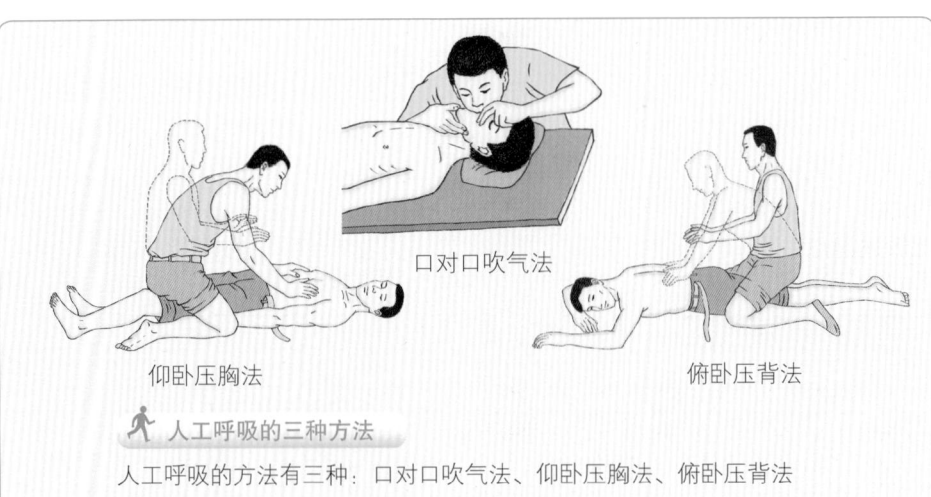

仰卧压胸法　　口对口吹气法　　俯卧压背法

人工呼吸的三种方法

人工呼吸的方法有三种：口对口吹气法、仰卧压胸法、俯卧压背法

（3）脉跳。要确信伤者还有脉搏跳动。如果感觉不到脉搏跳动，则应立即对其进行心脏按摩。

二、其次，要注意以下一些事项。

（1）虽然多数伤患者能够安全移动，但是对颈部或背部重伤患者，切记不能随便移动，除非环境还在危及伤患者的生命。

（2）要使伤患者安静躺下。如果患者呕吐，在其颈部虽已破裂但无危险的情况下，可将其翻身侧卧，以防止窒息。同时，要用毯子或外衣盖好，保持温暖。

（3）轻柔地检查患者的伤情。必要时，可将其衣服剪开，以防止因伤患者突然发出动作而增加其额外的痛苦。在烧伤情况下，不可从烧伤处拿掉衣服，除非衣服还在燃烧。

（4）不要给不省人事或半昏迷的患者喂食流质的东西，因为流质的东西有可能呛入气管引起伤患者窒息。不要试图用拍打或摇晃的方法把不省人事的伤患者弄醒。

（5）检查伤患者可能随身携带的病历卡片或某种证件、标志，以便了解伤患者所需要的特别护理、过敏症及其他疾病的情况。

（6）在进行上述急救的同时，请人立即拨打急救电话。报告人应能说清楚急救时的实际情况，以便在最短的时间内将患者的情况表述清楚。

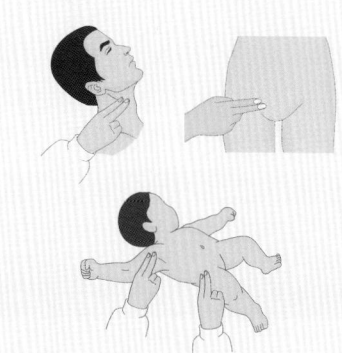

检查患者是否有脉跳

用食指、中指置于颈动脉、股动脉部（幼儿置于肘动脉或股动脉）5～10秒，若有脉搏，指尖就可感觉到

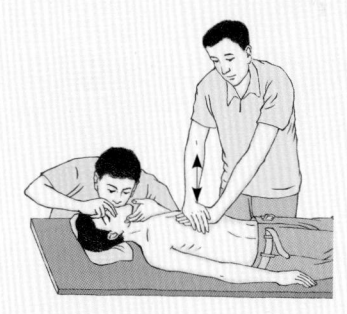

心脏按摩法

①先将病人平放于木板床上，头部稍低②急救者站在病人一侧，将一手的掌根放在胸骨下端，另一手覆于其上③借助急救者上身的体重，向胸骨下端用力加压，使其下陷3厘米左右，随即放松，让胸廓自行弹起

拨打120时要讲清

◎ 患者的姓名、性别、地址、病情，讲明伤病员最突出、最典型的发病特征，这与120选派医生和携带急救设备、药品密切相关。
◎ 如果遇到灾害性事件，报警人除要讲明灾害性质、涉及范围、伤亡人数外，还要汇报受伤人群的主要症状和现场采取的初步急救措施。

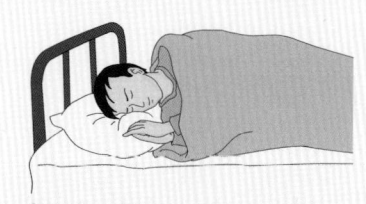

使患者侧卧并盖好毯子保暖

三角巾的使用技巧

三角巾具有制作简单、使用方便、容易掌握、包扎面积大的优点，所以被广泛应用。三角巾不仅是较好的包扎材料，还可作为固定夹板、敷料和代替止血带使用。

使用技巧

三角巾的使用方法是：先把三角巾急救包的封皮撕开，然后打开三角巾，将急救包内的消毒敷料盖在伤口上，进行包扎；还可将三角巾叠成带状、燕尾状或连成双燕尾状和蝴蝶形等形状，用于肩部、胸部、腹股沟部和臀部等处的包扎。

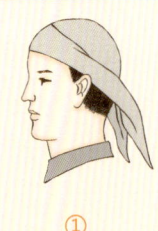

①

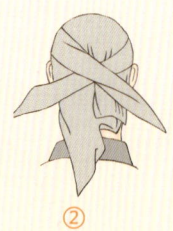

②

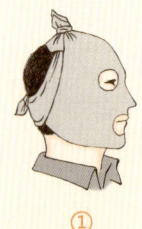

① ②

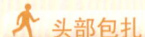

头部包扎

将三角巾折叠后，放在额前眉上，两底角经过耳朵，在后脑勺交叉，拉紧后再绕回额前打结，最后将顶角拉齐，塞进折缝内

面部包扎

把三角巾顶角打结，包住面部，再在眼、鼻、口的位置剪几个小孔，然后将两底角向后拉，在后脑勺交叉，再绕回到额前打结

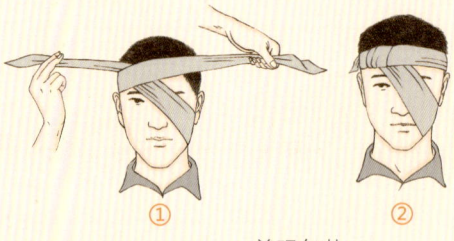

① ② 单眼包扎

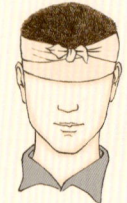

双眼包扎

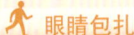

眼睛包扎

单眼包扎：三角巾折叠成带形约四横指宽，将三角巾的2/3向下放于伤侧眼部，经耳下及枕骨隆起的下方绕至对侧耳上方，压住另一端，在前额及枕骨上缠一圈，最后在两侧耳上打结

双眼包扎：三角巾折叠成带状约六横指宽，从前面将双眼遮盖至枕后交叉，再绕向前额打结

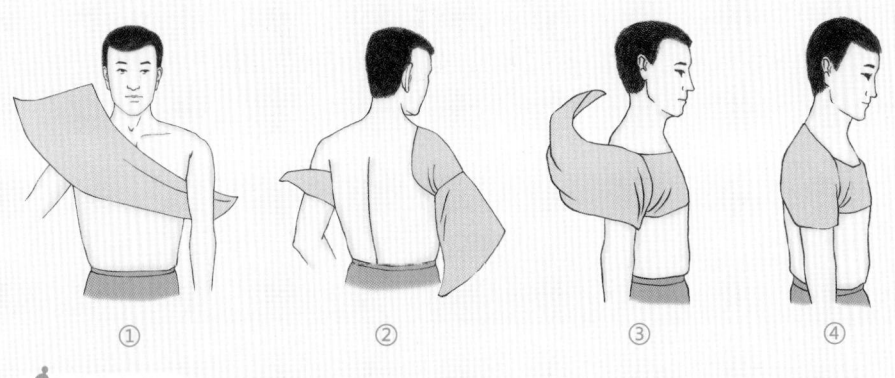

① ② ③ ④

🏃 肩部包扎

三角巾一底角放在对侧腋下,顶角过患肩向后拉,再用顶角在患侧上臂上1/3处绕紧,然后再将另一底角反折向背部拉至对侧腋下打结

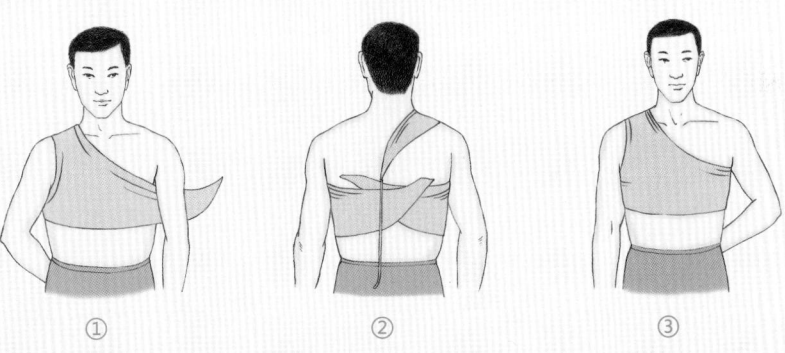

① ② ③

🏃 胸部包扎

三角巾底边横放在胸部,略向伤侧倾斜,并绕向背后打结,顶角越过伤侧肩部绕向背后,与两底角结扎在一起

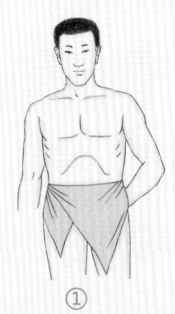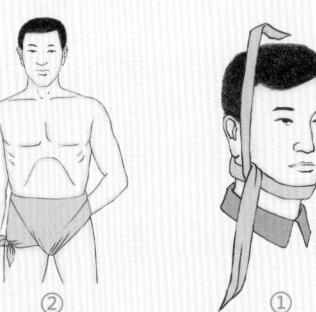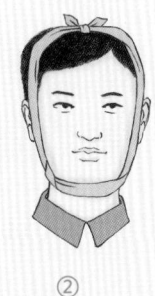

① ② ① ②

🏃 腹部包扎

将三角巾折成鱼尾式,鱼尾朝下贴在腹部,顶角和底边折后形成的角在腰部打结,牵拉鱼尾两角(即底角)在大腿旁打结

🏃 下颌包扎

三角巾折叠成带状约四横指宽,分为1/3及2/3两端,在下颌角处围绕包扎,并交叉兜绕下颌下方,将两端沿两侧耳前上提,并在头顶前缘打结

第一章 家庭急救须知

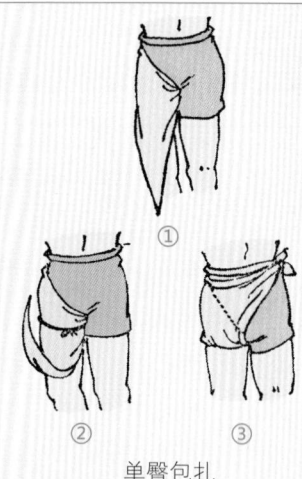

单臀包扎

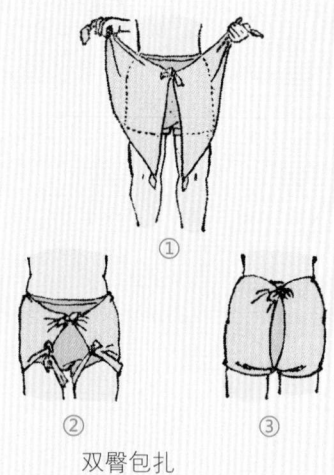

双臀包扎

臀部包扎

单臀包扎：将三角巾斜放在臀部，上端偏向髂骨前侧，下端偏向背侧两腿之间，顶角接近臀裂下方，用顶角系带在大腿上部绕一圈将三角巾扎牢，然后把下端的底角提起，沿臀部拉至对侧髋上，与另一端打结

双臀包扎：将两块三角巾的顶角打结，放在腰部正中，取两条三角巾的一端底角围腰在腹部打结。再提起另一端的两底角，分别由臀下大腿内侧绕至前面与相对的边打纽扣结，或与上面的两底角打结

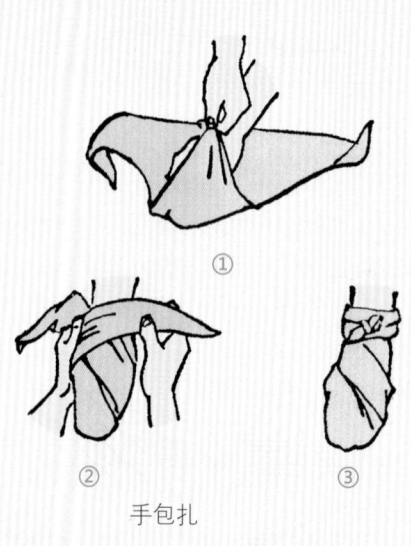

手包扎

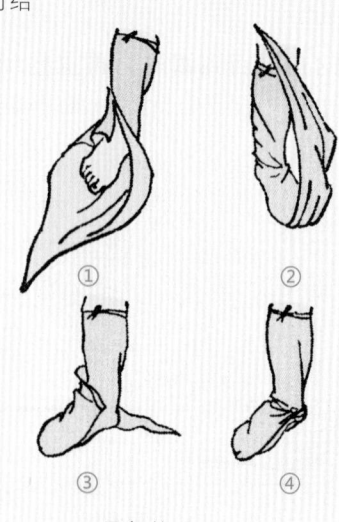

足包扎

手脚包扎

手包扎：手指对向三角巾的顶角，将手掌或手背平放于三角巾的中部，底边横放于腕部，将顶角折回覆盖手背，两底角在手背或手掌交叉，围绕腕部打结

足包扎：把脚斜放在三角巾一边，取一腰边于踝上包绕打结；再用另一底角把脚包住，打结于踝关节处，形如鞋靴

绷带的使用技巧

用绷带包扎伤口，目的是固定盖在伤口上的纱布，固定骨折或挫伤，并有压迫止血的作用，还可以保护患处。绷带的使用方法有螺旋形包扎法、环叠形包扎法、人字形包扎法、扇形包扎法、四头带包扎法等。

使用技巧

（1）螺旋形包扎：绷带先作环形绕扎2~3圈，再将绷带向上卷，每卷一圈都盖着前一圈的1/3至2/3。

（2）环叠包扎：绷带作环形重叠缠绕。为了使绷带固定，不致滑脱，可将第一圈稍斜，第二圈、第三圈环行，并把斜出圈外的角折回到圈里，再重叠绕扎。结尾时，可用别针或胶布，或将尾部剪开打结等方式固定。

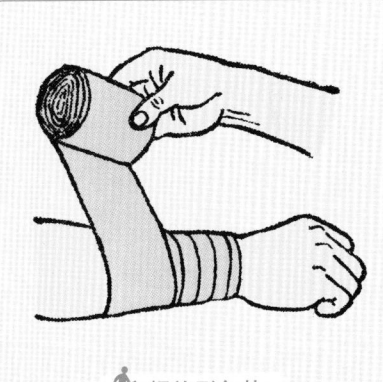
螺旋形包扎

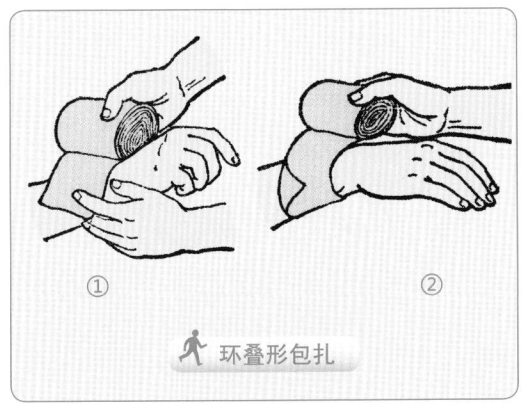
环叠形包扎

（3）人字形包扎：绷带先按8字形缠绕，再照8字形一圈大一圈地绕下去，成为重叠的人字形。

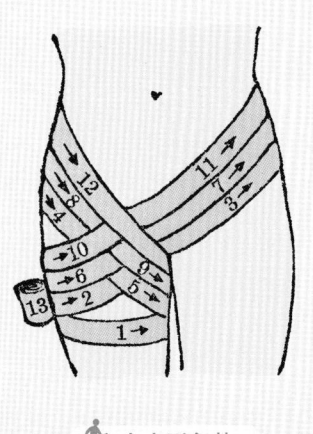
人字形包扎

（4）扇形包扎：主要用于关节部位的包扎，常用离心性包扎法，即从关节向关节的上下包扎。

（5）四头带包扎：把绷带的两头剪成两条，做成四头带。下颌部、鼻部、前额和枕骨等受伤，多用这种绷带包扎。

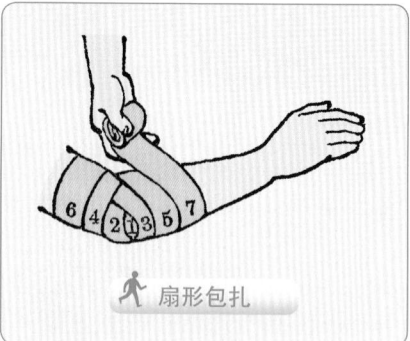
扇形包扎

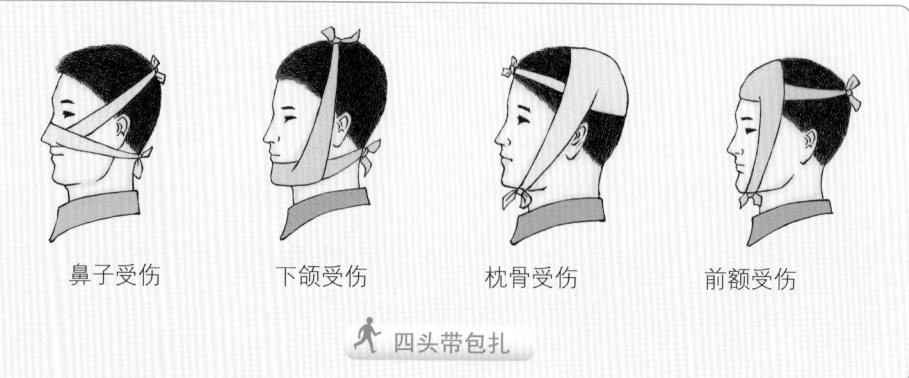

鼻子受伤　　下颌受伤　　枕骨受伤　　前额受伤

四头带包扎

使用绷带时的注意事项

① 使用绷带的方法为：先用左手按住绷带尾端，再用右手拿着成卷的绷带卷向右边，然后向着身体的中心部位向上缠绕。从开始卷起一直到结束时，要一层层地缠绕。

② 打好绷带的要领是：不要过紧，也不能过松。不然会引起血液循环不良或绷带过松而固定不住纱布。如果没经验，可在打好绷带后，看看身体远端有没有变凉，有没有浮肿等情况。

③ 打结时，不要在伤口上方，也不要在身体背后，免得睡觉时压住不舒服。

④ 如果事情紧急又没有绷带而必须急救的情况下，可用毛巾、手帕、床单（撕成窄条）、长筒尼龙袜子等代替绷带包扎。但是必须进行彻底消毒，如把毛巾用热水浸泡，晒干后使用。

⑤ 在四肢与身体之间，以及在四肢的关节处使用绷带时，应尽量加入足够的敷料，特别要注意自然凹陷的部位。

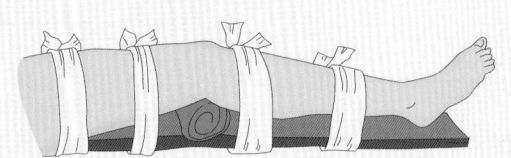

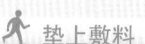
垫上敷料

在身体自然弯曲处使用绷带时，应先垫上敷料

搬运患者时的注意事项

在急救的过程中，最好让患者保持最舒适的休息状态，尽可能不要去搬动他，但有时患者留在原处反而会有更大的伤害。此时，必须把患者搬运到安全的地方。此时的搬运方法显得很重要，如果搬运不当可能会对患者造成更严重的伤害。

搬运技巧

一、单人徒手搬运

（1）扶持法：此法适用于搬运伤病较轻、不能行走的伤员，如头部外伤、锁骨骨折、上肢骨折、胸部骨折、头昏的伤病员。扶持时救护者站在伤病员一侧，将其手臂放在自己肩、颈部，一手拉病人手腕，另一手扶住病人腰部行走。

什么情况下需要搬运患者？

① 伤者处于交通流量大的路口或不便于急救的场所，如浴室、车内。
② 有爆炸可能的场所，如撞毁的车内、瓦斯外泄的房子等。

（2）抱持法：适用于不能行走的伤病员，如较重的头、胸、腹及下肢伤或昏迷的病员。抱持时救护者蹲于病人一侧，一手托其背部，一手托其大腿，轻轻抱起病人，病人（神志清醒者）可用手扶住救护者的颈部。

（3）背负法：施救者蹲在病员前面，与病人呈同一方向，微弯背部，将病人背起，对胸、腹受伤的病人不宜采用此法。如病人卧于地上、不能站立，则救护者躺于病人一侧，一手紧握伤员肩部，另一手抱起伤员的腿用力翻身，使其负于自己背上，慢慢站起来。

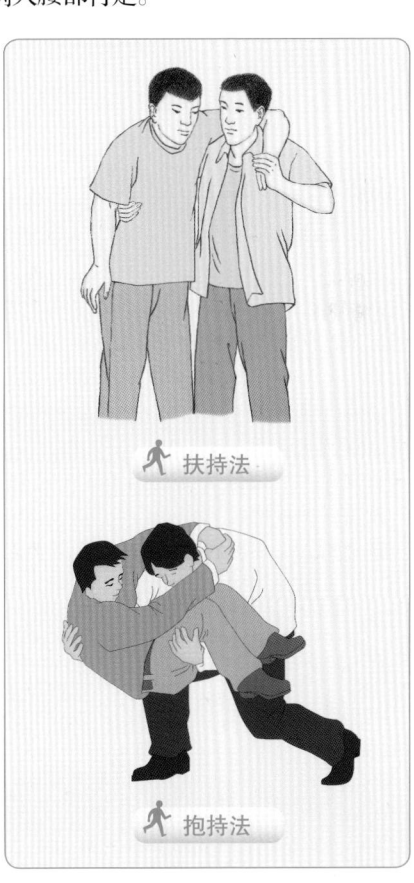

扶持法

抱持法

（4）拖拉法：用于在房屋垮塌、火灾现场或其他不便于直接抱、扶、背的急救现场，不论伤者神志清醒与否均可使用。抢救时救护者站在伤员背后，两手从其腋下伸到其胸前，先将伤者的双手交叉，再用自己的双手握紧伤病员的双手，并将自己的下颌放在其头顶上，使伤病员的背部紧靠在自己的胸前慢慢向后退着走到安全的地方，再进行其他救治。

（5）环带搬运法：用带子打结成为一个圆形，绕过患者身后，分别位于患者的后背、臀部，施救者将两臂分别伸进前面露出的环形带子，背着患者匍匐前进。

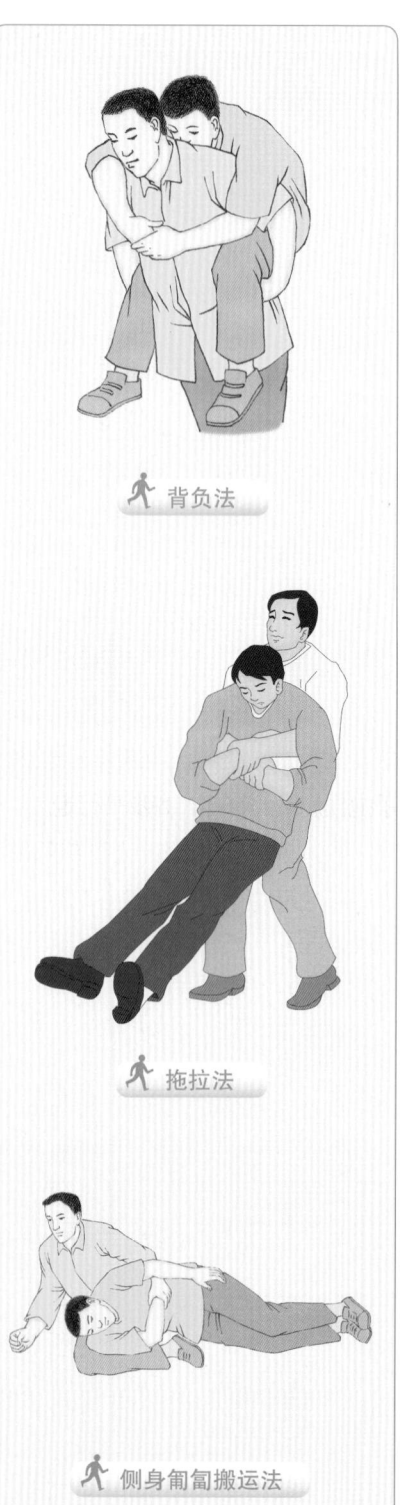

背负法

拖拉法

侧身匍匐搬运法

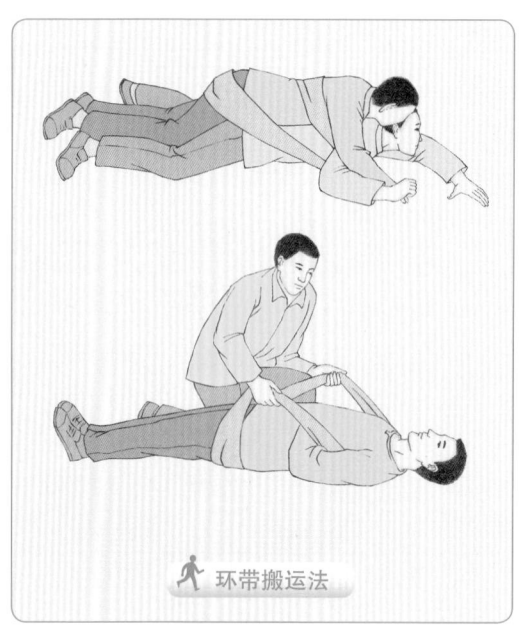

环带搬运法

（6）侧身匍匐搬运法：施救者侧身，患者侧身朝外，头部和肩部放在施救者的一只腿上，患者的右臂绕至左胸前，施救者用左手握住患者的右臂，匍匐前进。

搬运时的注意事项

① 伤者意识清醒且没有骨折时，可扶住或抱起伤者缓慢前进，或以单人搬运法搬移。如遇楼梯，可让伤者坐在椅子上，背向楼梯，由两人以上将其抬上楼梯。

② 伤者有骨折情况发生时，则必须用担架搬运病人。

③ 伤者意识清醒但伤势严重时，应采取伤者意识不清时的搬运法。

二、双人徒手搬运

（1）椅托法：两救护者在伤员两侧，各以右膝和左膝跪地，将一手伸入患者大腿之下并互相握紧，另一手交叉扶住伤员背部。

（2）拉车法：一人站在伤病员头部，两手插到伤病员腋下将其抱在胸前，一人站在伤病员脚部，用双手抓住伤病员的两膝关节，慢慢抬起病人。

（3）平拖法：两救护者站在伤病员同侧，一人用手臂抱住病人的肩部、腰部，另一人用手抱住伤病员的臀部，齐步平行走。

（4）木棒搬运法：让患者坐在木棒上，患者双臂分别搭在两侧人的肩膀上，一人双手抬木棒，另一人一手抬木棒，另一手扶住患者的后背。

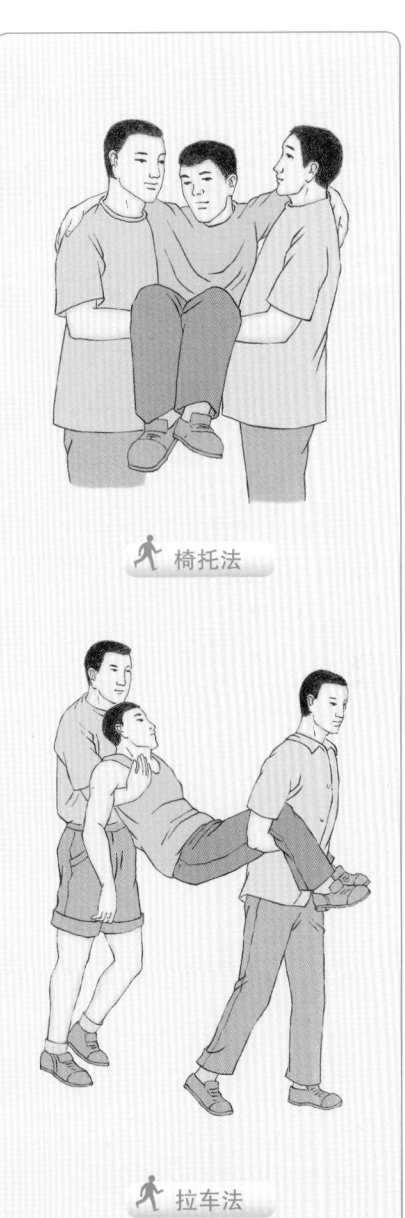
椅托法

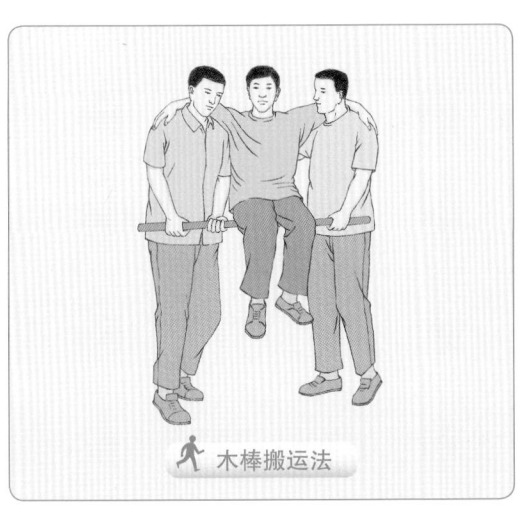
木棒搬运法

拉车法

三、担架搬运法

担架搬运适用于路程长、病情重的伤员。一人托住患者的头部和肩部，一人托住患者的臀部，另一人托住患者的双腿，将其抬上担架，然后将其送往医院。

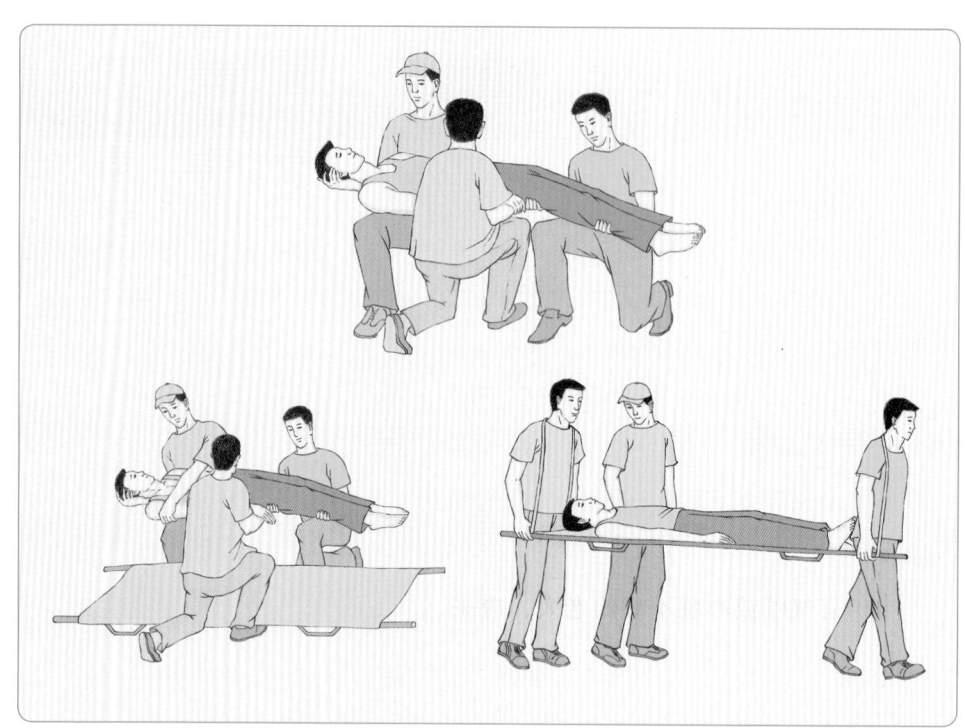

四、颈椎损伤患者的搬运

先将一块硬板（木板、铁板均可）放在伤员一侧，在伤员颈部处放一软垫子，再由3~4人分别用手托住伤员的肩、背、腰、大腿，另一人用双手固定伤员头部，使伤员身体各部保持在一条直线上，平卧于硬板上。为防止伤员头部来回晃动，伤员头的两侧要用沙袋或其他垫子塞住。

五、胸、腰、脊柱损伤患者的搬运

平托的部位与搬运颈椎骨损伤患者时一样，只是不需要专人保护伤员头部。伤员仰卧时，在其腰部加垫；如背部有伤口，则让其取俯卧位，并在其两肩及腹部加软垫。

对患者的安置

对患者进行救治之前要先安置，采取或坐或立，或抬高或放低的方式，一方面不至于使患者的病情恶化，另一方面力求使患者处于最舒适的姿势。

安置技巧

（1）对意识清醒的病人，应询问其最舒适的卧姿，使其静卧。

（2）如果患者脸色发青或苍白，则应将病人头部放低。

（3）如果患者满脸通红，则应将头部垫高。

（4）有气喘或心脏不好的老人，应采取舒适的、或坐或立的姿势。

（5）患者腹痛时，应采取放松腹部肌肉的姿势。

（6）患者的腹部受到撞击，露出肠子时，要注意保护露出的部位，并用三角巾固定，其膝盖也要用绳子绑住。

（7）患者的手脚出血时，易抬高患部，使其高于心脏。

（8）病人失去意识或呼吸停止、心脏停止跳动时，要立即对其进行人工呼吸或心脏按摩。

（9）将病人安置好后，应根据病人的情况采取恰当的方式进行救治。

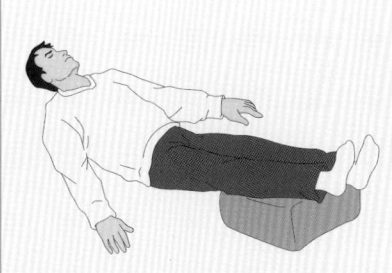

患者面色发青时

让病人平卧，头部放低，足部垫高

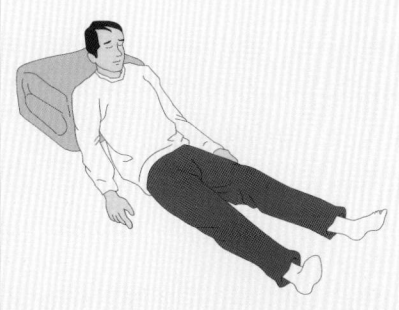

患者面色通红时

让患者平卧，垫高患者的肩部和头部，放低患者的足部

夹板的使用技巧

出现骨折时，要在骨折部位用夹板进行固定，使受伤部位不再移动，从而避免刺伤肌肉、神经和血管，减轻病人的痛苦，同时也方便将病人送到医院进行救治。

使用技巧

（1）夹板要固定在骨折部位的前后两个关节处。

（2）把有一定强度、长宽适当的夹板用布缠好后再使用。一般情况下，夹板的长度要超过折断的骨头。

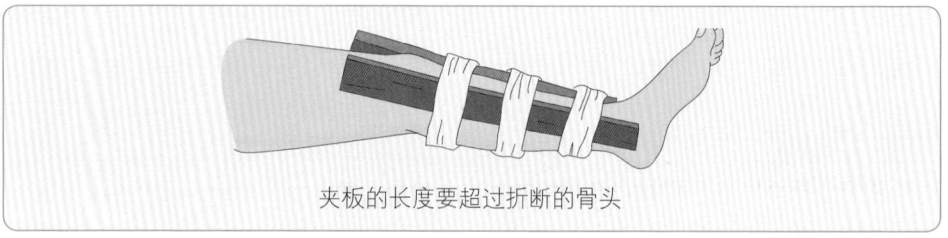

夹板的长度要超过折断的骨头

（3）为了使患部舒展，在关节的空隙处，可塞入用毛巾、衣物等做成的垫子。

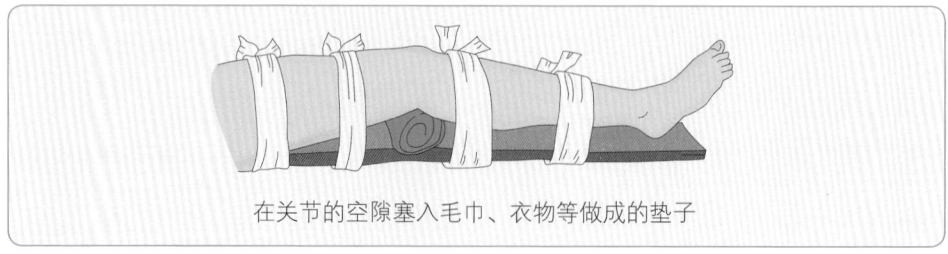

在关节的空隙塞入毛巾、衣物等做成的垫子

（4）发现骨折后要立即进行固定。注意夹板不要夹伤皮肤或肌肉，扎缚要松紧适宜。

（5）进行急救时，身边常常找不到正式的夹板，这时要尽可能地利用周围现有的材料，如竹竿、木棍等，做成临时用的夹板使用。

（6）骨折部位弯曲时，如果受伤部位不疼痛，则不需要强行伸展，只要按弯曲，形态固定即可。

（7）开放性骨折，要注意伤口止血，并用纱布包住后再上夹板。

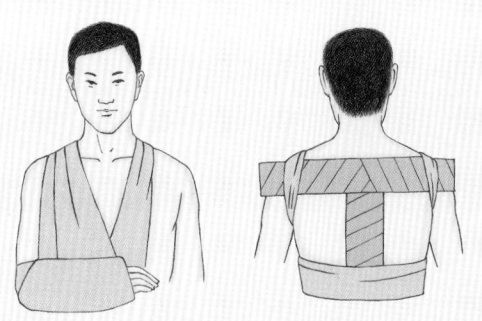

锁骨骨折

一侧折断时，用大悬臂带即可。两侧均折断者，可用丁字形夹板贴于背后，在两肩及腰部扎缚

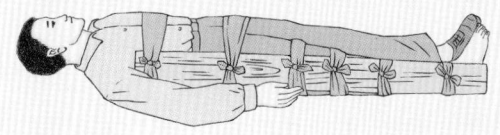

大腿骨折

取长短夹板两块，分别放在伤腿的外侧（由足跟至腋窝）、内侧（由足跟至腹股沟），并分段绑几道

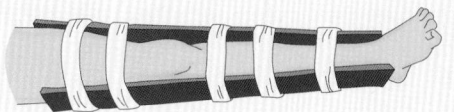

小腿骨折

取长短相等的夹板（从足至大腿）两块，放在伤腿内外侧，自大腿至踝部分段扎几道

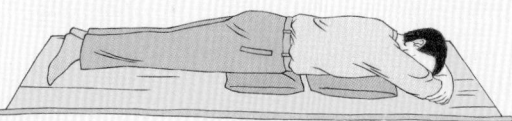

脊柱骨折

情况较严重，应立即让伤员俯卧在担架或门板上，腹部及胸部加垫，固定不使移动，以免加重损伤

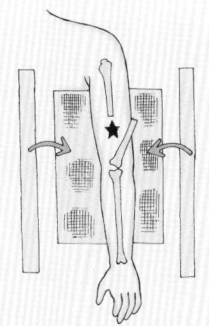

开放性骨折

开放性骨折要先止血，再用厚厚的纱布包裹，最后再将夹板用伸缩绷带固定好

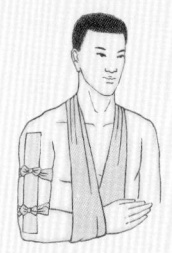

上臂骨折

用两块适合的夹板在断骨内外侧上下两头扎缚固定，然后屈肘90度角作小悬臂

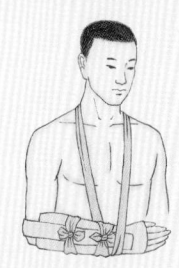

前臂骨折

用夹板两块，在前臂掌背侧上下两端扎缚固定，并屈肘90度角作小悬臂

制作应急担架的方法

紧急救命速查图典

患者伤势较重时必须利用担架搬运，如果没有担架，可以利用现成的东西如门板、椅子等来应急，也可按照下面的方法自制临时担架代用。

制作技巧

一、用毛毯和两根木棍制作担架

（1）打开毛毯，将其折叠三分之一、以一木棍贯穿折处，并使木棍的两头均露出于毯外。

（2）将另一木棍压在折好的毛毯上，翻转毛毯长的一端，覆盖此木棍，并使其比另一木棍长出2寸即可。

二、用木棍和外套制作担架

（1）将外套拉链拉好，使衣里向外翻转，两袖在内。使衣领在下，衣背朝上。再用两木棍分别穿过两袖。

（2）用另一件外套按照上面的方法从木棍的另一端穿入，以增加其长度，如果长度不够，就在木棍上再加一件衣服，或者在木棍上加绑一条三角巾。

三、用两根木棍和绳索制作担架

（1）先用绳索在一根木棍上打一双套结固定，然后按照右图分别在两根木棍上环绕。

（2）以双套结收尾。

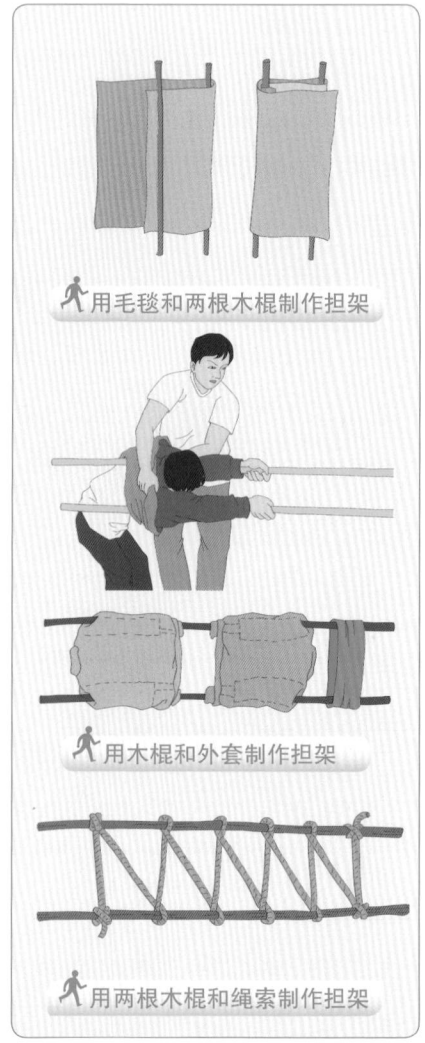

用毛毯和两根木棍制作担架

用木棍和外套制作担架

用两根木棍和绳索制作担架

身体出血时常用的止血技术

血液是维持生命的重要物质。当人体受到外伤时，会引起出血，当出血量超过全身血量的四分之一时，就会发生生命危险，必须迫切止血。一般小动脉和静脉出血可用加压包扎止血法。较大的动脉出血，应用止血带止血。在紧急情况下，须先用指压止血，然后再根据出血情况改用其他止血法。

止血技巧

一、指压止血

若在救助非常紧张时，在第一现场就需要因地制宜、就地取材，指压止血是一种最简便、有效的止血方法。指压止血法是指较大的动脉出血后，用拇指压住出血的血管上方（近心端），使血管被压闭住，中断血液。压迫时最好能触及动脉搏动处，并将血管压迫到附近的骨骼上，这样止血效果会更佳。指压止血法适用于头面颈部及四肢的动脉出血，但时间不宜过长。

二、填塞止血法

用无菌的棉垫、纱布等，紧紧填塞在伤口内，再用绷带或三角巾等进行加压包扎，松紧以达到止血目的为宜。本法用于中等动脉，大、中静脉损伤出血，或伤口较深、出血严重时。

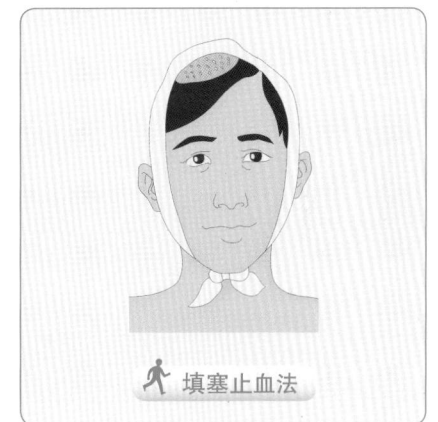

填塞止血法

出血性质的判断

出血性质	表现
毛细血管出血	呈点状或片状渗出，色鲜红，可自愈
静脉出血	较缓慢流出，色暗红，多不能自愈
动脉出血	呈喷射状，色鲜红，多经急救尚能止血

人体指压止血常用的十大部位

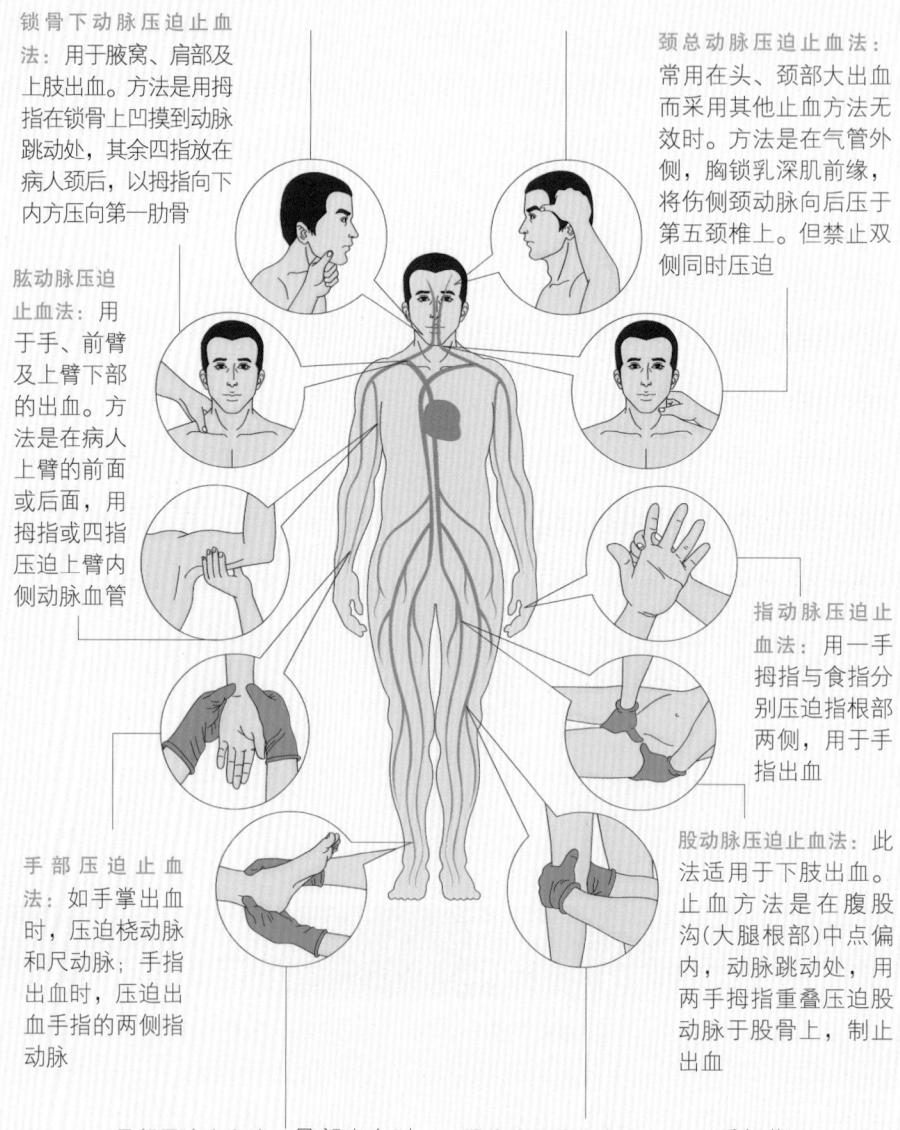

颌外动脉压迫止血法：用于肋部及颜面部的出血。用拇指或食指在下颌角前约半寸外，将动脉血管压于下颌骨上

颞动脉压迫止血法：用于头顶及颞部动脉出血。方法是用拇指或食指在耳前正对下颌关节处用力压迫

锁骨下动脉压迫止血法：用于腋窝、肩部及上肢出血。方法是用拇指在锁骨上凹摸到动脉跳动处，其余四指放在病人颈后，以拇指向下内方压向第一肋骨

颈总动脉压迫止血法：常用在头、颈部大出血而采用其他止血方法无效时。方法是在气管外侧，胸锁乳深肌前缘，将伤侧颈动脉向后压于第五颈椎上。但禁止双侧同时压迫

肱动脉压迫止血法：用于手、前臂及上臂下部的出血。方法是在病人上臂的前面或后面，用拇指或四指压迫上臂内侧动脉血管

指动脉压迫止血法：用一手拇指与食指分别压迫指根部两侧，用于手指出血

手部压迫止血法：如手掌出血时，压迫桡动脉和尺动脉；手指出血时，压迫出血手指的两侧指动脉

股动脉压迫止血法：此法适用于下肢出血。止血方法是在腹股沟（大腿根部）中点偏内，动脉跳动处，用两手拇指重叠压迫股动脉于股骨上，制止出血

足部压迫止血法：足部出血时，压迫胫前动脉和胫后动脉

腘动脉压迫止血法：用一手拇指在腘窝横纹中点处向下垂直压迫。此法用于小腿或足部出血

三、加压包扎止血

伤口覆盖无菌敷料后，再用纱布、棉花、毛巾、衣服等折叠成相应大小的垫，置于无菌敷料上面，然后再用绷带、三角巾等紧紧包扎，以停止出血为度。这种方法用于小动脉以及静脉或毛细血管的出血。

四、止血带止血

止血带止血是四肢较大动脉出血时救命的重要手段，用于其他止血方法不能奏效时。

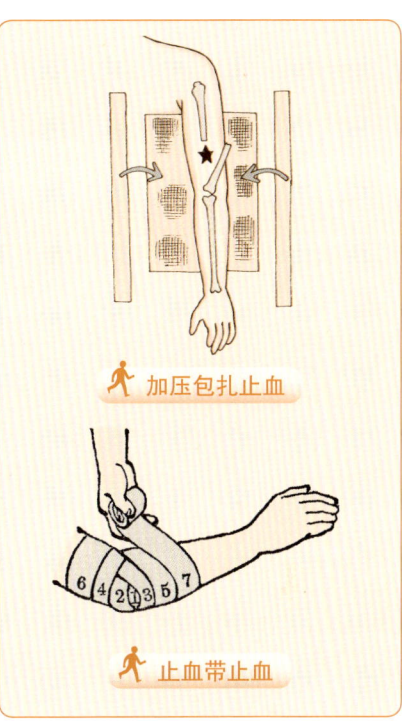

加压包扎止血

止血带止血

使用止血带止血时的注意事项

① 当四肢大动脉出血用加压包扎不能止血时，才能使用止血带。

② 止血带不能直接扎在皮肤上，应用棉花、薄布片加衬垫，以隔开皮肤和止血带。

③ 止血带连续使用时间不能超过5小时，且每30分钟或60分钟要慢慢松开止血带1~3分钟。

④ 上止血带松紧要适度，以血止并摸不到动脉搏动为度。

出血量与主要症状

出血程度	出血量	占体内总重量百分比	主要症状
小	<500mL	10%~15%	症状不明显
中	<1500mL	15%~30%	头晕，眼花，心慌，面色苍白，呼吸困难，脉细，血压下降
大	>1500mL	30%以上	严重呼吸困难，心力衰竭，休克，出冷汗，四肢发凉，血压下降

第二章 危险就在身边，掌握自救的技巧

俗话说：『在家千日好，出门一日难』。但是，不管在家还是在外，都要随时小心，因为，危险随时可能发生在你或你的家人身上：睡觉时可能会煤气中毒，做饭时可能会发生火灾，乘坐电梯时会被困在里面，甚至走路时都可能被天上掉下的东西砸中头部！危险就在我们身边，因此掌握一些自救技巧十分必要。

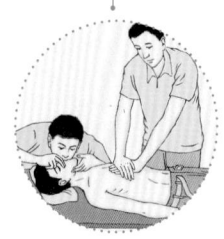

DI-ER ZHANG

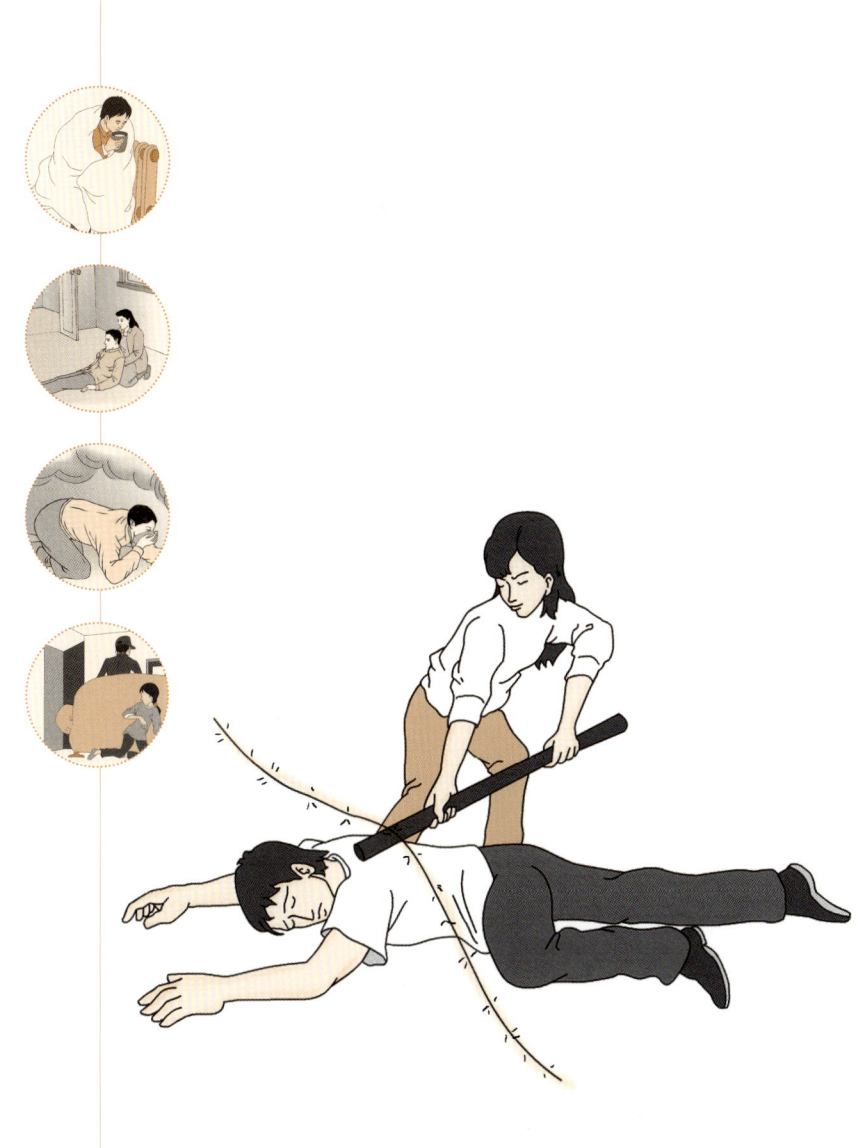

家中起火，在冷静中求生

位于江西省某生活区内的张阿姨一家在忙碌了一天后渐渐进入了梦乡。大约凌晨2点钟，她突然被一阵浓烟呛醒。循着烟气她发现是女儿的卧室失火了！惊慌失措的张阿姨连忙报警，消防车迅速赶来，大火被及时扑灭。事后，消防部门认定，这起火灾是由于床上的可燃物掉落在床边点燃的蚊香上引起燃烧而造成的。

自救技巧

一、发现家中起火，应立即拨打火警电话"119"，并告诉消防人员火灾发生的准确位置，应讲清报警人的姓名、电话号码等，以方便联络。最好能派人到路口迎候消防车，使消防人员能以最快速度赶到现场进行营救。

拨打119报警电话时的注意事项

①告诉对方自己所在的位置。
如：××区××路××街××号
最好能告知案发地附近的大型建筑物和大型场所。
②告知对方自己所报警的范围。
如：时间、地点、人物、状况。
③最好能提供病人或受伤者的人数。
④留下自己的姓名和电话。
⑤报警完毕后，站在马路比较明显的位置，以便引导救护车。

二、冷静地判断火势从何而起，再以此决定逃生的路线。逃生时需要注意以下一些事项。

（1）开门逃生前，一定要先用手触摸一下门把或门板，如感到烫手，说明屋外的火势已经挡住了通道，此时千万不要开门。

（2）若门把或门板不烫手，则可以打开门缝，同时用脚抵住门的下方，观察外面的火势，判断是否可以逃生。切记不要一下就打开门，如果门突然被完全打开的话，火和浓烟都会顺势涌进屋内。

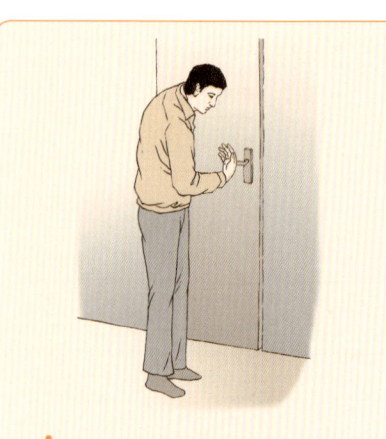

用手触摸门把或门板

开门逃生前，先用手触摸门把或门板，判断屋外的火势大小

（3）如果火势很大，切记要关紧门窗，以防止火势蔓延进来。若有水源，则尽可能地在门板上泼水，或用湿毛巾、湿布塞堵住门缝，用水浸湿棉被，蒙上门窗，防止烟火渗入，等待救援人员到来。火灾发生时，切勿乘坐电梯逃生。

（4）如果火势不是很大，用湿毛巾（如果有水源的话，应及时把毛巾沾湿）捂住口鼻，或用水浇身，贴近地面匍匐前进，往出口处逃生。如果手边有垃圾袋（或大塑胶袋），可用垃圾袋收集地面残存的新鲜空气，套在头部爬行逃生。

（5）若火灾发生时在高楼被困，可挥动鲜艳且大块的布匹，向街上的人求救，或尽可能告知消防员你现在的具体位置。当迫不得已必须往下跳时，千万不要盲目跳楼，可以利用疏散楼梯、阳台、落水管、广告招牌等作为缓冲点，再跳下来。或利用被单、窗帘、衣服等，连接成长绳，并用水打湿，紧拴在窗框、暖气管、铁栏杆等固定物上，再顺着滑到接近地面的位置。

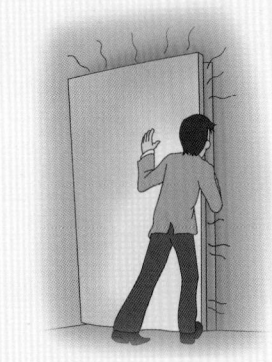

从门缝观看外面的火势

把门打开一条缝，观察外面的火势情况，开门的时候一定要用脚抵住门的下方，防止热浪将门冲开

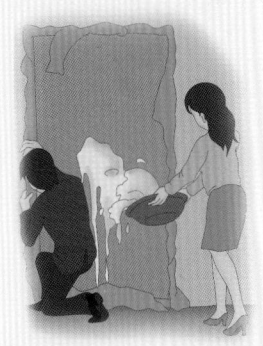

关紧门窗

关紧门窗，用湿毛巾、湿布塞堵住门缝，并在门板上泼水，以防止火势蔓延

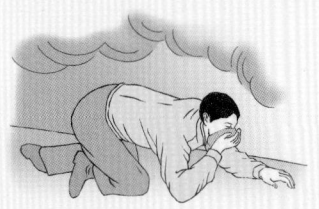

爬行逃生

用湿毛巾捂住口鼻，贴近地面爬行到楼梯口逃生，如果能找到水源，先用水把身上打湿

爱心提示

平时家中可配备一些器具：一只小型家用灭火器、一根大绳、一只手电筒和几具简易防烟面罩。当火灾发生时，这些东西就可以派上用场了。

煤气中毒要立即抢救

随着天气的日渐寒冷，小区里好多家庭都常常关着门窗，小王家里因为有老人怕冷，更是整日门窗紧闭。某天将近傍晚时分，在屋里看报的小王突然觉得有些头晕头痛，手脚无力，还伴随着阵阵心悸。强忍着走到厨房门口，一股令人窒息的气体使他差点栽倒在地上。这时他才意识到是煤气泄漏了……

救助技巧

（1）发现室内气味不对时，应迅速打开门窗，使空气流通。因为气体燃料泄漏一般是由于空气流通不畅，造成中毒者缺氧，打开门窗可以让中毒者充分呼吸氧气，保证呼吸道畅通。

（2）立即关掉煤气总阀把手或瓦斯开关。一般情况下，与煤气管同向为"开"，相垂直的为"关"。

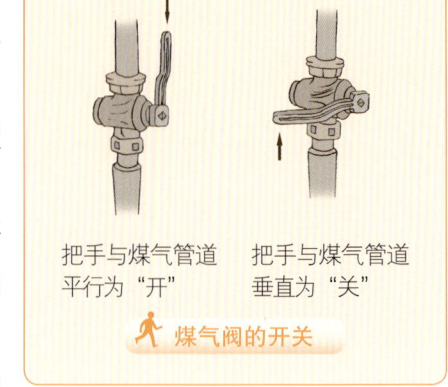

把手与煤气管道平行为"开"　　把手与煤气管道垂直为"关"

🏃 煤气阀的开关

（3）将患者迅速从中毒环境移到安全的地方，最好是空气清新的地方，并松开颈部、胸部的衣物。

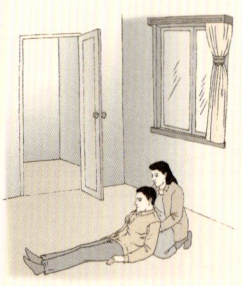

🏃 把患者移动到空气清新的地方

当发现有人煤气中毒昏迷时，要先打开窗户和房门，然后将病人缓慢地移动到通风且安全的地方，并使患者平躺

（4）若患者呼吸微弱甚至停止时，需开放患者的呼吸道。方法是立即施行人工呼吸，并坚持两小时以上，只要心跳还存在就有救治的可能；如果患者曾呕吐，人工呼吸前应先消除口腔中的呕吐物。

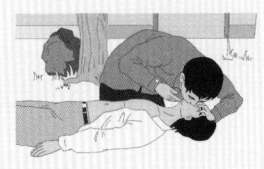 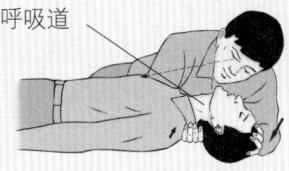

打开患者呼吸道

 患者呼吸微弱时要进行人工呼吸

人工呼吸的节奏

　　人工呼吸时要间隔几秒钟进行一次，节奏因人而异。一般来说，成人5秒钟一次，儿童4秒钟一次，幼儿3秒钟一次。反复进行，直到患者恢复自然呼吸

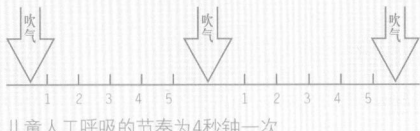

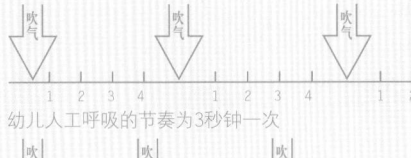

人工呼吸的步骤：
①将患者移到空气清新的地方，并使患者平躺
②解开患者的衣服，女性应松开内衣
③一只手放在患者的额头上，另一只手放在颈部近发际处，让额头往后仰，以开放患者的气道
④清除患者口中、喉管中的异物
⑤施救者一手捏患者鼻子，一手托患者下颚
⑥施救者深吸一口气，向患者口内吹气，并观察患者的胸部是否鼓起
⑦吹气后，将患者的嘴巴闭上，松开捏鼻子的手
⑧间隔几秒钟再做一次，直到患者恢复自然呼吸

（5）一般情况下，如果患者心跳完全停止4分钟以上，生命就有危险；如果超过10分钟，就很难救治。所以，如果患者心跳停止，一方面要尽量使患者保持暖和，并拨打急救电话呼叫救护车，另一方面要争取时间采取急救措施，即进行人工呼吸和心脏按摩。

 爱心提示

　　◎气体燃料外泄时，禁止开关任何电器，如抽风机、电风扇、电视等。
　　◎事发后要及时请专业维修人员到家里进行修缮，切勿自行修理，以免埋下隐患。
　　◎平时可将肥皂泡沫涂抹在瓦斯管线上，检查管线有无破洞，做好预防工作。

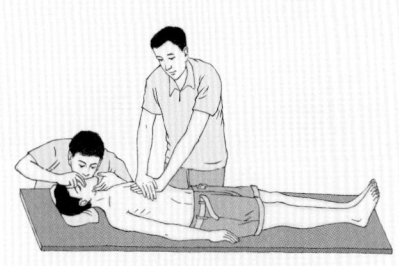

 对患者进行心脏按摩

将病人放在木板床上，头部稍低。急救者站在病人一侧，将一只手的掌根放在胸骨下端，另一只手在上。借助上身的体重，向下施力，使其下陷3厘米左右，随即放松，让胸廓自行弹起

沼气中毒的救治和预防

农村生活的小杨家前不久刚修了沼气池，一家人看着沼气做出来的饭菜好不高兴。可是在最近一次沼气换料时，高兴的小杨在沼气池口刚一掀开，就迫不及待地跳了下去，将专家的提醒忘在了脑后。幸亏被发现得早，否则，后果不堪设想。

救助技巧

（1）发现有人下粪窖或沼气池中毒时，应立即扩大窖口或池口，尽快向窖、池内送风。几分钟后再下去救人。如需立即下去救人，必须佩戴有氧防护面罩。

沼气中毒的症状

病人有头痛、头晕、心慌、唇发干，以致呼吸困难、昏迷，严重者可出现抽搐、肢体震颤、吐出咖啡样物。

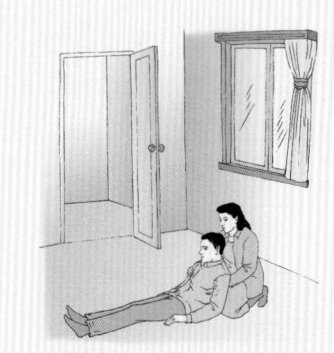

确保中毒者呼吸畅通

将中毒者移到空气流通的地方，并为其松开衣扣

（2）迅速将中毒者从窖、池内救出，转移到空气流通的地方。松解中毒者的衣扣，保证其呼吸通畅。同时注意保暖，以防止受凉和继发感染。

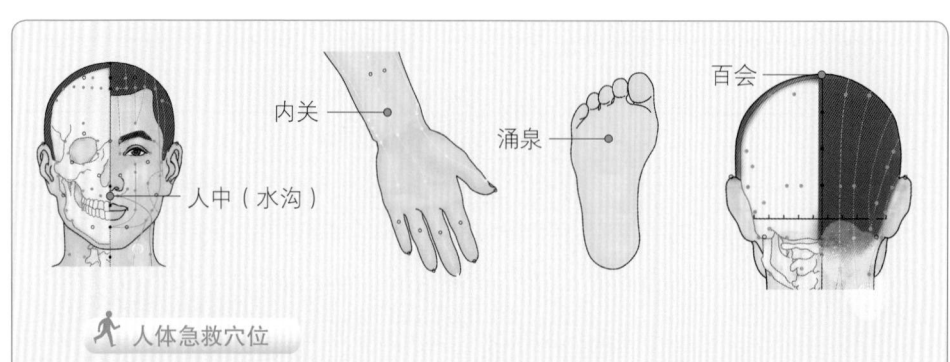

人体急救穴位

上述穴位是常用的急救穴位，记住这些穴位，关键时候可以给你很大的帮助

（3）对轻度中毒病人一般不需要特殊处理，可根据情况服用去痛片、利眠宁等药。

（4）如中毒者呼吸停止，应立即对其进行人工呼吸，或针刺人中、内关、涌泉、百会等急救穴位。

（5）立即将中毒者送医院急救。

预防策略

（1）不要让小孩子在沼气池和红薯窖内停留和玩耍。在清理、换料、维修沼气池和红薯窖时，一定要等池（窖）内的沼气散尽。

（2）为确保安全，在清理沼气池时，应提前两天打开沼气的出料口、进料口和气门，让停留在沼气池中的沼气通过空气流通跑净后，再进入池内作业。下池操作不必过急，时间不宜过长，如感到不舒服应立即出池，离开沼源。

（3）平时在使用沼气点灯、煮饭时，要经常开窗通风。使用完沼气后一定要关好开关。若沼气泄漏在屋里，一是容易失火，二是容易使人中毒。

（4）如果有人在沼气池（窖）内窒息，上面的人不要慌张地下池（窖）抢救，以免同样发生窒息情况。要先做好充分的准备再下去救人。

（5）废弃沼气池（窖）要立即进行填埋，如改作其他用途（蓄水、蓄粪），应尽快散尽池内残存沼气后再使用。

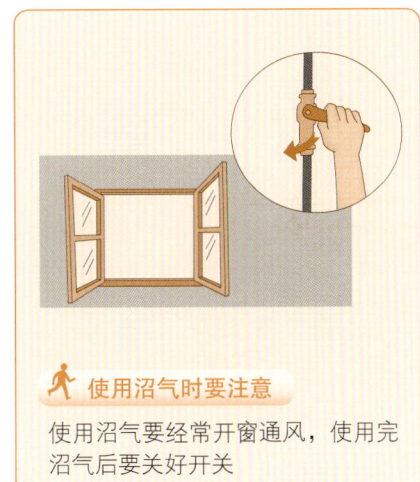

使用沼气时要注意
使用沼气要经常开窗通风，使用完沼气后要关好开关

爱心提示

空气中的甲烷含量达到25%～30%时就会使人发生头痛、头晕、恶心、注意力不集中、动作不协调、乏力、四肢发软等症状。若空气中甲烷含量超过45%以上，人就会因严重缺氧而出现呼吸困难、心动过速、昏迷以致窒息而死亡。

烧伤、烫伤，降温最重要

一天傍晚时分，娟娟的妈妈正在厨房里忙着张罗晚饭，突然听到客厅里传来"砰"的一声，紧接着便是女儿大声地哭叫喊救命。她连忙冲进客厅，看到刚灌满开水的热水壶已经被打翻在地上，而娟娟的整个手臂都是通红通红的。看到这种情形，她急得不知所措……

救助技巧

首先，要弄清患者被烧伤或烫伤的程度，然后依此来判断该采用何种急救措施。

烧伤、烫伤的程度分为三级

一级：皮肤发红、肿痛，但不起水泡。
二级：伤及皮表下层，起水泡。
三级：皮肤受损，造成皮肤伤处变白或焦黑，患者只感觉一点点的疼痛。

然后，按照"冲→脱→泡→盖→送"的步骤进行处理。

（1）对于轻微的烧伤，要立即用冷水冲洗以降温，防止热量对皮肤的进一步损害。或者把一些不伤皮肤的冷液体如冰茶，倒在伤处，降低皮肤温度。再用一块松软潮湿，最好是消毒的垫子包扎伤处，并把手上受伤的部位抬高。

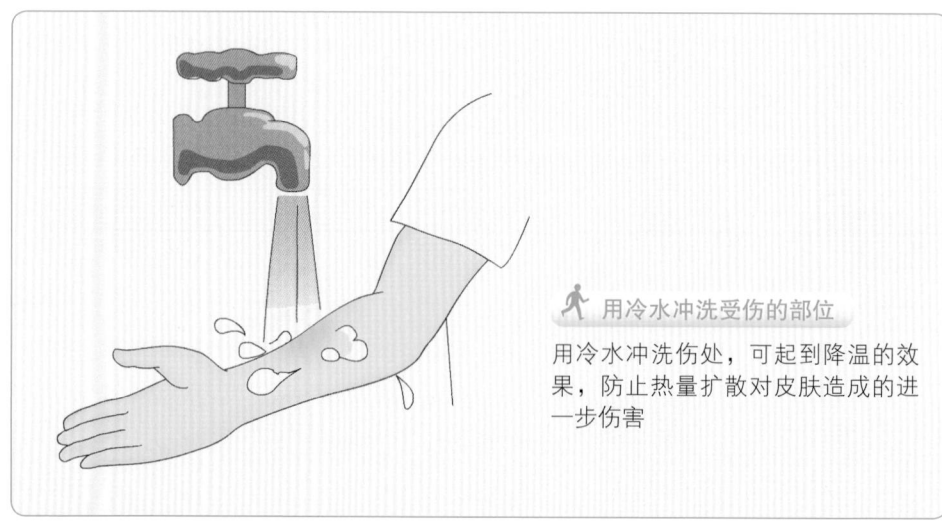

用冷水冲洗受伤的部位
用冷水冲洗伤处，可起到降温的效果，防止热量扩散对皮肤造成的进一步伤害

（2）如果烧伤的地方已经起了水泡，要保护局部并降温。用干净的水冲洗患处时，注意不要刺破或擦破水泡以防止感染。也不要在伤处涂抹色拉油、酱油、牙膏等物品。

（3）若伤处出现肿胀，应去掉附近的饰物，脱掉伤处的衣服。然后连续用冷水冲洗伤处，再用潮湿的消毒垫子覆盖在水泡上。需要注意的是，除非水泡很小，否则一定要将患者送往医院。

（4）如果伤势严重，则应直接浇冷水冷却。若患者的衣服和患处有粘连时，应该用剪刀小心地将患处周围的衣服剪开（切勿勉强脱下患者衣服），尽可能让患处暴露出来，然后用清洁的纱布轻轻覆盖。

（5）进行必要的处理后，一定要送往医院接受进一步治疗，防止发生感染和其他并发症，尤其是中度和重度烧伤、烫伤的患者更需注意。

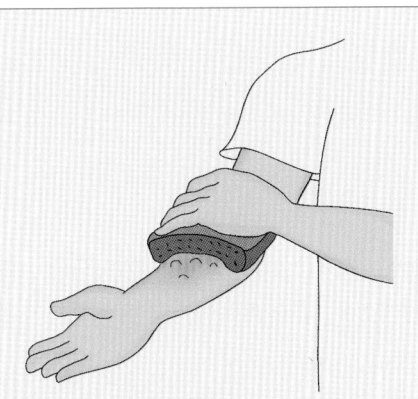

用消毒垫子覆盖水泡

对伤处用冷水冲洗降温后，要用经过消毒的潮湿垫子覆盖伤处，可起到降温和防止感染的作用

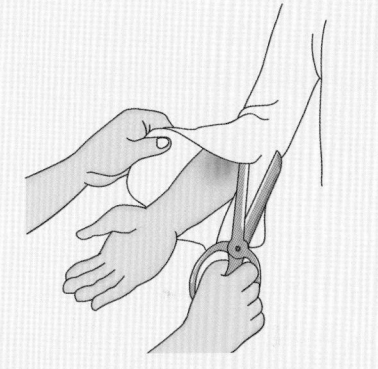

用剪刀小心剪开患处周围的衣服

患者衣服与伤处粘连时，不要强行脱下患者的衣服，要用剪刀小心地将患处周围衣服剪开，使受伤处暴露出来

爱心提示

家中有小孩时，父母一定要注意以下一些小细节，尽量避免意外的发生：

◎洗澡时，一定要将水温调到合适后，再叫小孩来洗澡。

◎热水瓶放置在高处，瓶盖拧到不能出水的位置。

◎热汤、火锅等切勿放置在桌子的边缘。最好不要使用桌布，以免小孩扯下桌布，被热汤烫到。

 被化学药物灼伤时的处理

小李和小张是某中学高二年级的学生，在周五的化学课上，他们俩被分到一组，合作进行一项实验。该项实验要求把红磷、氯酸钾同时放入酒精中搅拌，由于操作不当，实验时突然发生爆燃，两位同学来不及躲避，被火焰灼伤双手及衣物。

救助技巧

（1）被化学药物灼伤后应迅速远离污染物，并将伤处置于水龙头下（或其他流动冷水）冲洗10～30分钟，以减少化学药品对皮肤的进一步伤害。若污染物是遇水会发生化学反应的药品（如石灰粉，遇水会大量放热，会对伤口产生进一步的损害），应先用干布擦去创面上的污染物，然后再用清水冲洗。冲洗完毕后可使用少量中和剂中和，最后再用清水冲洗干净。

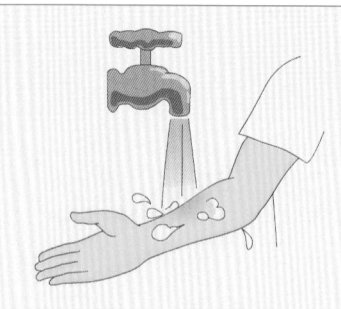

用冷水冲洗被灼伤的部位

将被灼伤的部位置于水龙头下冲洗10～30分钟，如此可冲走留在皮肤上的化学药品，也可以降低温度，防止灼伤范围的扩大

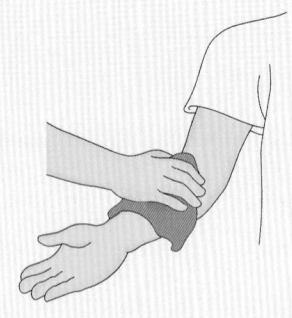

遇水发生化学反应的药品要先用干布擦掉

有些药品遇水会发生反应，产生大量的热量，如果用水冲洗会对皮肤造成严重的伤害，要先用干布擦去，然后再用清水冲洗

（2）用戴手套的手小心脱掉患者身上遭化学药品灼伤的衣物。同时需要及时确认是否伴有化学物质中毒，并依照化学药品容器上指示说明的急救方式进行急救。如一时无法获得解毒剂或肯定致毒物质时，应及时送往医院就诊。

（3）用清水冲洗灼伤部位后，要用干净的纱布或毛巾覆盖，并立即送往医院治疗。

（4）若化学药物灼伤眼睛时，要先用大量流动的水，冲洗患者眼睛及脸部，

特别要注意眼角部位一定要冲洗彻底。并用干净的纱布或毛巾，覆盖于患者眼睛上，然后立即送往医院治疗。

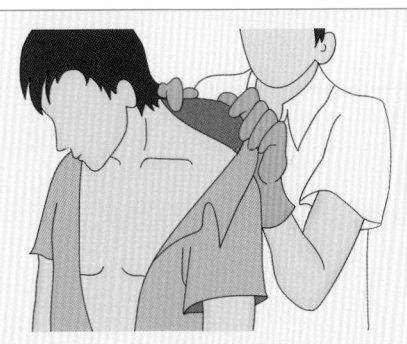

用戴手套的手小心脱掉患者的衣服

戴手套可以防止救助者的手也被化学药品灼伤，脱掉患者的衣服可以防止化学药品对身体造成进一步的伤害

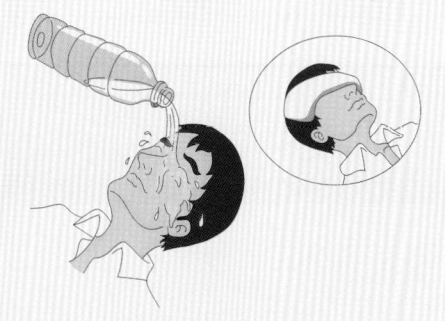

眼睛被灼伤时要用大量流水冲洗

眼睛被药品灼伤时，必须马上用清水反复冲洗患者的眼睛及周围部位。冲洗后须用干净纱布或毛巾覆盖患者眼睛，然后立即送往医院

会对人体造成伤害的药品

有些药品被人体接触后，会对人体或皮肤产生严重的危害，所以，接触这些药品时必须格外注意

药品名称	对人体造成的伤害
碱类药品	对皮肤有强烈的腐蚀和刺激作用
酸类药物，如硫酸、硝酸、烟酸等	对皮肤有强烈的刺激和腐蚀作用
溴类药品，如液溴、溴蒸汽	对皮肤和黏膜具有强烈的刺激性和腐蚀性
白磷酚	加速体内排钙，引起骨骼脱钙，抑制机体氧化过程引起周身性中毒，损害心肌和毛细血管，使心肌变形和坏死

 爱心提示

◎化学实验时保护眼睛很重要，应一直配戴护目镜，防止眼睛受刺激性气体熏染。
◎切记不要在实验室吸烟，不要赤膊穿拖鞋。
◎不要冒险品尝药品试剂，不要用鼻子直接嗅气体，要用手向鼻孔扇入少量气体。
◎试验后须立即用肥皂洗手。

一不小心触电了

周五晚上,王先生一家正坐在电视机前津津有味地看《同一首歌》,突然停电了。王先生摸黑去检查电路,发现是保险丝断了。在家里找到一段新的保险丝,王先生着急换上保险丝看电视,一时疏忽忘记了把电闸关上,就去装保险丝,结果不小心造成了触电。

救助技巧

(1)身边有人触电时,要首先设法使触电者迅速脱离电源,同时应立刻切断电源,将电闸拉掉或将插头拔掉。

如何避免触电事故?

① 不随便拆、卸安装电源线路、插头、插座等。
② 家中安装电线或电器等一定要先关电闸,切断电源。
③ 手上有水或汗时,不要插插座或开关,因为水会导电。
④ 不用金属的东西去试探插座或灯口的内部。
⑤ 插插头时,一定要注意手不要碰到插头的金属片。

(2)如果无法切断电源,就用干燥木棒将触电者身上的电线移开(注意:施救者在施救前也必须有万全的准备,免得救助者也因而触电。施救者千万不要触碰到触电者的身体)。

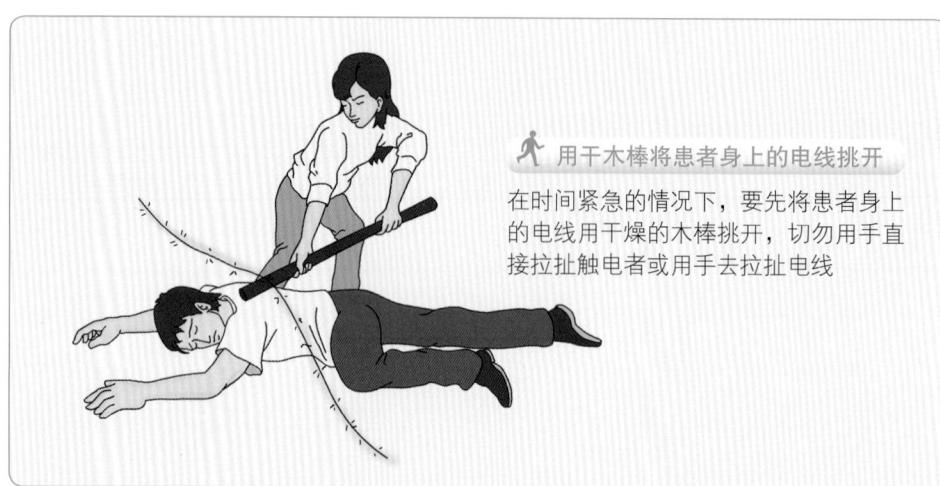

用干木棒将患者身上的电线挑开

在时间紧急的情况下,要先将患者身上的电线用干燥的木棒挑开,切勿用手直接拉扯触电者或用手去拉扯电线

（3）触电者脱离电源后，施救者在双手保持干燥的情况下，解开妨碍触电者呼吸的紧身衣服。检查触电者的口腔，清理口腔内的黏液，如有假牙，需要取出。

（4）若触电者出现休克，应立即就地进行抢救，如呼吸停止应实行心肺复苏术。人工呼吸应采用口对口的呼吸法抢救。若心脏停止跳动或不规则颤动，可进行人工胸外挤压法抢救。切记不能无故中断对患者的急救。

（5）需要注意的是，现场抢救中，不要随意移动伤员，若确需移动时，抢救中断时间不应超过30秒。移动伤员或将其送至医院，除应使伤员平躺在担架上并在背部垫上平硬阔木板外，应继续抢救，心跳和呼吸停止者要继续人工呼吸和胸外心脏按压，在医院医务人员未赶到之前救治不能中止。

（6）按照上述方法对触电者进行必要处理后，要立刻送往医院进行急救。

 爱心提示

◎不要在大型变压器附近玩耍。
◎室外有电线断落在地上，一定要远远避开，20米内不能靠近。
◎雷雨天不要靠近钢窗、墙壁，不要光脚站在水泥地面上。
◎放风筝时如果风筝缠在电线上，应立即松手避开，并报警处理。

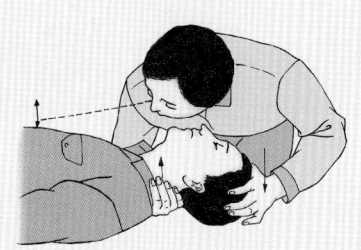

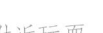 判断患者有无呼吸

一手将患者的脖颈抬起，一手将患者的头顶向下按，一边观察患者的胸腹部是否有起伏，一边将脸颊靠近患者的口鼻，确认患者是否还有呼吸

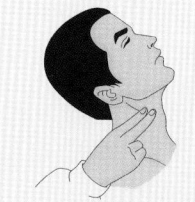

用食指、中指置于颈动脉

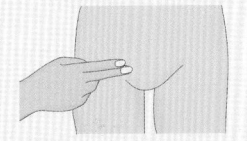

用食指、中指置于股动脉

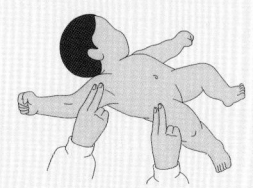

用食指、中指置于幼儿肘动脉或股动脉

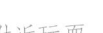 判断患者有无脉跳

用食指、中指置于颈动脉、股动脉部（幼儿置于肘动脉或股动脉）5~10秒，若有脉搏指尖就可感觉到。如果感觉不到脉搏提示心跳停止，应立即施行心脏按压

被困电梯不要慌

最近中山小区4单元的电梯经常发生故障。今天早上,家住六楼的沈老太太下楼去晨练,刚走进电梯,突然"哐当"一声,电梯就停住了。"不好,电梯发生故障了!"老太太一时间慌了。大清早的也没有别的什么人出来,她只好自己想办法:打报警电话!可是半天拨不出去,原来报警电话也坏了。这可怎么办呢?

自救技巧

(1)发现自己被困在电梯里时,要保持镇静。电梯里都设有报警铃,你可以按报警铃求救,或拨打电梯中标注的故障报修电话,切记要准确告诉对方自己所处的位置,电梯里的人数、年龄,身体有没有出现异常状况等,并留下自己的联系方式。

(2)若被困人群中有人带有移动电话时,可拨打110求援。

(3)用力拍门,大声喊叫,以联络电梯外面的人,请他们找来电梯修理人员,或请他们打电话给110求救。

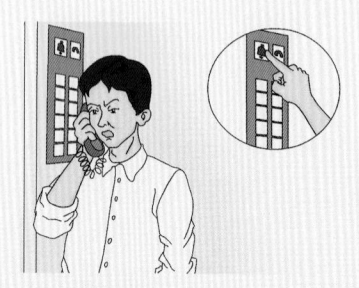

🏃 按报警铃求救

每一个电梯中都设有报警铃,遇到危险时不要慌,先拨打报警铃求救。或者拨打电梯故障报修电话。告诉对方电梯里的人数、年龄、身体状况和联系方式等

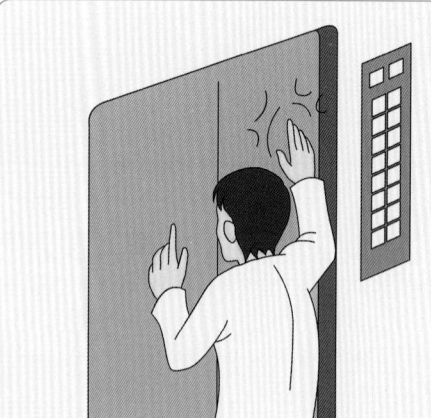

🏃 用手拍门以引起外面人的注意

当听到外面有人经过时,可用力拍打电梯的门,引起外面人的注意,让他们帮自己报警

（4）切勿强行开启电梯内门、外门，因为电梯的外壁布满油垢，即使很小心，仍然容易滑倒。

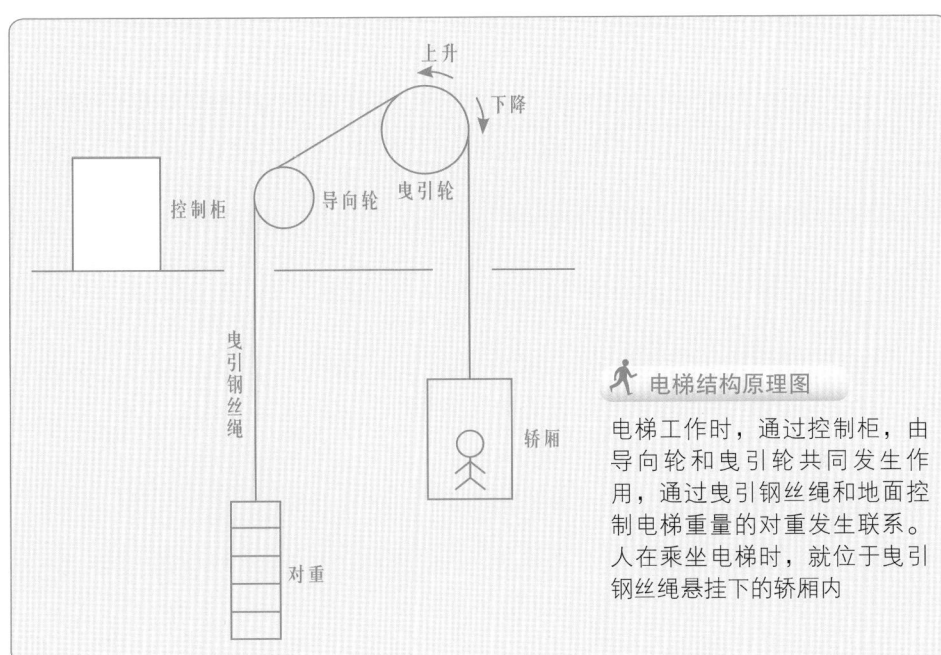

电梯结构原理图

电梯工作时，通过控制柜，由导向轮和曳引轮共同发生作用，通过曳引钢丝绳和地面控制电梯重量的对重发生联系。人在乘坐电梯时，就位于曳引钢丝绳悬挂下的轿厢内

（5）若电梯顶上有出口，也不要轻易从上面往外爬。因为电梯顶部的出口板一旦打开，安全开关动作会使电梯停止不动，当你在向外爬时，很可能会不小心碰到电梯的某个机关，出口板突然关上，电梯会突然开动令人失去平衡，在电梯顶上的人，则可能会失足坠落而死。

（6）通过各种方式发出报警信息后，耐心等待救援人员的到来。救援人员到来后要听从救援人员的指挥，之后再爬出电梯。

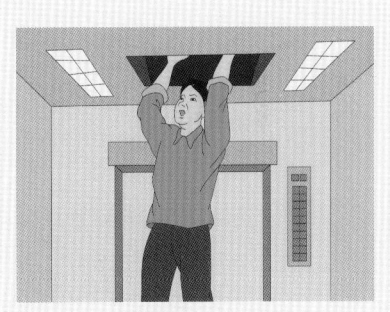

不要轻易从电梯顶口往外爬

有的电梯顶部有出口，但不到万不得已，不要从那里往外爬。因为，你在向外爬的时候可能会不小心碰到某个机关，出口板不小心关上，电梯突然开动，使你处于危险的境地

 爱心提示

在你乘坐电梯的过程中，发现电梯出现异常速度时，应手扶电梯壁，并侧身双腿保持弯曲，以减轻对电梯突然停止时的不适应感。

一人在家巧妙应对陌生人

大学毕业后,小程在工作单位附近租了一套一居室的房子。从前住久了大宿舍,现在想一个人清净些。小区里的保安措施都还不错,可日子却没能一直平静下去。一天晚上,她正在屋里看书,听到有人敲门,以为是事先约好的朋友过来看她,想也没想就打开了门锁,没想到来人一下子闯进了屋里……

应对技巧

(1)独居时,遇到有人在外敲门时,一定要先确认下对方是否是你的熟人,如果不是,则一定要再三问清楚是干什么的。若已经开了门,对方闯入,则要快速调整状态,保持镇定,假装家里面还有其他男人,询问来人,如"你是要来找我老公的吗?我去叫他。"或是说:"你是要来我们家修空调的王先生吗?我先去叫我爸爸出来。"也可以对着屋子里面假装大声喊叫其他人,如此一来可以让闯入者知道屋子里还有别的人,知难而退,自己也可以借机逃走。

(2)遇到陌生人不肯离去,坚持要进入室内时,可以声称要打电话报警,或者到阳台、窗口高声呼喊,向邻居、行人求援,以震慑迫使其离去。

(3)如果对方并未敲门就直接闯入,要趁闯入者尚未发现你的时候,躲在家中隐蔽的地方,或立即逃出,到邻居家求援报警。

(4)如果家中安装有防盗警铃,应立即按下,和你家联防的邻居就会来帮你或者帮你打电话报警。当然,你自己也要寻找机会及时打电话报警,并伺机逃出。

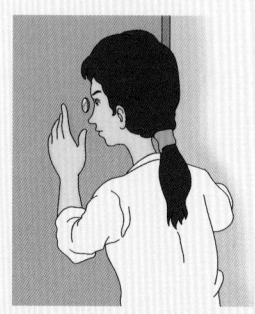
通过猫眼确定来人身份

有人敲门时,要先利用防盗门上的猫眼确定来人的身份,如果不认识,千万不要为其开门,以防引狼入室

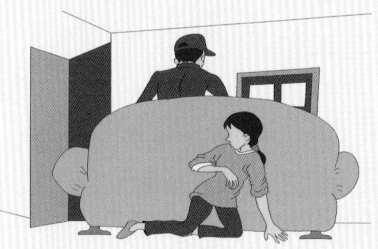
利用家中隐蔽处藏身

当有人未敲门而闯入时,说明他以为家中无人。要在闯入者未发现之前利用家中隐蔽之处藏身,并伺机逃出

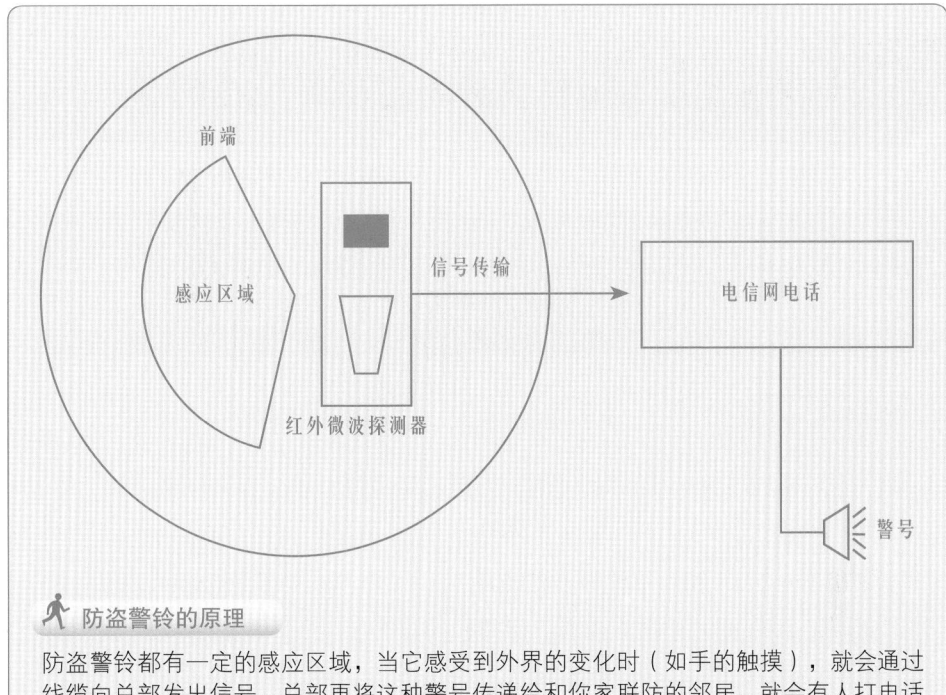

防盗警铃的原理

防盗警铃都有一定的感应区域，当它感受到外界的变化时（如手的触摸），就会通过线缆向总部发出信号，总部再将这种警号传递给和你家联防的邻居，就会有人打电话帮你报警。

（5）在和歹徒相遇时，切记损失财物事小，保住自己的生命才是最重要的，要设法和歹徒周旋，千万不要激怒他。

（6）尽量记清楚闯入者的大概年龄、身材、肤色、容貌、身体有无特殊标志，以及作案用的车子颜色、车牌号码，以便为警方提供充足的线索，将歹徒迅速缉捕归案。

与歹徒相遇时要设法与其周旋

① 歹徒刚闯入时，可假装屋里还有其他人，并大声喊叫，使歹徒知难而退。
② 如果不行，要尽量满足对方的要求，并装出胆小的样子，使其对自己放松警惕。
③ 也可以通过和歹徒拉家常让其放松警惕，并记住歹徒的特征和线索。
④ 切记保住生命比什么都重要。

 爱心提示

◎ 独自在家时，要锁好院门、防盗门、防护栏等。
◎ 不邀请不熟悉的人到家中做客，以防给坏人以可乘之机。

 孩子不小心将异物吞下

小孩子活泼好动,又不知道区分物品是否可以食用,因此凡是伸手可及的东西,总是会拿来往嘴巴里塞。小美趁妈妈没注意,把床头柜上的玩具放进了嘴巴里。妈妈发现的时候,已经来不及了,玩具卡在了小美的喉咙里,小美妈妈急得不知道该怎么办才好……

救助技巧

(1)如果异物还卡在喉咙里,家长应鼓励孩子用力咳嗽,把异物咳出来。如果孩子自己有能力,可让其自己催吐。方法是:将肚脐与胸骨之间置于小椅子后面的靠背上或者桌子边上,身体迅速向下用力。

患者在什么情况下需要救助?

如果气道部分阻塞,患者会反射性地吸入足够的空气做有效咳嗽。只要患者在咳嗽且脸色正常,旁人就不要帮助他;如果患者咳嗽时微弱无力、呼吸困难,就需要对他施行救护。

(2)用两臂抱着孩子的腰部,手置于肚脐与胸骨下缘中间位置,用力向后上方做推挤动作,直至孩子呕吐出异物为止。或者用两臂抱着儿童腰部,手置于肚脐与胸骨下缘中间位置,用力拍打背部,直至儿童呕吐出异物为止。

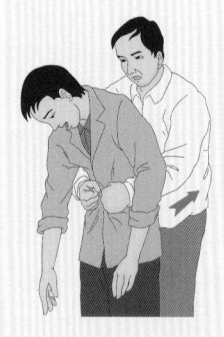

方法一:推挤腹部促其呕吐

施救者站在患者后面,双手握拳,放在肚脐与胸骨之间的位置,迅速向侧后方用力,一次不行,可多试几次

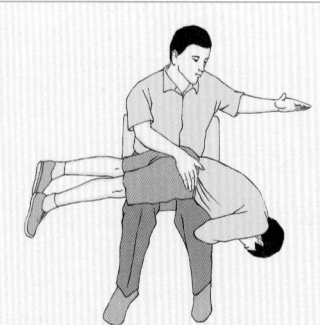

方法二:拍打患者背部促其呕吐

一手将患者抱起,手置于肚脐与胸骨下缘,使患者头朝下。另一手用力拍打患者的背部,直到患者将异物吐出

（3）也可以从前面推压孩子的上腹部：让孩子仰卧，双手各伸出二指，以指尖置于上腹近脐部位，向上轻轻施以平稳压力。

（4）如果孩子已经失去意识，应立即对其施行口对口的人工呼吸。

（5）如果以上方法都无法让儿童吐出异物时，可以尝试用手或汤勺抠出口内异物，或者用吸尘器吸出口内异物。如果还不能将异物排出的话就要立即送医院。

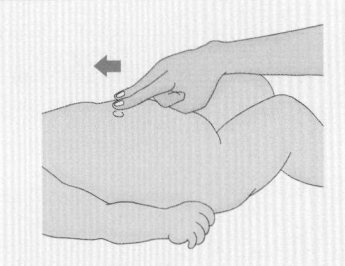

用两指推压促其呕吐

用手的食指和中指，从上腹近脐部位用适当力道向上推压，如此，可以促使孩子将异物吐出来

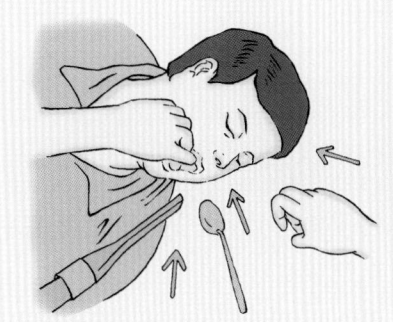

用东西抠出口内异物

口内异物在能看见的情况下，前面催吐都不管用时，可用手、吃饭用的小勺子强行将异物抠出，或用吸尘器吸出异物

（6）如果异物已被吞食下去，家长应诱导孩子说出吞食物以及大小、数量和不适程度。如果吞食金属物或不明异物时应立即去医院进行X光线或B超检查，以查明异物，做到及时处理。同时，可给孩子食用多纤维的蔬菜（如白菜、芹菜、油菜、韭菜、菠菜等），让患者粗略咀嚼后咽下，以便粗纤维包绕异物，减少或减缓异物对胃和肠壁造成的损伤。

（7）立即请他人帮忙拨打120呼叫救护车，并重复（2）、（4）两个步骤，直至救护车到来为止。

 爱心提示

◎教导孩子不要随意将东西往嘴里放，不仅不卫生，还很可能一不小心吞下去，很危险。

◎吃东西时不要和孩子说笑打闹，那样很容易使食物落入气管，发生危险。

避免孩子发生玩具意外

最近小区很流行玩滑板，圆圆是个调皮的孩子，父母拗不过她也给买了一副。滑板刚买回来，小孩子新鲜劲很大，整天抱着不放，去哪里都要带着。今天去公园她也非得带着滑板，结果在石子小路前没能及时刹住车，一个"嘴啃泥"摔在了地上，手脚都蹭破了皮，下巴也流血了。

注意事项

（1）家长要注意选择适合孩子年龄的玩具。例如，五六岁的孩子不宜玩轮滑等危险玩具。

（2）如果需要购买轮滑等玩具，则要充分考虑家庭附近的环境，如果地方狭窄、道路高低不平，就不宜玩轮滑。

（3）玩具要结实，耐摔、无毒，还要尽量避免有尖锐的棱角。

（4）家长要教导孩子正确的玩法，并提前反复告知其危险性，如弹珠是用来玩的，不可放入嘴里。

（5）定期检查孩子的玩具：例如检查玩具焊接处有无裂开，或是自行车的链条及车座高低等，及时发现潜在的危险。

（6）教导孩子，游戏后要将玩具收好。注意，放置玩具的地方不要太狭窄，以免孩子拿玩具时不慎摔倒。

（7）教导孩子在雨天过后不可以放风筝。如果要玩气球与风筝，要远离有电线的地方。

（8）为孩子购买玩具时要选择有"ST安全玩具"标志的玩具。

安全玩具要具备

① 玩具的各组件不容易松开，间隙的宽度不会卡到孩子的手指。

② 玩具的尺寸不宜太小，以免误吞进肚子里。

③ 玩具的材料和涂料确保无毒。

④ 避免尖锐或凸出、多角的玩具以免刺伤孩子。

⑤ 玩具要便于清洗。

不幸被掉落的东西砸中头部

俗话说，"不会有天上掉馅饼"的好事，可是家居用品或者其他重物因摇晃或松动掉落而砸中头部的事情却是有可能的。王先生家里装修房子的时候，为了好看，装了很多吊顶灯，可能是长时间没有检修，今天客厅里的吊灯突然"从天而降"，刚好砸在他头上，头部当即肿胀起来。

救助技巧

（1）若患者头部有肿包时，要迅速以冰袋冷敷。

（2）若头部出血，则应用消毒纱布或干净的布块覆盖伤口，并用手掌直接于患部压迫止血。若患者同时伴有鼻子和耳朵出血，切忌用填塞东西的方法来止血，只需擦去血液即可。

（3）让患者处于一个容易呼吸的体位。先仰卧，使其下颌向上扬起，让气管扩张、气道通畅；若患者有呕吐现象则应使头部偏向侧边，除去呕吐物，并随时清理口中呕吐物，以免阻塞喉咙。避免过度移动身体，最好能使其就地平躺。特别是不要随便移动头部和颈部，若必须移动时，一定要几个人同时抬起患者，轻抬轻放。

（4）使患者身体保持温暖。人体出血较多时，身体会特别冷；所以要加盖毛毯、被子等物品，使身体保持温暖。

（5）当患者呕吐、痉挛或意识模糊，甚至昏迷时，则可能是颅内出血，此时应尽快送往医院进行抢救。

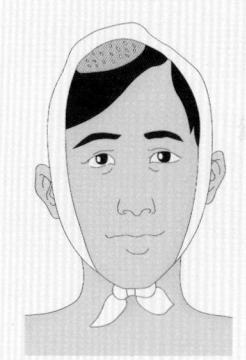

🏃 用绷带加压止血

在头部伤口处放上敷料或棉垫，用绷带加压止血。注意：如果伤口内有异物或合并颅骨骨折，不要施加过大的压力

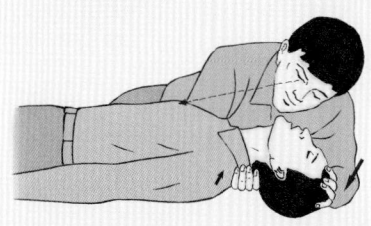

🏃 打开患者气道

一只手放在患者的额头上，另一只手放在颈部近发际处，让额头往后仰，如此可打开患者气道，使其呼吸畅通

关门窗时手指不小心被夹伤

早上一醒来已经八点钟了,小明大叫一声"不好",就慌忙起床洗脸刷牙。眼看着上班就要迟到了,他来不及打扮好,就一手拿着衣服和包,一手去开门。慌乱之中,被门重重地夹住了手指……小明疼得龇牙咧嘴,看来今天是上不成班了。

自救技巧

(1)手指被夹伤时,不必惊慌,如果看见有出血时要及时进行止血和消毒。如出血不止,可将受伤的手指抬高超过心脏,或用厚纸板等较硬物件支撑起手臂部,然后用绷带扎好,再将手臂用三角巾固定,以减轻疼痛和止血,随后就医。

(2)若需要自己取出血块,则用火烧针尖用以消毒,用针尖小心刺破血块放血。如果出现紫色的出血现象或肿胀,有可能是手指部的骨骼发生了骨折,应及时去医院进行诊治,找医生取出指甲上的血块。

(3)若指甲出现松动,不要随便剪掉指甲。若指甲脱落,可用双氧水等消毒后再用纱布加压包扎止血,数日后疼痛会逐渐消失,并生出新的指甲,若疼痛不断,需要找医生治疗。治疗夹伤期间受伤部位要避免沾水。

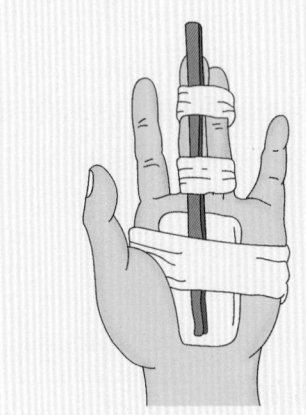

包扎固定手指

将手指用硬纸板或小木条包扎固定,连同旁边手指一同用绷带包扎起来,然后送往医院。注意不可包得过紧

 爱心提示

◎家中有小孩子的,最好在门下面安装门卡,将门固定,避免门的开关夹伤小孩子。

◎出门上班时不要慌乱,按部就班,避免因慌乱而发生意外。

散步时被野狗咬伤

恰逢好天气，吃过晚饭后张女士和老公外出散步，不幸被一只狗咬伤。因为动物的牙齿中常藏有许多病原细菌和滤过性病毒，因此一旦被动物咬伤，伤口容易化脓，并引发败血症或破伤风；而被野狗咬伤则易引发致命的狂犬病。为保安全，老公急忙送张女士去医院治疗。

救助技巧

（1）迅速用起泡的肥皂和洁净的水清洗伤口，反复冲洗，时间要在20分钟以上。

（2）若伤口被掀起呈瓣状，须用力冲洗伤口。

（3）挤压周围软组织，设法把沾在伤口上狗的唾液和污血冲洗干净。

（4）用碘酒或酒精涂擦伤口，以清除和杀灭局部的病毒。

（5）切记不要包扎伤口。

（6）若出血严重时必须止血。在伤口上方扎上止血带，防止或减少病毒随血液流入全身。

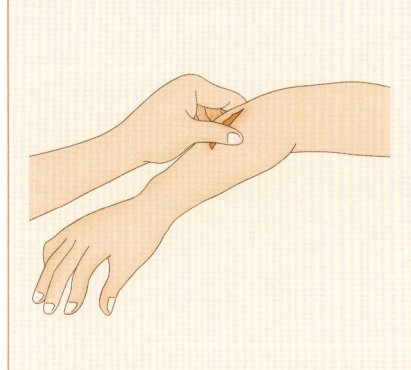

挤压伤口

对患者伤口进行冲洗后，要用手挤压，将伤口处剩余的狗的唾液和污血排除干净

（7）尽快到医院就医，注射狂犬病疫苗、破伤风疫苗。

（8）如果伤口严重，一定要注射抗病毒血清，与疫苗同时使用。但是抗病毒血清可能会发生过敏，因此必须在医生的指导下先注射试验针。

避免被狗咬伤

① 路上遇到陌生狗时，不要对着它大喊大叫，一般情况下，你不惹它，它也不会惹你。许多人被狗咬，往往是先招惹了它。

② 在路上遇到主动攻击你的恶犬时，不要慌。马上蹲下做捡石头的动作，一般的狗都怕被扔石头。

当身边有人喝醉酒时

为了业绩,樊先生经常接待客户喝酒。朋友相聚,也总是免不了喝酒。樊先生常常不胜酒量,到隔天要上班时,头还是昏昏沉沉的。像樊先生的这种情况,该怎么办呢?

应对技巧

(1)为了预防宿醉,可在喝酒之前多吃些高脂肪、高蛋白食物,如肉类、蛋类、豆腐等。但最根本的方法还是不要过量饮酒。

(2)不要喝混合酒等易醉的酒,以免引起宿醉,尽量选择酒精度数低的酒。

(3)当身边有人喝醉时,可将醉酒者移动到暗处休息,避开光亮。松开醉酒者的衣物,盖上棉被,让他安静地休息。

(4)若醉酒者想吐时,将他的脸朝向侧边使他尽量吐出。若醉酒者呕吐不

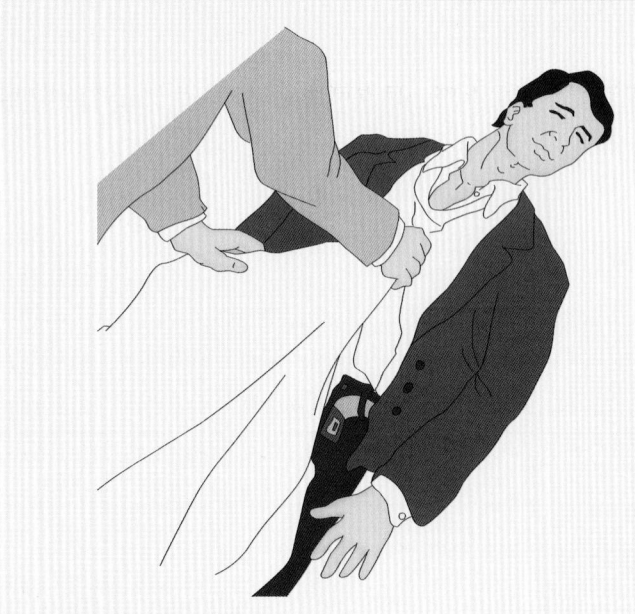

让醉酒者休息

将醉酒者移到暗处,头朝向侧面以免呕吐。松开衣服,盖上被子,让他安静地休息

止，应立即找来矿泉水灌下，以免胃里没有东西而呕出血来。

（5）醉酒者呕吐之后，不可立即进食，尤其是烧烤类的食物。

不同程度酒精中毒的处理

酒精中毒按程度常可分为轻度、中度、重度，表现不同，处理措施也不一样。

① **轻度**：饮酒者常有兴奋的表现，大多表现出面色发红，自觉身心愉快，说话爽直，毫无顾忌。有时则表现为粗鲁无礼，感情用事，喜怒无常。有的人则表现出滔滔不绝地谈话，有的则表现得很沉默，寂静无言。

处理：立即停止饮酒。

② **中度**：饮酒者常有动作失调的表现，表现为动作逐渐变得笨拙。比如，倒酒不稳，身体摇晃失去平衡，步履蹒跚，语无伦次，含混不清。

处理：除了不能再饮酒外，还要立即让其离席休息，让其多饮白开水，使酒精尽快从尿液中排出，以减轻中毒症状。

③ **重度**：饮酒者常处于昏睡期，表现出颜面苍白，皮肤湿冷，口唇发紫，呼吸缓慢而有鼾声，脉速、体温偏低。此外，还常有恶心、呕吐、打嗝和嗳气等症状。

处理：立即送医院抢救，入院前（及途中）要有专人照顾，注意不要让呕吐物进入气管，以免引起窒息。

（6）视情况可服用阿司匹林以减轻宿醉的头痛，或胃舒平和其他胃药缓解胃酸、胃痛等症状。

（7）若第二天酒醒后要去上班，早点可选用豆浆、牛奶一类的热饮。还可选用一些提神饮料，以不耽误工作。

不同程度酒精中毒的处理

绿豆：绿豆适量，用温开水洗净，捣烂，开水冲服或煮汤服。

甘蔗：甘蔗1根，去皮，榨汁服。

食盐：饮酒过量，胸膜难受，可在白开水里加少许食盐，喝下去，立刻就能醒酒。

柑橘皮：将柑橘皮焙干、研末，加食盐1.5克，煮汤服。

白萝卜：白萝卜1千克，捣成泥取汁，分若干次服。也可在白萝卜汁中加红糖适量饮服。也可食生萝卜。

鲜橙：鲜橙（鲜橘亦可）3~5个，榨汁饮服，或食服。

橄榄：橄榄10枚，取肉煎服。

甘薯：将生甘薯绞碎，加白糖适量搅拌服下。

鲜藕：鲜藕洗净、捣成泥，取汁饮服。

生梨：吃梨或榨梨汁饮服。

身边有人酗酒怎么办

小鑫的爸爸是严重的酗酒者,每次酗酒后都会扔、摔东西,并对小鑫和妈妈打骂。因长期大量的喝酒,小鑫的爸爸总是恶心、呕吐、注意力不集中,最后患上脂肪肝。不仅给小鑫的家庭带来不幸,也对小鑫幼小的心灵造成了伤害。酗酒真是一个令人头痛的问题啊!

处理技巧

(1)若发现酗酒者已停止呼吸,应马上施行人工呼吸。

(2)若酒醉者出现脉搏减慢、脸色苍白的现象,是酒精中毒的表现,应立刻呼叫救护车,并让患者身体呈复原卧式。

酒精中毒的表现

① 面色发红,自觉身心愉快
② 谈话滔滔不绝或寂静无言
③ 动作逐渐笨拙
④ 身体摇晃失去平衡
⑤ 步履蹒跚
⑥ 语无伦次,含混不清
⑦ 有恶心、呕吐、打嗝和嗳气
⑧ 昏睡
⑨ 颜面苍白
⑩ 皮肤湿冷
⑪ 呼吸缓慢而有鼾声
⑫ 脉速、体温偏低

(3)帮助酗酒者戒酒。酗酒者在戒酒初期会出现震颤、出汗等脱瘾症状,较难控制。因此酗酒者不要在家中自行戒酒,应到医院或医疗中心进行戒酒。

(4)对于开始戒酒后又想喝酒的人,身边人要鼓励其战胜自我,不要以奚落、怒骂的方式对待他,防止情况恶化。

(5)家人应积极鼓励和关爱酗酒者,帮助其培养其他爱好和兴趣,转移酗酒者的注意力。

(6)尝试认知疗法。让酗酒者在思想深处认识到过量饮酒的危害,并一一列出,逐渐建立对酒的厌恶情绪。

人们为什么会酗酒?

酒精进入人体后可通过刺激人的神经中枢,使之兴奋或麻木,从而快速达到改变人的感觉的特定效果。就像吸毒者选择毒品是为了增强愉悦感、减轻肉体或精神伤痛,或为了获得一种暂时的归属感。

应酬时的饮酒技巧

接待客户、朋友相聚,总是少不了饮酒。赵先生经常喝上几杯,还是神色自若、头脑清醒。大家都夸他酒量好,是酒国英雄、够豪爽。每到此时,赵先生总是一笑了之。你可知道,这其中可是暗藏着许多秘诀呢!

应对技巧

(1)切忌空腹喝酒,空腹喝酒很容易醉酒,喝酒前,最好先吃些东西。喝酒也不宜过快过猛,切忌一口气喝太多酒,这样容易醉。

(2)喝白酒时,要多喝白开水,以利于酒精尽快随尿液排出体外;喝啤酒时,要勤去厕所;喝烈酒时,最好加冰块。宴会中,最好喝单一酒类,勿喝混合酒。

喝酒时的注意事项

① 不宜在大汗之后喝酒。
② 早晨不要饮酒。
③ 不要用酒吃药。
④ 不要用喝醋、喝茶来解酒。
⑤ 不要独饮,以酒当药或借酒浇愁。
⑥ 不要酒后驾车。
⑦ 患有肝病、高血压病、低血糖的人不宜饮酒。
⑧ 喝药酒要因人而异,因为药酒并非人人适用。

(3)转变观念,不要认为一定要与对方喝得一样多,或者有"杯底不能养金鱼"的观念。切记此行的目的是为了朋友相聚,或洽谈公事,而不是喝酒。

不宜与酒同食的食品

① 核桃不宜与白酒同吃,易致血热,使血乱行导致咯血。
② 海味不宜与啤酒同吃,易引发痛风症。
③ 汽水不宜与酒同饮,会导致急性胃肠炎、胃溃疡等病的发生,还会加强酒精对中枢神经的危害,致使血压升高,还有可能发生心脑血管危症。

被强烈的阳光晒伤皮肤

小美是个爱美的女孩,平时总是细心呵护自己的皮肤,脸上长个痘痘她都会大惊小怪。上周她与几个朋友相约去海边玩,几个人还下海游泳,玩得很尽兴。虽然当天阳光不大,也没觉出热,但一回到住处,小美就从镜子中看到了自己的脸和脖子与身体其他部位很明显的色带。

救助技巧

(1) 如果皮肤晒得很红,但是并未起泡,可用冷湿消毒敷布敷于患处,以减轻疼痛,也可将患处浸入冷水中。

(2) 不可在晒伤的部位抹黄油或人造黄油,这两者都会刺激皮肤或引起感染。

皮肤晒伤与晒黑取决于两个因素

一是紫外线的波长。中波紫外线致皮肤晒伤,长波紫外线致皮肤晒黑。

二是皮肤的类型。有的人皮肤晒后也不黑,有的人太阳一晒皮肤就变黑。

(3) 如果皮肤起泡或者大面积暴晒,应立即请医生诊治。切不可将暴晒过的皮肤再次暴露,直至彻底治愈。

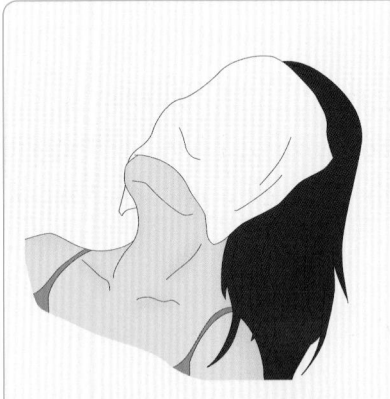
用消毒湿布冷敷被晒伤的部位

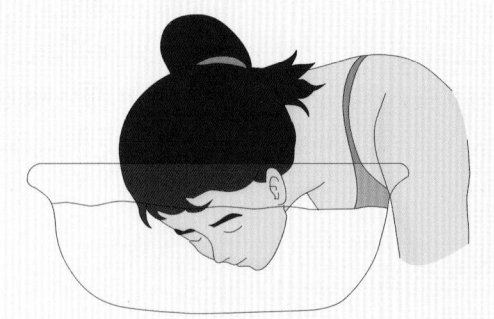
将晒伤的部位浸泡在冷水中

皮肤晒伤后的处理

（4）在海边游泳或海边晒太阳后，皮肤会感到灼热疼痛，不过不管多痛，都应用清水将皮肤清洗干净，因为海水的盐分会吸收皮肤的水分，使肌肤变得粗糙，所以一定要彻底洗净身上的盐分。清洗时，用冷水效果最好，避免用热水。

阳光对身体的破坏程度

急性的破坏：即我们平日所说的晒伤，皮肤会出现带红、疼痛、脱皮、起水泡，严重的甚至会出现发烧、头痛等情况。

慢性的破坏：包括皮肤提早衰老、面黄、干燥、起斑、出皱纹等。这是因为阳光中的紫外线会破坏皮肤的组织，减慢皮肤的新陈代谢速度，令死皮积聚在表皮的时间更长。此外，长期暴晒也会引起皮肤癌。

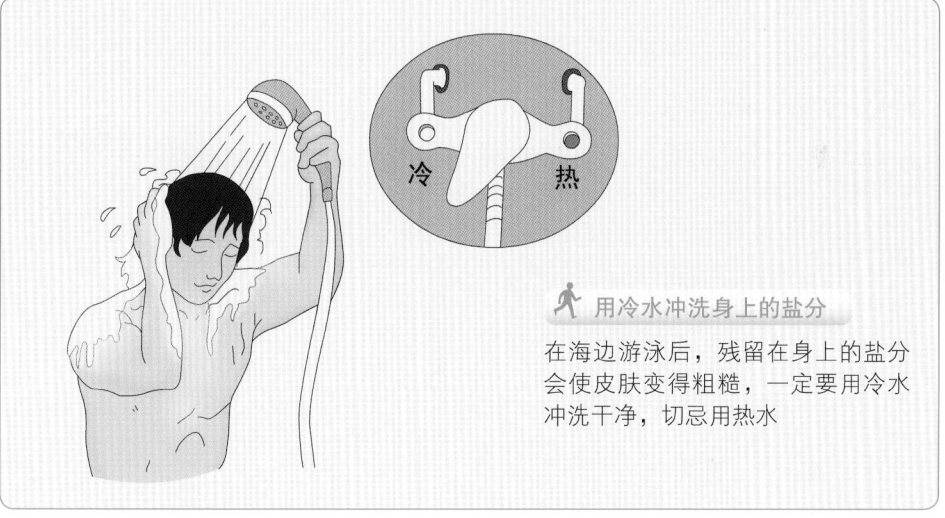

用冷水冲洗身上的盐分

在海边游泳后，残留在身上的盐分会使皮肤变得粗糙，一定要用冷水冲洗干净，切忌用热水

（5）晒伤后，女性不要因为爱美而化妆，因为这时的皮肤已发炎，再涂上化妆品，会使其再受刺激，加重病情，康复的速度反而会因此减缓。

（6）如果皮肤表层开始脱落，不要用手将皮慢慢撕落，应让死皮自然脱落。因为皮肤剥落表示新的皮肤已开始生长，如果新皮肤还没有完全长成，便用手将死皮扯落，反而会使未长成的娇嫩皮肤太早暴露在空气和阳光下，这会使新皮肤形成黑斑。

 爱心提示

日晒后回到家，不要马上洗脸。而是要等皮肤降至正常温度后用温水洗脸，洗面奶也最好采用含有牛奶、蜂蜜等滋润保温作用的。清洁过后可以在脸上涂一些含水分比较多的护肤品，在涂的时候，不要忘记在脖颈上也涂一些。

寒冷天气里被冻伤

小丽是个爱美的女孩,为了显示自己窈窕的身材,冬天也穿得很单薄,为此,妈妈不知道费了多少口舌。上周末同事们一起去野外打雪仗,别人都穿着厚厚的羽绒服,小丽却还穿着薄薄的夹衣。还没玩多久,小丽就冻得受不了了。

冻伤分四度

(1)一度冻伤:表现为表皮层冻伤。初起受凉部位皮肤苍白,继而发紫,形成红斑。局部出现发热、红肿、又痒又痛等症状。

(2)二度冻伤:表现为真皮层冻伤。受冻时间较久,局部皮肤除红肿外,还会出现大小不等的水泡,深部组织发生水肿,疼痛剧烈。皮肤对冷、热、针刺等反应迟钝。

(3)三度冻伤:全层皮肤坏死,呈黑色或紫褐色,感觉丧失。

(4)四度冻伤:感觉完全丧失。

救助技巧

(1)一度冻伤:每天可用温水浸泡,擦干后,可用酒精或白酒涂搽患处,并轻轻按摩20~30分种,然后涂以冻伤药膏包扎,每日2~3次。

(2)二度冻伤:大水泡可用消毒针刺破水泡,放出里面的水液,然后涂上冻伤药膏等。小水泡可不作处理,有破溃的可用金霉素或红霉素软膏外涂。

(3)三度、四度冻伤:局部可用消毒纱布或干净布包扎,尽快送到医院治疗。

(4)不论伤口是否溃烂,都要先用温开水洗净患部,以棉球蘸煤油外涂,再用消毒纱布包扎,2~3天换一次。

冻伤的中药疗法

方一:生黄芪、桂枝、当归、赤白芍各10克,川芎3克,生姜皮、肉桂各6克,鸡血藤、透骨草各30克,水煎服,每日1剂。

方二:干辣椒7枚,煎汤熏洗,每日2次。

（5）不要将患部直接烤火，或者开始就用较热的热水浸泡，也不要采用民间的方法用雪擦或冷水浸泡，以免加重冻伤，引起并发症。

🏃 冻伤后不要做

冻伤后有些事情是不能做的，否则，可能会使病情加重或引起并发症，必须要小心

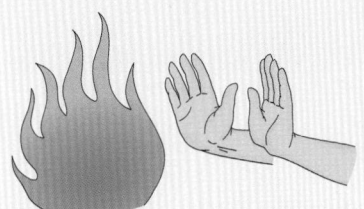

不要将患部直接烤火　　不要用冷水或过热的水浸泡　　不要用雪擦患处

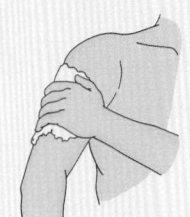

（6）冻伤的患者要注意保暖，可将其移动到有火炉或暖气的房间，为其盖上被子，并给予热饮，尽量使患者得到全身的温暖。

（7）对于冻伤的患处，进行搓、摩时，要用力适中，使冻伤的部位逐渐得到温暖，不要进行太剧烈的按摩，以免引起皮肤溃烂。

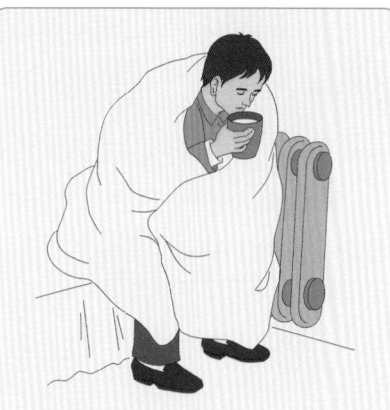

🏃 注意患者的保暖

将患者移动到有暖气的屋子，为其盖上被子，并给予热饮

 爱心提示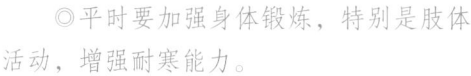

◎平时要加强身体锻炼，特别是肢体活动，增强耐寒能力。

◎要注意保暖，尤其要注意手、脚、耳、鼻等容易受冻的外露部分的保暖。如戴口罩、穿厚袜和棉鞋，鞋袜不可过紧或过小。

◎手脚受冻麻木时，不要马上到火炉上去烤，也不要用热水浸泡。

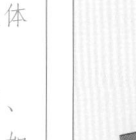

🏃 轻轻按摩冻伤的部位

对于冻伤的部位要轻轻按摩，使患部逐渐得到温暖

不小心踩到玻璃碎片上

紧急救命速查图典

夏天的傍晚，小区里常常会有人在楼下的草坪上喝啤酒，有时候不小心打碎了瓶子，玻璃碎片落在草坪里很难找到。可是，乘凉的小孩子经常不穿鞋子在草坪上跑来跑去。小美今天就不巧地踩到了一片碎玻璃片，嫩白的脚丫子被划了一道很深的口子……

救助技巧

（1）用流动的清水清洗伤口。
（2）用燃烧的酒精灯对针尖和镊子进行消毒。
（3）若能够看到玻璃碎片凸出在外，则可以用消毒镊子小心取出。
（4）若玻璃片刺入的程度比较深，则先用针尖稍微拨开皮肤，再用镊子取出碎片。

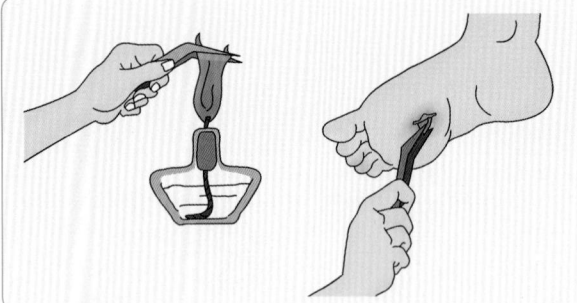

用镊子取出玻璃碎片

如果玻璃碎片刺入脚内不深，可用酒精灯对镊子进行消毒后，用镊子将玻璃碎片小心取出。如果玻璃刺入较深，可先用酒精灯对针消毒后拨开皮肤，再用镊子取出

（5）从两侧挤压伤口，让伤口出血，便于将污染物排出。
（6）再次用流动的清水清洗伤口，然后用消毒纱布覆盖伤口，并用绷带包扎。
（7）如果有需要，可让医生打破伤风预防针。
（8）若玻璃碎片陷入太深，自己无法轻易取出，则应做完简单处理后立即就医。

 爱心提示

◎家中有小孩子时，容易打碎的玻璃器皿一定要放在小孩子够不到的地方。
◎带小孩子到外面玩耍时，一定要叫他穿上鞋，以免被玻璃碎片或尖锐的小石子刺伤脚。

玩耍中被蜂蜇伤

4岁的玲玲和小朋友们一起玩。突然有个小伙伴发现头顶的大树上有个马蜂窝，于是建议大家赶紧离开这里，到其他地方去玩。可是偏偏有个小男孩十分调皮，临走前还向马蜂窝扔了一个砖头，这下可不得了，家园遭到破坏的马蜂纷纷向小伙伴们飞来。4岁的玲玲因为年龄小落在后面，这下可倒了大霉。

救助技巧

（1）被蜂蜇后，应立即小心拔出毒刺，如有断刺，必须用消毒针将其剔出。

（2）蜂的毒液是酸性的，所以将毒刺拔出后要用肥皂水或3%氨水等弱碱性溶液清洗并外敷。如果没有碱性液，则用干净的清水冲洗伤口，以去除疼痛和延缓毒液的吸收。

（3）如果被一群蜂大面积蜇伤，可用冷敷布敷上并立即送往医院进行治疗。对于被蜜蜂蜇伤而有剧烈过敏反应的伤者，应立即送最近的医院急诊室治疗。

（4）若被其他蜂蜇刺，最好用食用醋洗涤及外敷，然后用力掐住被蜇伤的部分，用嘴反复吸吮，以吸出毒素。

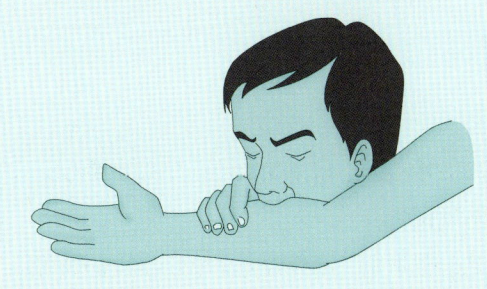

用嘴吸出毒素

一手用力掐住被蜂蜇伤的部分，用嘴反复吸吮，将毒素吸出来

爱心提示

一般身体健康的人，同时受到5只蜜蜂蜇刺，仅发生局部红肿和剧痛，数日可以恢复正常；如同时受100只以上蜜蜂蜇刺，会使机体中毒，引起中枢神经损害、心血管功能紊乱等症状；同时受200只以上蜜蜂蜇刺，会死于呼吸中枢麻痹。

第二章 危险就在身边，掌握自救的技巧

一不小心被毒蛇咬伤

○ 紧急救命速查图典

> 小林和朋友一起去山区探险，在经过一片灌木丛时，小林用手去拨，却不料被盘伏在那里的一条蛇咬了一下，小林痛得一屁股坐在了地上。幸好同行的朋友中有一个比较在行，看了一下小林的伤口，告诉他，幸好是一条无毒的蛇，要不然就麻烦了。

救助技巧

（1）被毒蛇咬伤后，要马上坐下来，切不可乱跑，因为奔跑会使毒素扩散，使患者中毒加深。

（2）用止血带绑住被咬部位，防止蛇毒扩散。在靠近伤口的上方，距离伤口5厘米左右的近心端，用止血带、橡皮带或布带等结扎。若手指被咬伤，应在指根处结扎；前臂咬伤后应结扎在肘关节上方；小腿咬伤应在膝关节的上方进行结扎。

判断蛇有无毒性

毒蛇的头部一般呈三角形，颈部较细，如五步蛇、蝮蛇、竹叶青、蜂蛇、烙铁蛇等；无毒蛇的头呈椭圆形，但也有例外，如金环蛇、银环蛇是毒蛇，它们的头部不呈三角形。也可以通过被咬处的齿痕鉴别有毒蛇和无毒蛇。毒蛇有毒腺和毒牙，上颚有两颗前牙比其他牙齿粗而长，咬后留下两排牙痕，顶端有两个特别粗而深的牙痕，如果被咬处仅见到较细或成排的齿痕，则说明是被无毒蛇所咬。

被蛇咬伤后的结扎部位

被毒蛇咬伤后要尽快给予结扎，防止毒素在身体内蔓延。不同部位被咬伤后，结扎的部位也不一样，如图所示

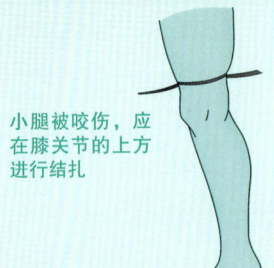

小腿被咬伤，应在膝关节的上方进行结扎

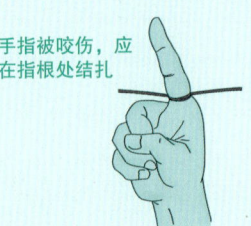

手指被咬伤，应在指根处结扎

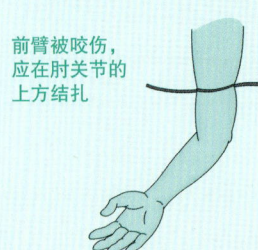

前臂被咬伤，应在肘关节的上方结扎

（3）有条件时，可在绑扎的同时用冰块敷于伤肢，使血管及淋巴管收缩，减慢蛇毒的吸收。也可将伤肢或伤指浸入4~7℃的冷水中，3~4小时后再改用冰袋冷敷，持续24~36小时即可，但局部降温的同时要注意全身的保暖。

（4）用1:5000高锰酸钾水溶液、生理盐水、冷开水或清水冲洗伤口，可以将伤口表浅处的蛇毒冲去。如伤口有毒牙残留，应及时拔出。

（5）用消毒的小刀或刀片，按毒牙痕的方向纵切开或十字切开，切口以连贯两个牙痕为限，不宜过深，用手指在伤口两侧挤压，使毒液排出。

（6）还可用吸奶器、拔火罐吸毒。在紧急情况下，也可以用嘴直接对伤口吸吮，吸后立即吐出，吸完后要用清水漱口。但口腔内或唇部有破损、牙齿有病等都不能用这种方法，以免中毒。

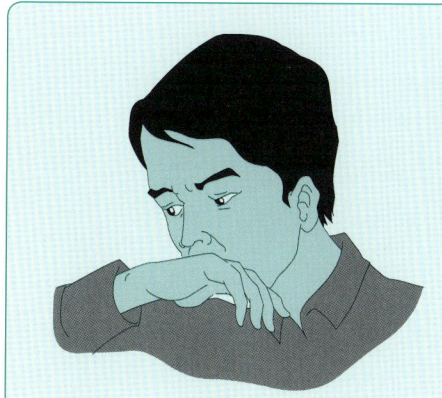

用嘴将毒液吸出

情况紧急时，可用嘴将毒液吸出。吸后立即吐出，吸完后要用清水漱口

（7）上述处理最好在被咬后30分钟内完成。30分钟后，紧勒的带子可略微放松一点，以免肢体缺血坏死，以后每隔20~30分钟放松1~2分钟。若家中备有季德胜蛇药片或上海蛇药，可酌情服用。同时，应尽快将病人送往医院。

（8）口渴时禁止喝酒。被毒蛇咬伤后，如出现口渴应喝一些温开水，绝对不能喝酒。因为酒可以使血液循环加快，造成毒液扩散。

毒蛇大致可分为三类

① 以神经毒为主的毒蛇：有金环蛇、银环蛇及海蛇等，毒液主要作用于神经系统，易引起肌肉麻痹和呼吸麻痹。

② 以血液毒为主的毒蛇：有竹叶青、蝰蛇和龟壳花蛇等，毒液主要影响血液及循环系统，易引起溶血、出血、凝血及心脏衰竭。

③ 兼有神经毒和血液毒的毒蛇：有蝮蛇、大眼镜蛇和眼镜蛇等，其毒液具有神经毒和血液毒的两种特性。

第三章 保护好自己，快乐面对每一天

生命很美好，但是危险又无时无刻不威胁着我们。当危险发生时，如何保护好自己和身边的人就显得格外重要。切菜时可能会被切断手指，争吵时可能会被打伤，小孩子在玩耍时可能会不小心跌倒而摔伤，有疾病历史的老人旧病随时可能会复发……保护好自己和自己身边的人，让自己快乐面对每一天。

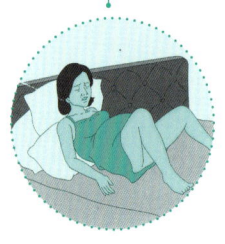

DI-SAN ZHANG

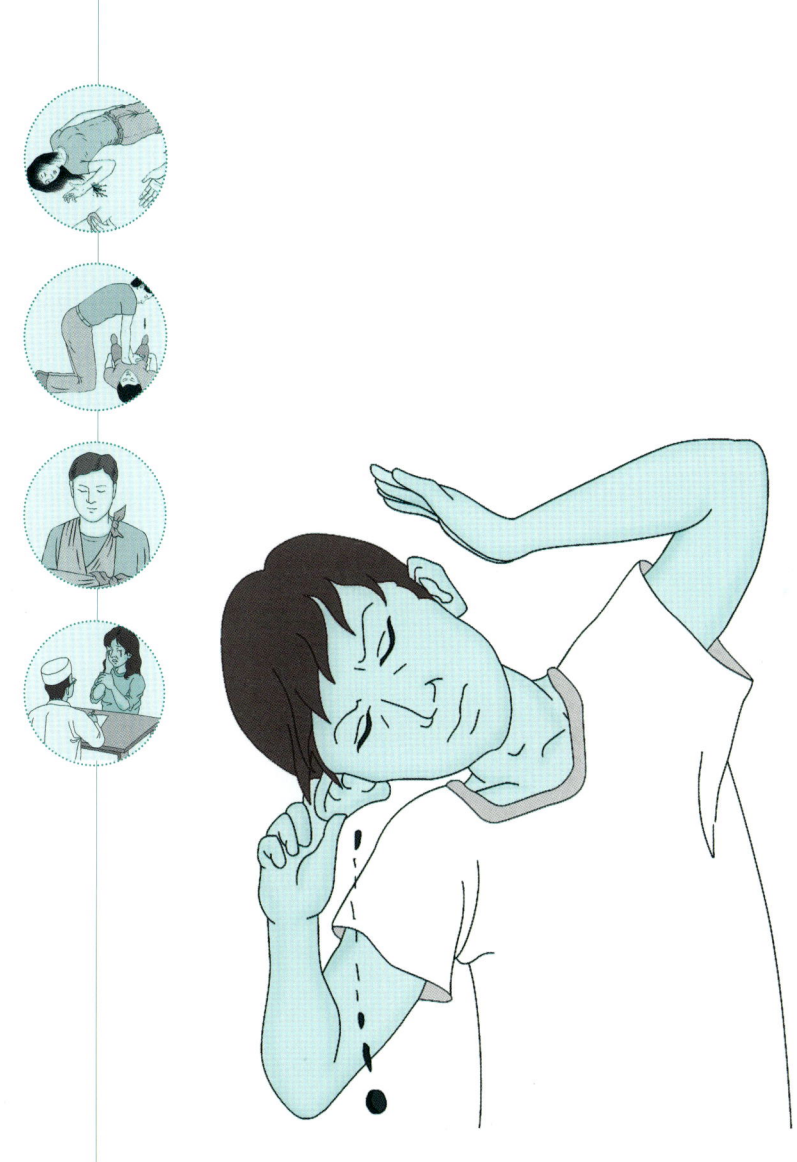

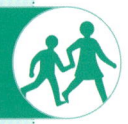
巧妙应对婚姻暴力

◎ 紧急救命速查图典

> 小王和小李可谓是青梅竹马的一对，谈恋爱的时候从来没红过脸。婚后两人也是整日沉浸在甜蜜之中，羡煞了旁人。然而自从去年小王失业后，由于心情不好，他常常会发脾气，两人动不动就吵架，甚至大打出手。小李从精神到身体都很难接受这样的变化，可是碍于面子，又不肯告诉别人，只能一个人默默承受，生活变得痛苦起来……

应对技巧

（1）夫妻发生口角时，双方最好暂时先分开一段时间，不要逞一时口舌之快。等双方火气降下来，头脑冷静之后，再坐在一起沟通。

 爱心提示

第一章第三条：……禁止家庭暴力。禁止家庭成员间的虐待和遗弃。
第二章第四条：夫妻应当互相忠实，互相尊重；家庭成员间应当敬老爱幼，互相帮助，维护平等、和睦、文明的婚姻家庭关系。
第三章第十三条：夫妻在家庭中地位平等。

摘自《2009年中国最新婚姻法》

（2）夫妻双方意见不统一时，应理智地对待，将彼此的争执、意见，用笔写下来，相互交换。如此可避免不必要的口舌之争。

（3）可寻找亲友、长者等协调二人的关系。作为中间协调人的亲友、长者不能袒护任何一方，否则只会火上浇油，造成更坏的后果。

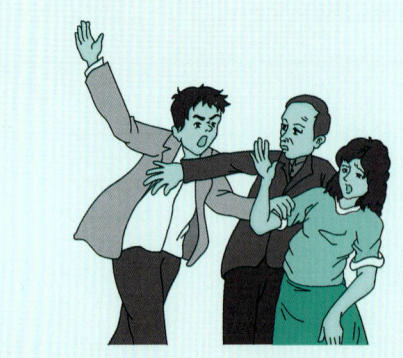

请他人居中协调

夫妻双方发生矛盾时，如果能自己解决最好自己解决。自己解决不了时，可请身边的亲友或长者居中协调

（4）妇女若不幸已遭到丈夫殴打，切记千万不要姑息，因为有第一次，就会有第二次，第三次……等待你的将是无尽的折磨。

（5）夫妻双方中，女性一般都处于弱势地位。所以，夫妻双方在争持中，女性如果遭到殴打，应到医院验伤，并请医生开具验伤证明单，以备不时之需。

（6）请长者居中协调时，要切记，必须给对方一个下台阶的机会，最好立下契约书。

（7）夫妻双方还可以共同参加婚姻专家的辅导及咨询，改善婚姻生活状况。

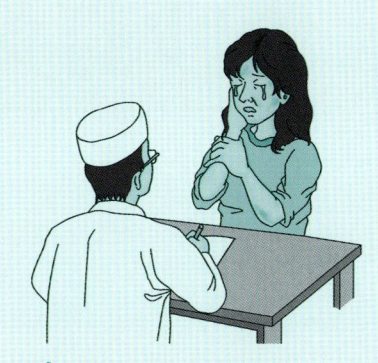

被殴打时要到医院验伤

夫妻如果经常吵吵打打，难免会走上离婚的道路，这样就会涉及一些纠纷问题。为备不时之需，被殴打后一定要到医院验伤，并请医生开具证明单，尤其是处于弱势地位的女性

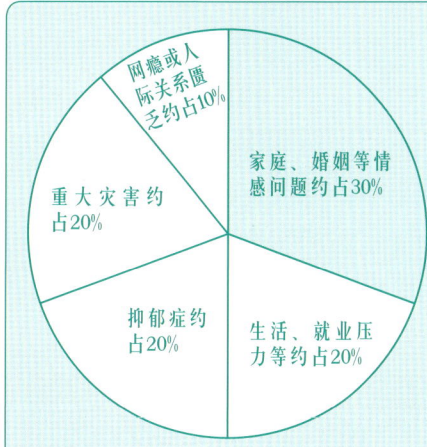

- 网瘾或人际关系匮乏约占10%
- 家庭、婚姻等情感问题约占30%
- 重大灾害约占20%
- 抑郁症约占20%
- 生活、就业压力等约占20%

婚姻关系在自杀比例中占绝对优势

中国每年都会有许多人走上自杀的道路，或者是自然灾害，或者是生活和工作的压力。但是在众多自杀因素中，婚姻却占有绝对的优势地位，是我们不容忽视的一个社会问题

（8）必要时，可以给当地妇联打电话求救。各地区妇联组织都公布有求救电话，如果不知道当地妇联电话，可以拨打114进行查询。

 爱心提示

◎夫妻之间要定期沟通，避免矛盾积聚和误会的产生。
◎夫妻之间要互相谅解、互相尊敬。遇到问题，要多反省自己。

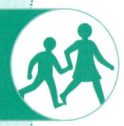

争吵打架时耳朵受伤

◎紧急救命速查图典

俗话说：天有不测风云，这句话形容夏先生的遭遇再贴切不过了。昨天是夏先生的生日，他欢欢喜喜地在家里摆了一场生日宴席，然而酒过三巡后，与在场的姐夫争执了起来。趁着酒劲儿，夏先生的姐夫有些失控，没说上几句话，居然操起手边的刀子，直接戳向夏先生的耳朵，夏先生的右耳朵顿时血肉模糊……

自救技巧

一、耳朵被刀子割伤时按如下的方式进行处理：

（1）取干净纱布覆盖伤口，并用手紧紧压住伤口。

（2）用绷带交叉缠绕头部，对伤口进行包扎。

（3）头部侧歪，使受伤的一侧朝上。

（4）简单处理后要立刻将患者送往医院。

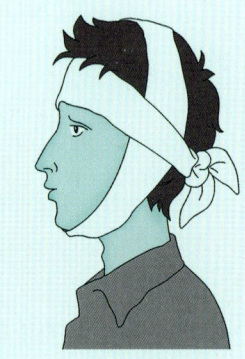

耳朵受伤时绷带的缠法

耳朵受伤时，缠绷带时要沿下颌与脑门交叉，并紧紧压住伤口，然后在头颈后打结

二、耳朵被拳头重殴后按如下的方式进行处理：

（1）让患者侧卧，使受伤的耳朵朝上。

（2）取干净的湿毛巾冷敷受到重殴的部位。

（3）若耳朵大量出血或流出透明液体，同时感到头痛、揪心时，则应立刻送往医院诊治。

（4）不管哪种情况，自己处理后一定要去医院检查一下，避免潜在的内伤。

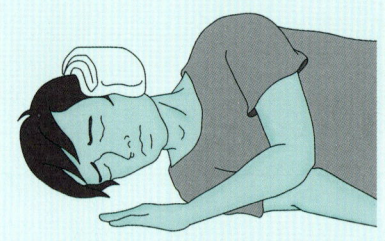

耳朵受伤时要侧卧

吵架过程中如果耳朵被殴打，要让患者侧卧，使受伤的耳朵朝上。然后用湿毛巾冷敷

切菜时不小心切断了手指

小明平时很喜欢看妈妈做饭,时间久了自己也悄悄地学到了不少烧饭的本领。这天趁妈妈不在家,小明决定一展身手,好好地烧一桌饭。菜都洗好了,切土豆丝时他却犯难了:滑溜溜的土豆切不出成型的薄片来。突然想到平时妈妈切土豆都是拿着刀快速挥动,他也试着这样切起来,然而手下一滑,刀就切到了手指上……小明失声尖叫起来。

自救技巧

(1)迅速在切断面盖上干净的纱布,尽量用力按压,并缠上绷带。

(2)找到受伤人的止血点(用手指压迫出血动脉能使之最易止血的部位),用力按住止血点使血流暂停,以达到止血的目的。或者抬高受伤手指高过心脏位置,也可以达到止血的目的。

(3)立即将被切断的手指用纱布包住,放入装满冰块和水的容器中进行冷冻,以防止被切断的手指因缺血而坏死、肿胀等。

(4)自己进行简单处理后,应立刻带着被切断的手指去医院就医,对手指实行接合手术。

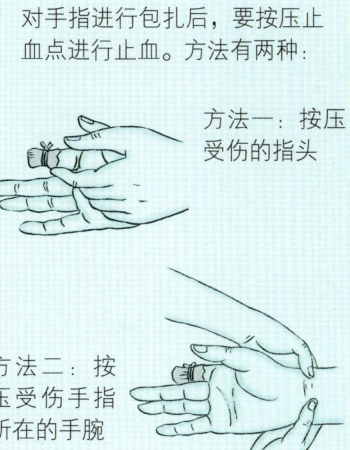

按压止血点止血

对手指进行包扎后,要按压止血点进行止血。方法有两种:

方法一:按压受伤的指头

方法二:按压受伤手指所在的手腕

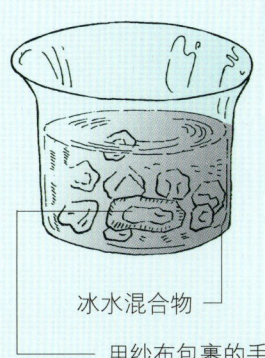

冰水混合物

用纱布包裹的手指

对切断的手指冷冻保存

手指被切离身体后,要及时对切下的手指进行冷冻保存:将手指用纱布包裹后放入盛有冰块和冰水的容器中。这样患者被送医院时手指就可重新接上

第三章 保护好自己,快乐面对每一天

有人割腕自杀，止血最重要

◎ 紧急救命速查图典

最近张阿姨总觉得女儿的情绪不对，整日精神恍惚，问她怎么了也不肯说。这周末女儿放学回来后又是一脸疲惫的样子，眼睛好像还哭肿了，晚饭都没吃就把自己锁在屋里。到了晚上九点多钟的时候都还没出来。她有点不放心，去敲女儿卧室的门，发现门被反锁了，叫门也没有回应。张阿姨一下子有种不祥的预感，找到备用钥匙打开房门，发现女儿躺在地上，地上流了一滩血，原来她企图割腕自杀！

救助技巧

（1）马上用干净的纱布覆盖住伤口（切勿用带棉或带有绒毛的布块直接盖在伤口上）。用手指用力按住被割腕的一只手臂上方，压迫止血，并用绷带包扎好伤口。

判断出血为静脉还是动脉

判断标准为：血液从体表伤口流出时呈鲜红色，且以连续柱状喷出，为动脉性出血；而呈暗红色，缓慢或断续流出或渗出为静脉性出血。

大出血时必须对受伤部位施行紧急压迫止血；无大出血时，依照受伤或疾病的情况进行紧急处理即可。

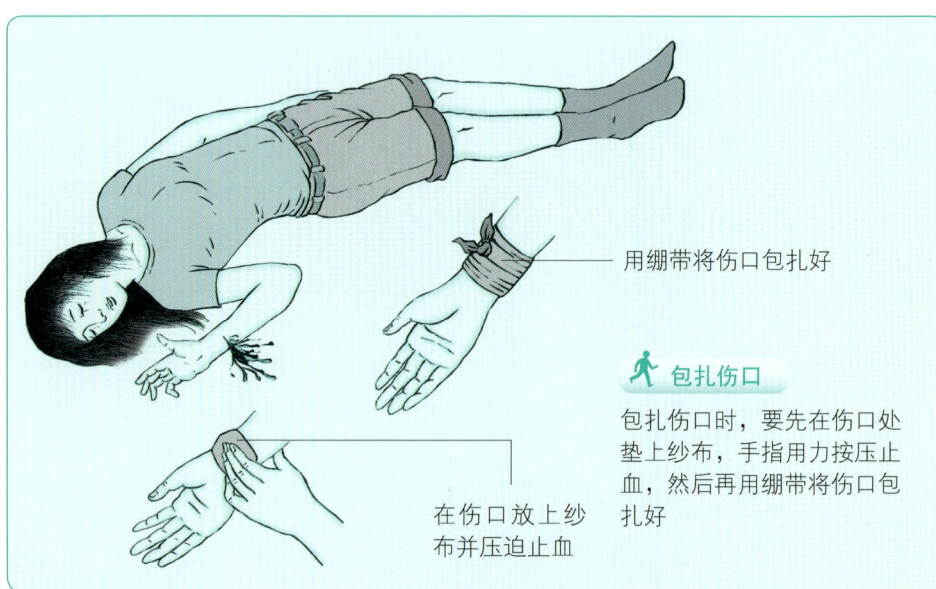

用绷带将伤口包扎好

🏃 包扎伤口

包扎伤口时，要先在伤口处垫上纱布，手指用力按压止血，然后再用绷带将伤口包扎好

在伤口放上纱布并压迫止血

（2）若家中备有止血带，对于大量出血的患者则应以止血带止血。绑止血带的位置是：由伤口向心脏大约3厘米处，宽度约为5厘米，绑上止血带后需要每隔15~20分钟放松15秒，以免远端肢体肌肉坏死。

如何使用止血带？

① 使用止血带前，要先将受伤肢体抬高。
② 止血带不能直接绑在肢体上，使用止血带之前应先垫一层敷料、毛巾等柔软的布垫，用以保护皮肤。
③ 用毛巾、大手帕等做止血带时，应先将其叠成长条状，宽约5厘米，以便受力均匀。严禁使用电线、铁丝、细绳等过细而且无弹性的物品充作止血带。
④ 绑止血带时，松紧度以刚压住动脉出血为宜。
⑤ 利用止血带达到目的的标准是：远端动脉性出血停止、动脉搏动消失、肢端变白。
⑥ 止血带使用的总时间不能超过5小时，否则远端肢体将难以存活。

（3）注意记录下绑止血带的时间，以便每隔一段时间后放松止血带。
（4）对伤处进行包扎止血后，需要抬高出血的部位，使止血达到最佳效果。
（5）进行必要的处理后要立刻将患者送往医院救治。

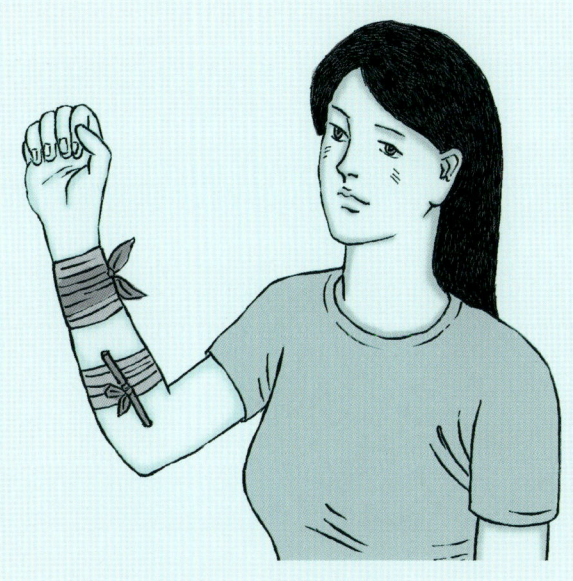

抬高出血部位

对出血部位包扎和绑止血带后，要将受伤手臂抬高，位置以超过心脏位置为准，这样止血效果更好

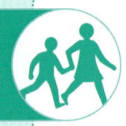

张嘴大笑时下巴脱落

张笑笑是个特别爱笑的孩子，就像她的名字一样，随便一点什么小事都能让她大笑不止。生日那天家里来了很多客人，大家都知道她爱笑，就故意逗她。整个中午都不断地听到她的笑声。后来不知道是谁说了个笑话，小丫头笑疯了，在张大嘴巴的时候一不小心下巴脱落了……

◎ 紧急救命速查图典

救助技巧

（1）患者下巴脱落时，让其不要惊慌。先让患者轻轻活动下巴，并向后做吞咽退缩动作，同时用右手托住其下巴颌部，做轻轻向上的活动。反复几次后，许多患者的下巴都可以自行恢复原位。对于习惯性下巴脱落的人，及时处理后自行复位的机会很大。

下巴脱落

下巴脱落在医学上称为颊颌关节脱位，此病多在情绪激动、大声说笑、歌唱、打呵欠、咬大块食物、呕吐时突然发作。主要病因是颊颌处的肌肉群和韧带较松弛，功能出现紊乱。

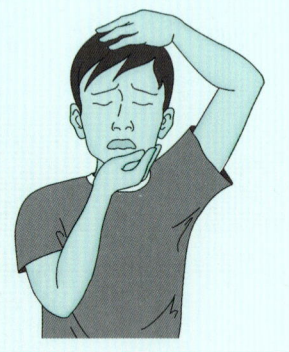

🚶 **让患者自己复位下巴**

让患者轻轻活动下巴，同时一只手拖住下颌，轻轻向上活动。用此种方法处理，一般都能自动复位

（2）如果上述方法不能让下巴恢复原位，就采取下面的方法：将家中常用的方凳放倒，让患者靠墙而坐，头贴着墙坐好。将双手拇指用手绢裹上，伸进患者的嘴里，放在两边后牙的咬合面上，其余四个手指放在嘴外面的下颌骨的下缘，用力压下颌向下，同时将颏部向上顶。

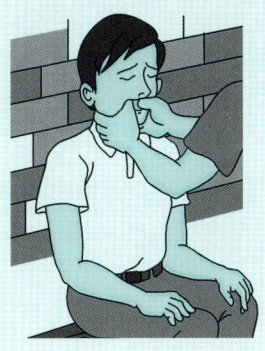

帮助患者复位下巴

把方凳放倒，让患者靠墙而坐，头也贴在墙上。用干净的手绢将两拇指缠裹后分别放在两侧牙齿上，其余手指分别从两侧拖住下巴。用力方向为：拇指向下，其余手指向上

（3）如果对自己实施上述方法没有把握，则需要先简单处理一下，然后送往医院就医。方法是：将绷带两端剪开，用绷带紧紧缠绕下颚与头顶之间，使下颚固定。或者将三角巾折叠成带状，交叉兜绕下颌，再将两端在头顶打结。这样有助于将下巴托住，随后可迅速就医。

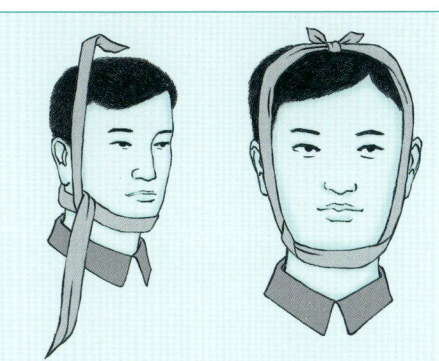

用三角巾托住下巴

将三角巾折叠成带状约四横指宽，在下颌角一侧交叉，兜绕下颌下方包扎，再将三角巾的两端沿两侧耳前上提，在头顶前缘打结即可

（4）如果患者下巴脱落的同时还伴有呕吐现象，要将患者的脸转向一侧，使其呕吐顺利。

（5）需要注意的是，对患者脱落的下巴，决不能采用暴力以求复位，以免下颌关节及韧带肌肉组织严重损伤或引起下颌骨骨折、折断等严重后果。若自己技术不到家，需要将患者送往医院请医生帮忙。

 爱心提示

　　脱落的下巴复位后，病人应避免张大口、大声说笑，打呵欠时应用手托住下巴，以防下巴再次脱落。习惯性下巴脱落的人，平时在说笑、打呵欠等需要张大口时也应格外注意。

从楼梯摔下导致手臂骨折

最近妈妈给小美买了一部手机，她有事没事就拿在手上摆弄。走路也一直低着头看手机，为此不知道挨了多少次骂，可她就是不听。今天跟同学约了出去玩，出门的时候，边下楼边发短信，一不小心从楼梯上摔了下来。小美试图站起来，却发现手不听使唤了，原来她的手臂骨折了。

救助技巧

（1）取木板、杂志、厚纸板等不容易被折断的物品作为夹板，固定手臂骨折处。

（2）用绷带或毛巾（也可以用其他可以包扎的代替物）扎紧，固定骨折处前后两个以上的关节，以防伤势加重。

（3）在腋间夹入海绵或棉布等较为柔软的物品，以减轻疼痛。

（4）如果患者的肘关节还可以弯曲，应将受伤的手臂用绷带或枕巾悬在身体前面，将手臂放置于绷带的中央，抬平置于胸前，然后将绷带的两端拉至颈后打结，再将另一绷带从背后绕到前面，在胸前打结，用于固定和支撑骨折的手臂。

（5）将手臂固定好后，应及时送往医院进行治疗。

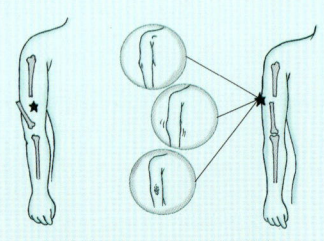

开放性骨折　　闭锁性骨折

判断骨折的类型

骨折可以分为两种：①开放性骨折：骨折附近的皮肤和黏膜破裂，骨折处与外界相通，耻骨骨折引起的膀胱或尿道破裂、尾骨骨折引起的直肠破裂，均为开放性骨折。因与外界相通，此类骨折处受到污染②闭锁性骨折：骨折处皮肤或黏膜完整，不与外界相通。此类骨折没有污染

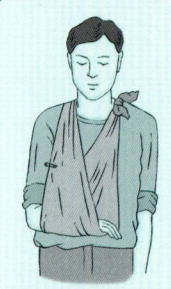

悬挂手臂

患者在肘关节可以活动的情况下，要将手臂悬挂在胸前，可起到固定骨折手臂的作用

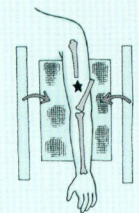

固定关节

骨折关键是固定关节。用伸缩绷带在夹板上固定好两处以上的关节。如果有出血现象，要先覆盖一层厚厚的纱布

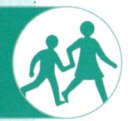

小孩跌倒时，折断了锁骨

春天来了，外婆常常带着妞妞到公园里散步。妞妞有时候不听话，到处乱跑，外婆没办法跟着她一起跑，就只好一刻不停地看着她，防止跑丢了。可是意外还是出现了：妞妞跟同伴们捉迷藏，不小心在公园里的石子小路上跌倒了。由于胸部受剧烈撞击而导致其锁骨折断。

救助技巧

一、如果锁骨骨折移位严重，又没有相关技术，就不要乱动受伤者，应立即打电话叫救护车来救助，并说明伤情。

二、如果锁骨骨折无明显移位，可先按照如下方法进行简单处理，然后送往医院。

（1）以脱脂棉覆盖在受伤的肩膀上。

（2）一边用膝盖推压患者后背，一边为患者缠上绷带。绷带缠成8字形，缠绕6~8周。

（3）以绷带或三角巾将折断锁骨的手臂吊起，在脖子上或未受伤的肩上打结固定。

（4）必要处理后应迅速送往医院进行治疗。

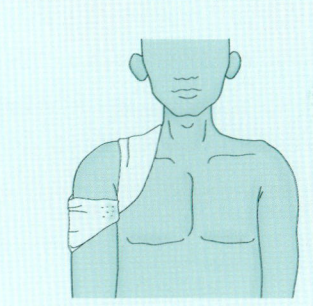

🏃 **为患者缠上绷带**

在患者受伤的肩膀部位用绷带缠成8字形，缠绕6~8周，以固定受伤的肩膀

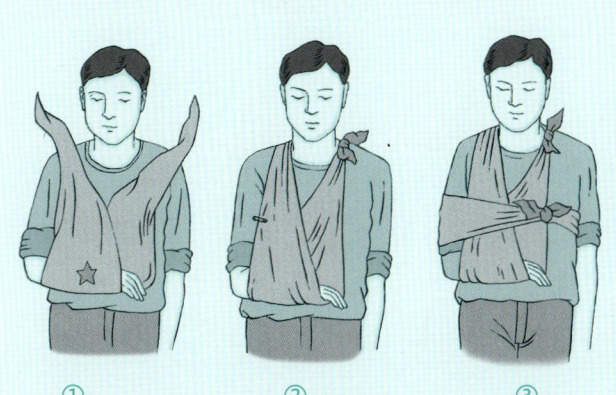

① ② ③

🏃 **将手臂吊起**

可以按照如下步骤对手臂固定：①用三角巾或绷带托住固定好的手臂，将三角巾或绷带的两端绕到脖子上打好结②用别针把三角巾或绷带固定好③将另一个三角巾或绷带从背后绕到前面，在胸前处打结固定

第三章 保护好自己，快乐面对每一天

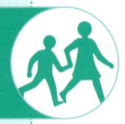

家中有人脑出血发作

王老太太患有脑出血好多年了。她跟子女们住在一起,他们都很照顾老太太,一直督促她吃药,王老太太平时身体还算不错。昨天王老太太突然听到一个消息,自己相识多年的一位老友不在人世了!可能是这件事刺激了老人的情绪,今天早上起床后,王老太太突然晕倒在卧室门口。

救助技巧

(1)首先保持镇静,让患者保持平卧位,以不移动患者头部为原则,将患者小心搬移到安静温暖处,要极力避免因震动加重病情。为使患者气管通畅,可将其头偏向一侧,以防止血液、呕吐物吸入气管。

(2)让患者平躺,头部垫高,脸朝侧面,以利于呕吐,也可以防止患者的痰液、呕吐物吸入气管。

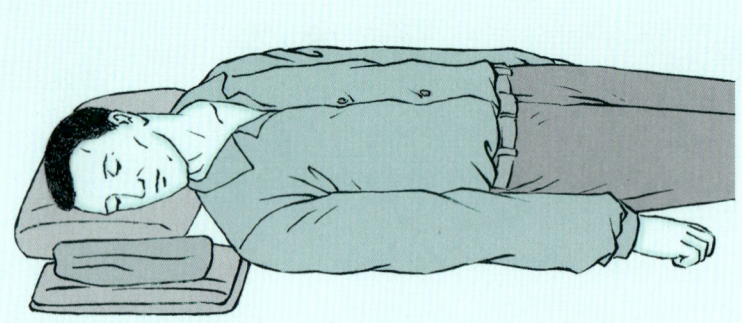

🏃 让患者的头侧歪

让患者平卧,头部垫高,脸朝向一侧,以防止痰液、呕吐物吸入气管

脑出血出现时的典型表现

脑出血为血压突然升高,致使脑内微血管破裂而引起的出血。在出血灶的部位,血液能直接压迫脑组织,使其周围发生脑水肿。肢体突然麻木、无力或瘫痪,这时病人常会在毫无防备的情况下跌倒,或手中的物品突然掉地;同时,病人还会口角歪斜、流口水、语言含混不清或失语,有的还伴有头痛、呕吐、视觉模糊、意识障碍、大小便失禁等现象。患者发生脑出血后,家属应进行紧急救护。

（3）迅速松解患者衣领和腰带，保持室内空气流通；天冷时要注意保暖，天热时要注意降温；用冷毛巾覆盖患者头部，因血管在遇冷时收缩，可减少出血量。

（4）若患者发生痉挛，则将筷子或铅笔用干净的布或手绢包裹后让患者咬住，防止患者咬住自己的舌头，堵塞气道。

（5）清理患者口中的分泌物，确保其气道畅通。如果患者昏迷并发出强烈鼾声，表示其舌根已经下坠，可用手帕或纱布包住患者舌头，轻轻向外拉出。

（6）若患者休克，立即施以人工呼吸或对患者进行心脏按摩。

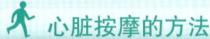 心脏按摩的方法

心脏按摩的位置是：乳头连线和胸部中央的胸骨交叉处。找对了按摩的位置，然后按照下述方法进行。

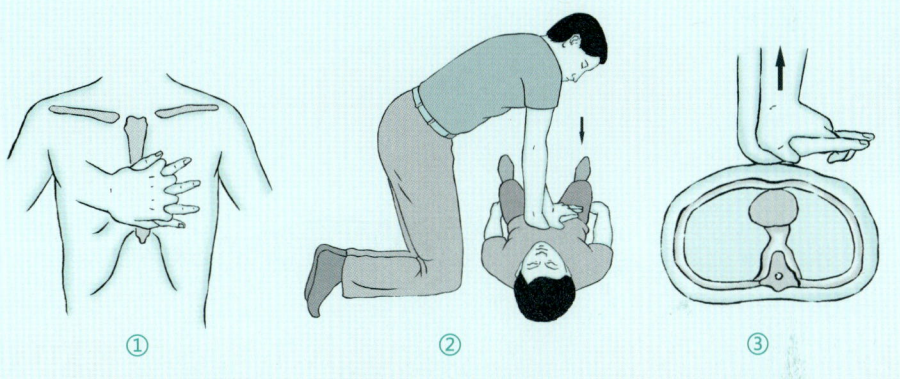

① 把一只手掌根放在按摩的部位，另一只手掌贴在上面

② 保持手肘伸直的姿势，下压3～5厘米，其速率约为1分钟60次

③ 手不要离开胸部，只要将力量放松即可

（7）简单处理后应尽快将患者送往医院。在将患者送往医院的途中，车辆应尽量平稳行驶，以减少颠簸震动；此时应将患者头部稍稍抬高，与地面呈20度角，并随时注意患者的病情变化。

如何预防脑出血？

高血压病病人应在医生指导下，控制血压，并避免剧烈运动、饱餐、用力排便、性交等可能诱发血压升高的因素。如出现剧烈的后侧头痛或项部痛、运动感觉障碍、眩晕或晕厥、鼻出血、视物模糊等，可能是脑出血前兆，应及时到医院检查。

家中有人心脏病发作

汪阿姨患有先天性心脏病，所以在平日的生活里不管是老公还是儿子，都尽量避免惹她生气、发火。这天儿子在学校受了委屈，回来情绪很不好，汪阿姨又像往常一样教训了儿子一顿。儿子不高兴地跟她吵了几句，平时温顺的儿子突然对她这样，汪阿姨很难接受。一口气上不来，心脏病就发作了，这下可把儿子吓坏了。

救助技巧

（1）若患者尚有知觉，要让患者靠着枕头或床头坐起来，松开衣物使其身体放松，呼吸畅通，并安慰病人不要害怕。

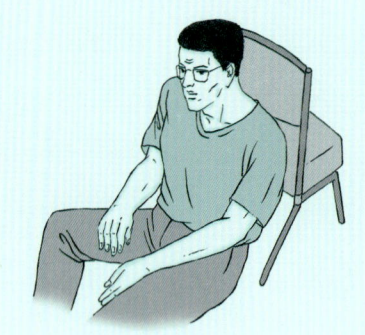

患者意识清醒时要让他坐起来

在患者意识清醒时，可扶其靠着枕头、椅子或床头坐起来，并安慰病人

（2）用毛毯覆盖患者保温，如果家中备有硝化甘油片，放于患者舌下含服。若家中有治疗心脏病的药物，要找来按照医嘱给病人服用。

（3）若患者心脏停止跳动，要开放患者气道，并立即实行心脏按摩和人工呼吸。同时请他人帮忙拨打120急救电话，并告知急救人员是心脏病患者。

拨打120电话时需要传递的信息

拨打急救电话时，要讲清伤病员的姓名、性别、地址、病情，讲明伤病员的最突出、最典型的发病特征，这与120选派医生和携带急救设备、药品密切相关。

如果遇到灾害性事件，报警人除要讲明灾害性质、涉及范围、伤亡人数外，还要汇报受伤人群的主要症状和现场采取的初步急救措施。

报警完成后要约定具体候车地点，准备接车，最好选择路口、公交车站、大的建筑物等有明显标志处，见到救护车时应主动挥手示意，以争取抢救时间。

（4）具体救助方法为：做口对口人工呼吸两次，再做心脏按摩15次。如此反复地做，其方法如下：

①首先找到心脏按摩的部位：乳头连线和胸部中央的胸骨交叉的地方。

②然后把一只手掌根部放在按摩的部位，另一只手掌贴在上面。

③注意保持手肘伸直的姿势，下压3~5厘米，速率约为每分钟60次。

④观察患者的反应，若患者瞳孔缩小，可以摸到颈动脉搏动时，就表示按摩有效。

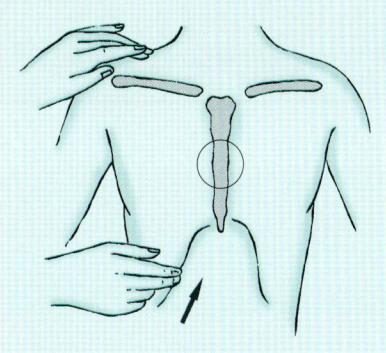

心脏按摩部位的寻找

顺着胸骨向上，找到胸椎所在的位置；再找到两锁骨中间位置。两者的中间即是要按摩的部位

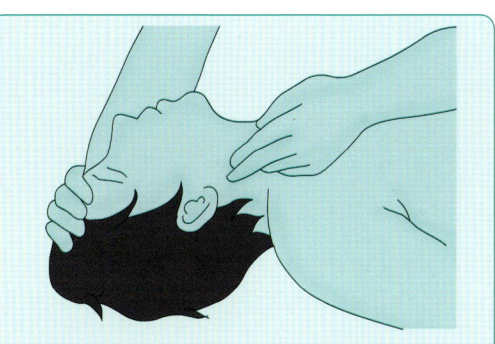

触摸患者的颈动脉

人工呼吸和心脏按摩是否有效果，可以通过按摩颈动脉来测量。具体方法为：用两根手指放在喉结到耳际处，如果有脉搏，可立即感觉出来

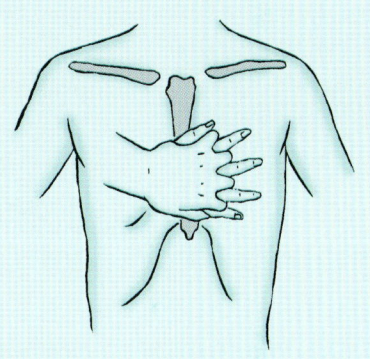

心脏按摩时的手势

心脏按摩时两手的位置为：一只手掌根放在按摩的部位，另一只手掌贴在上面，垂直向下用力

⑤待患者脉搏恢复跳动后，继续做人工呼吸，直至患者恢复自然呼吸。

心脏疾病的征象

如果脸色灰白而发紫、表情淡漠，这是心脏病晚期的病危面容。如果脸色呈暗红色，这是风湿性心脏病、二尖瓣狭窄型心脏病的特征。如果脸色呈苍白色，则有可能是二尖瓣关闭不全的征象。

如果鼻子硬硬的，这表明心脏脂肪积累太多。如果鼻子尖发肿，表明心脏脂肪可能也在肿大或心脏病变正在扩大。此外，"红鼻子"也常预示心脏有病。

身边有人癫痫发作

癫痫是一个发作性的疾病，它的发作无法预测，而且发作时的表现通常是挺可怕的。小明的室友早上突然癫痫发作，他先是大叫一声，翻白眼，全身抽搐，口吐白沫，小便失禁，这种状况持续了大概2分钟才停止，可把小明吓坏了。

救助技巧

（1）立即扶住患者，尽量让其慢慢倒下，以免跌伤，迅速移开周围硬物、锐器，例如桌椅、刀叉等，使患者原地平卧（如果患者躺在床上，则应注意不要使其从床上跌下）。松开患者的衣服，使其呼吸畅通，并使其头转向一侧，这样方便患者口中的分泌物流出，避免窒息。

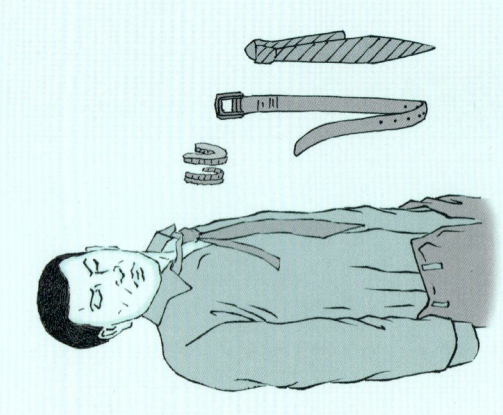

放松患者的身体

癫痫病人发作时，旁人要扶其慢慢倒下，使其平卧，头侧向一边。松开患者衣服，并除去勒紧身体的东西，如领带、皮带。如果有假牙也要拿出来，防止病人误吞

患者发作前做好预防工作

一般来说，癫痫病人在发作前会有一些自觉症状，如感觉异常、胸闷、上腹部不适、恐惧、流涎、听不清声音、视物模糊等。所以，患者本人在预示到癫痫要发作时，应尽快离开公路上、水塘边、炉火前等危险地方，及时寻找安全地方坐下或躺下。患者的家属也应学会观察病人发作前的表现，以便尽早做出预防措施，防止其他意外伤害的发生。在病人未发作起来时立即用针刺或手指掐人中、合谷等穴位，有时可阻止癫痫发作。

（2）用布包住筷子或笔让患者咬住，可以避免其咬伤舌头。在对患者救助过程中不要过多地刺激患者，尽量为患者创造一个比较安静的环境。病人抽搐时，不可强行按压肢体，以免造成韧带撕裂、关节脱臼甚至骨折等损伤。也不要使劲掰他的牙等，否则会造成一些意外的伤害。千万不要强行将东西塞进患者嘴里，特别是药物。

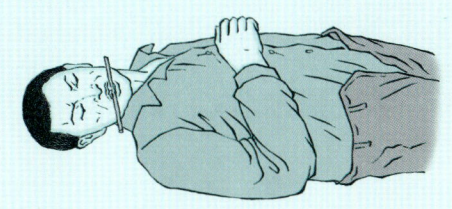

让患者咬住铅笔或筷子

让患者躺好后，最好把铅笔或筷子用布包裹后让患者咬住，可以避免其咬伤自己的舌头

（3）为防止病人吐出的唾液或呕吐物吸入气管引起窒息，救助者或家人应始终守护在病人的身旁，随时擦去病人的吐出物。

（4）患者在抽搐过后，应立即复原患者原卧式，将柔软的衣物或枕头等放在患者头下，避免其用头撞击地面。

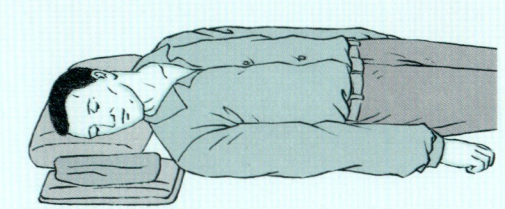

在患者头下放置柔软的东西

患者抽搐结束后，最好在患者头下垫上柔软的东西，可避免其头难受时用头撞地

（5）记录下患者抽搐发作的时间。若癫痫发作时间超过5分钟，需要立即叫来救护车送患者去医院观察治疗，还要避免人群聚集围观。

（6）病人睡醒后，常会感到头痛及周身酸软，对发作过程，除发作前的征兆外大都并无记忆。救助者及家属千万不要向其描述他倒地抽搐时"可怕"的场景，以免增加其精神负担。给病人的饮食应注意清淡，避免油腻、辛辣等刺激性食物。

 爱心提示

◎癫痫病患者不能驾驶车辆和从事高空作业等，外出时尽量有人陪伴，以防意外事故的发生。

◎不能饮酒、吸烟、食用辛辣油腻的食物。

◎坚持长期治疗，不要中途停药，以免出现反复，导致病情加重而影响身心健康。

家中有孕妇早产

有时孕妇的分娩，要比预产期早一些。一般来说，孕妇妊娠28周以后、38周以前，胎儿尚未成熟而生产的，叫做孕妇早产。小李的预产期本来是在7月份，可4月份的一天晚上，她突然疼痛难忍，随后发现羊水破了，这下可怎么办？等不及救护车到来，小李就疼得快晕过去了，一家人急得团团转……

救助技巧

一、孕妇有临产征兆时，要做好如下准备工作：

（1）替产妇铺好床。如无被单，铺上塑料布或干净报纸，再在上面盖上干净的毛巾。

（2）找一把无锈的剪刀，3根20厘米长的细绳，用酒精或开水煮沸10分钟消毒。准备两条干净的毛巾、一个桶、一个大的塑胶带、尿布。

（3）用肥皂洗手（或对双手进行消毒）。

孕妇临产时的临床表现

① 孕妇感到腹部阵痛。痛感由后腰部开始延至下腹部，初为每30分钟痛1次，随后间歇时间缩短、次数越来越频，痛感也逐渐加剧。

② 阴道流出清亮羊水，为胎膜破裂所致。

③ 阴道可能渗出少量鲜血。

二、让孕妇做好生产准备，准备好为孕妇接生。

（1）让孕妇躺在床上，仰卧，如觉侧卧舒服则左侧卧。屈膝，双腿尽量张开。用枕头或垫子垫高产妇的头肩部。

（2）在婴儿的头未完全出来之前，不要做任何干扰孕妇生产的动作。婴儿头部初露时，先不要用手触摸，待头全部娩出后再用双手承托。也不要用手去拉婴儿。

（3）婴儿肩部出现时，应轻轻用手接

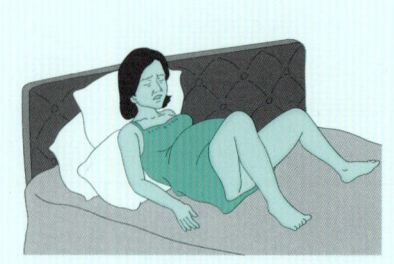

让产妇仰卧

产妇快要生产时，要让产妇做好生产前的准备。让产妇在床上仰卧，将其头肩部垫高，双腿尽量张开

住，不可用力强拉。通常一肩先出，此时如将婴儿头部稍微抬高，另一肩就会顺利产出。

（4）抱婴儿时，应使其头部朝上，脚部朝下，一手撑住婴儿的头、身体；另一只手抓紧他的脚。用干净的布轻拭婴儿的嘴、鼻子，将黏液和血液擦掉，但不要擦洗眼睛、耳朵与白色皮膜。

（5）用2根消过毒的细绳分别在距婴儿肚脐约15厘米、20厘米处尽全力扎紧脐带。用消过毒的剪刀在两处结扎绳间剪断脐带，接着在距婴儿肚脐10厘米处再结扎1次。在婴儿侧脐带末端敷上洁净敷料，用毛毯或毛巾包裹婴儿。

（6）婴儿出生时如发现脐带缠绕颈部，可用一根手指钩住脐带，将脐带翻过婴儿头部。切勿强行拉出脐带或拖出婴儿。

（7）婴儿出生后10～20分钟，胎盘就会露出，此时千万不要去拉拽胎盘。如果出血太多，可用手轻轻按摩产妇小腹，等待专业医务人员处理或急送医院。

（8）将干净的布放在母体阴道处。按摩母体的子宫，每5分钟1次，直至子宫坚实为止。用毛毯或被子等保持母体的温暖。

（9）孕妇生产后，一定要将其送往医院接受医生的检查。

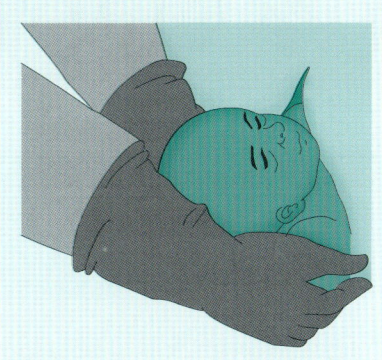

帮助婴儿顺利产出

婴儿的一个肩膀出来时，可将其肩膀稍稍抬高，以帮助另一肩膀顺利产出

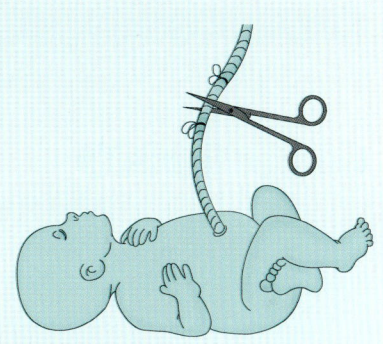

结扎和剪断脐带

用2根消过毒的细绳分别在距婴儿肚脐约15厘米、20厘米处用力扎紧脐带。然后在两结扎处的中间位置用消毒剪刀剪断

爱心提示

如婴儿出生后1分钟仍无呼吸，可小心抓住婴儿倒提，让其头部向下，使口中黏液流出。切勿拍打婴儿背部。如有必要，可轻轻吹气入其肺部。

孕妇发生意外流产

紧急救命速查图典

> 一般情况下，从孕妇怀孕起，20周内失去胎儿就称为流产。流产的症状有出血、下腹绞痛……当孕妇出现此类症状时应立刻通知医生。小李怀孕差不多6个月了，一直在家里静养保养，但意外还是出现了。一天，小李去超市买了点东西，回来的路上，迎面跑来的小孩子不小心撞了她一下，小李顿时感觉下腹一阵疼痛……

救助技巧

（1）让孕妇躺在床上休息，注意对其进行心理安慰。

（2）通知医生，向医生说明孕妇的症状，请求指示。

（3）收集阴道排出物，用容器装起来供医生检查。

意外流产时可能出现的并发症

① 子宫：意外流产时子宫出血在200毫升以上，孕妇突然出现心动过缓、心律失常、血压下降、面色苍白、大汗淋漓等一系列症状，严重者甚至发生昏厥和抽搐、子宫穿孔，导致大出血而危及生命。

② 流产不全：部分孕妇阴道出血长达15天以上；还有可能由于致病菌的感染而出现子宫内膜炎、附件炎、盆腔炎等；宫腔积血；宫腔粘连，术后闭经或经量显著减少，有时伴周期性下腹疼痛或有子宫增大积血。

③ 慢性盆腔炎、月经异常、继发不孕、子宫内膜异位症。

（4）如果阴道流血量不多，孕妇伴有轻微腹痛，可以确诊为先兆流产，宜保胎治疗。

（5）如果阴道大量出血，腹部剧痛，并有块状物排出，出血不止，可能为不完全流产，有条件的话可先服用宫缩剂，保留块状物并立即送往医院处理，以防大出血引起休克，危及生命。

孕妇如何避免意外流产？

如果不是由外力引起的流产，约50%为胚胎发育不好，属胚胎的自然淘汰，与遗传、血型和外界污染等因素有关。发生自然流产后，应到正规医院查明原因，为再次怀孕做好准备。除此之外还要注意：避免负重、避免远游、尽量减少接触交通工具、避免撞击、怀孕前三个月和后三个月尽量减少性生活。还要注意饮食调养、起居规律。

误饮化学物品,救助要及时

平时,张阿姨都会把家中的化学药品标示清楚,并放置在小孩儿拿不到的地方,以免被小孩误饮。可是偶尔的一次疏忽——张阿姨忘记把酒精放到高处,好奇的孙子误以为是水而喝下。

救助技巧

(1)一旦发现身边有人误饮或误食,一定要先弄清患者喝了什么,喝了多少,什么时候喝的。观察患者的脸色变化,是否有呕吐、头晕等现象,千万不可对其进行盲目催吐,有腐蚀症状时忌洗胃。

(2)察看药瓶成分标示,若患者误饮强碱药品,则可用稀释过的食用醋让患者喝下,以中和碱性。

(3)若误饮强酸药品,则可让患者喝下大量的牛奶;也可用肥皂水、苏打水灌服,然后反复引吐。

(4)为了便于检查或检验,协助医生制定正确的治疗方案,应该将可疑食品、呕吐物、粪便等保留下来。

(5)情况严重者,应立刻送往医院急救。

爱心提示

◎平时注意化学物品的存放。最好不要保存药性强烈或毒性较大的药品,也不要将灭鼠灵、杀蟑螂药与人用药品混放。保存药品的柜子或抽屉最好加锁,以免小孩误服。

◎定期整理检查,发现变质药品及过期已久的药品要及时处理,以免将变质药品当好药品误服。

◎有毒的液体不要装在平时装食品的容器内,以免误饮。

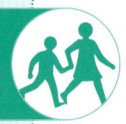

食物中毒，催吐很重要

小明和班里同学去郊外春游，同学们去树林里采了野生蘑菇、山果等，用大家带的锅碗瓢盆热热闹闹地生火做饭。微风吹来阵阵饭香，小明迫不及待地先尝一口。结果这一尝可不要紧，没几分钟，他就脸色发青、呕吐、腹痛，有经验的同学马上知道他是食物中毒了。

救助技巧

（1）首先要了解患者吃了什么东西，如果吃下时间不长，可采用催吐的方法。一般可喝较浓的温盐水，盐和水的比例为1:10。如果喝一次不吐，可以多喝几次，促使患者呕吐，尽快排出毒物。若是吃了变质的荤腥类食物，则可用筷子或鹅毛刺激喉咙促使患者呕吐出食物。如因食物过稠不能吐出、吐净，可嘱病人先喝适当的温开水或盐水，然后再促使呕吐，如此反复行之，直至吐出液体变清为止。若是误食变质的饮料或防腐剂，最好用鲜牛奶或其他含蛋白质饮料灌服。可使患者喝下大量温水或牛奶、蛋清。对于碱性毒物，可口服食醋、橘子汁等酸性饮料。对金属或生物碱类毒物，可立即服浓茶。

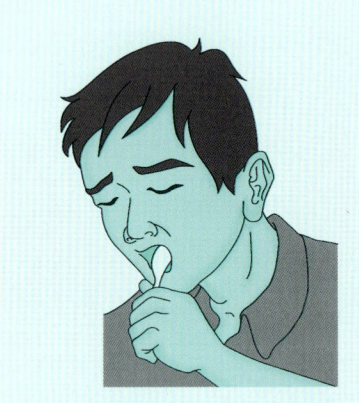

压舌根催吐

用压舌板、匙柄、筷子、手指等向下压舌根使患者呕吐，这种方法简单而有效

以下情况不能催吐

① 若中毒者已丧失意识，或痉挛时，不能催吐。
② 误食强酸物质，如盐酸，不能催吐。
③ 误食强碱物质，如洗洁精、去油剂等，不能催吐。
④ 误食农药、杀虫剂药水，也不能催吐。
⑤ 误食石油制品时，亦不能催吐。
⑥ 误食石油制品、防虫剂、喷漆时，不能喝牛奶，因为牛奶会促进人体吸收这些物质。

（2）将患者的呕吐物用袋子收集起来，以便就医时检验。有患者吃剩下的食物，也要用塑料袋收集起来，为医生诊断治疗提供依据。

（3）若是患者有毒食物吃下去时间较长，但是精神较好，则可以服用泻药，以利泄毒。

常见的食物中毒种类

① 细菌性食物中毒：腐败或不洁的食物被食用后，会使人产生胃肠性或神经性食物中毒。

② 动物性食物中毒：进食或误食河豚、青鱼、草鱼、鲤鱼的鱼胆。河豚的血、皮、内脏均含有毒素。

③ 植物性食物中毒：有些植物如毒蘑菇、曼陀罗，或有毒植物处理、烹调不当，进食过量木薯、发芽的马铃薯、变质熟剩菜等均可引起植物性中毒。

（4）用毛毯包裹患者保温，并使患者侧卧。具体方法是：将半卷的毛毯放在患者身旁，然后将患者侧抬起，毛毯放在患者背后，将患者慢慢移动到毛毯上。使患者平躺后，用毛毯包裹患者全身。

（5）如果患者能饮水，应鼓励他多饮茶水、淡盐水。中毒早期，吐泻严重，应禁食8~12小时，同时服用藿香正气水或香连丸，经急救症状未见好转或中毒较重、吐泻过频、脱水明显者均应尽快送往医院救治。

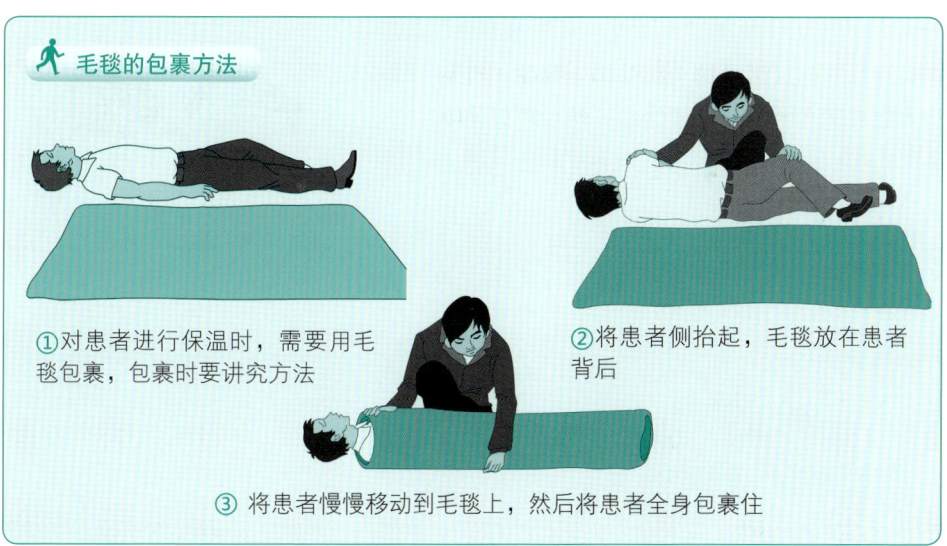

毛毯的包裹方法

① 对患者进行保温时，需要用毛毯包裹，包裹时要讲究方法

② 将患者侧抬起，毛毯放在患者背后

③ 将患者慢慢移动到毛毯上，然后将患者全身包裹住

爱心提示

◎ 变质的食物或饮料不要食用。购买食品时要看清保质期，不要贪图便宜而买过期的食品。

◎ 不食用来路不明的菇类和野果。

身边有人喝农药自杀

喝农药是非常危险的,因为农药的腐蚀性极强,若故意食入可能因此伤害食道和内脏而使人丧命。玲子是村里为数不多的在外念书的"高材生",最近考试时在学校作弊,被老师看到,受了处分。她觉得回家没脸面对父母,便悄悄地喝下半瓶农药,想一死了之。

救助技巧

(1)发现有人喝农药自杀或因接触农药中毒时,要迅速将其移动到空气清新的通风地方。同时脱去患者被农药污染的衣物,用肥皂水或清水反复清洗患者接触农药部位的皮肤。

(2)用羽毛、压舌板、筷子、手指、匙柄等刺激患者舌根或咽部使其呕吐,直至吐出的液体变清为止。当呕吐发生时,患者头部应放低,危重患者可将头转向一侧,以防呕吐物被吸入气管,发生窒息或引起肺炎。

农药中毒可以预防

事实上,除误食和自杀外,农药中毒是可以预防的。例如,使用农药要戴口罩、手套,穿长衣长裤,操作时严禁吃零食或抽烟。严格控制农药的使用范围。农田喷药要严格执行顺风隔行喷药的原则,按安全等待期施药。严禁农药和粮食混放。不得用装农药的空瓶装油、装酒。不要用农药治癣治疮等。

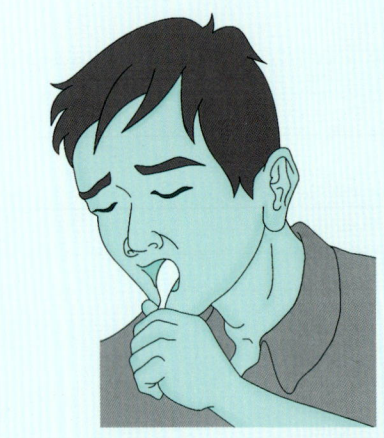

压舌根催吐

用压舌板、匙柄、筷子、手指等向下压舌根使其呕吐,这种方法简单而有效

（3）用催吐法对患者进行洗胃，使其喝下大量牛奶或水以稀释药性，或用大量温水或2%~5%碳酸氢钠溶液洗胃。要反复洗，直至洗出液无毒物气味时为止。需要注意的是，敌百虫农药中毒时禁用碱性药液洗胃，硫代磷酸酯类有机农药（如1606、1059、3911、乐果等）中毒，不可使用高锰酸钾洗胃。

洗胃

洗胃是指将一定成分的液体灌入胃腔内，混和胃内容物后再抽出，如此反复多次，可清除胃内未被吸收的毒物。对于急性药物中毒，洗胃是一项极其重要的抢救措施。其中，催吐洗胃是最常用的一种方式。

（4）尽量使患者平卧，少搬动头部，并将患者全身用毛毯裹住保温。在救治过程中，迅速清除呼吸道分泌物，通过肌肤向患者注射刺激呼吸中枢兴奋的药物，注意保持水电解质平衡，患者抽搐时可用水和氯醛灌肠。

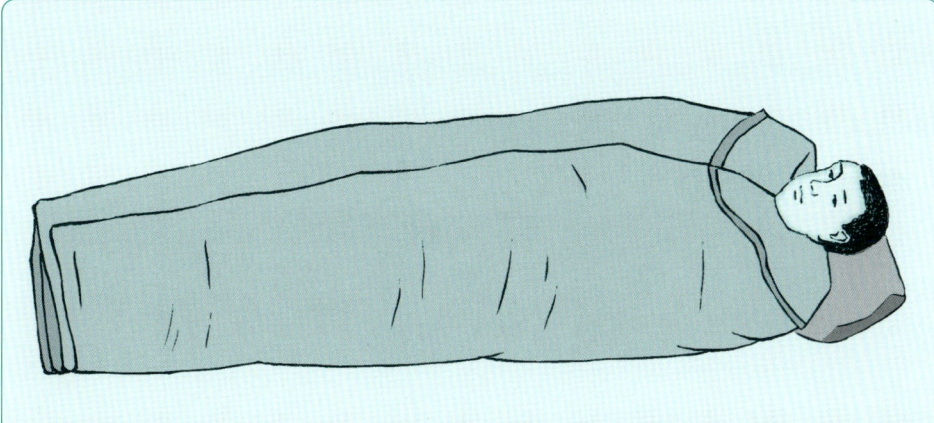

对患者进行保温

进行完简单急救后仍无反应者，施救者应拨打120，并给中毒者保暖，等待救护车的到来

（5）如果患者中毒症状明显，应尽快送往医院救治。

爱心提示

经皮肤吸收农药中毒一般在接触2~6小时后发病，口服农药中毒在10分钟至2小时内出现反应。所以，对于农药中毒，必须抓紧时间抢救。

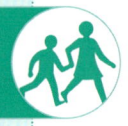

过量服用安眠药

紧急救命速查图典

> 白领丽人孔女士因工作、生活压力大，失眠的次数越来越多，只好服用安眠药帮助睡眠。日积月累，形成了安眠药依赖，每晚必须服用安眠药才能睡觉，而且药量也越来越大。此时的她，应该注意：若是服用的安眠药量过大，会增加危险甚至造成死亡。

救助技巧

（1）使患者平卧，尽量少搬动头部。

（2）若服用了过量的安眠药，但被发现时仍然意识清醒，则可让患者先喝些牛奶，再进行催吐。

（3）服药过了半小时，可让患者服用泻药，排出药物。

（4）如果服药时间不超过6小时，也可让患者喝2～3杯凉开水，然后用手指或包了棉花的筷子刺激咽部、舌根，促使患者呕吐出服下的药物。

（5）服药后6～12小时内应洗胃。

（6）适当给予甘露醇或速尿以利排尿，减轻颅内压。

（7）若患者呼吸困难时，应立即开放患者气道，并施行人工呼吸。

（8）尽量在患者的耳旁呼唤及搓揉患者，不要使患者睡着。

（9）立刻送医院急救，告知医生患者是安眠药中毒、所服用的药名和数量、服药的时间等情况，并携带患者服食的安眠药至医院。

安眠药中毒时的症状

① 轻度中毒：嗜睡，出现判断力和定向力障碍、步态不稳、言语不清、眼球震颤。各种反射存在，体温、脉搏、呼吸、血压正常。

② 中度中毒：浅昏迷，用强刺激可唤醒，不能答问，很快又进入昏迷。腱反射消失、呼吸浅而慢，血压仍正常，角膜反射、咽反射存在。

③ 重度中毒：深昏迷，早期四肢肌张力增强，腱反射亢进，病理反射阳性。后期全身肌肉弛缓，各种反射消失。瞳孔对光反应存在，瞳孔时而散大，时而缩小。呼吸浅而慢，不规则或呈潮式呼吸。脉搏细速，血压下降。

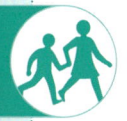
孩子的鼻内有异物进入

妈妈带着宝宝回老家探亲时，路边都是绿色的田地，母子俩心情很好，宝宝更是乐得哇哇叫。突然，面前一群小虫子，母子俩都没戴口罩。妈妈还没来得及提醒宝宝先憋一口气，一只小虫子已经随着宝宝的呼吸进入了鼻腔，痒得孩子直哭，妈妈不知道该怎么办好。

救助技巧

（1）小的异物如纸头、橡皮头等可以用小镊子夹出。如果是圆形光滑的异物，如小玻璃球，应用手从上方越过异物，从后向前轻轻推出。

（2）可以堵住一侧的鼻孔，用力地呼气再擤鼻，便可以将另一侧鼻孔内的异物排出。

（3）让孩子用手将两只耳朵紧紧捂住，如果孩子做不到，就请其他人帮忙。家长用手指压住没有异物的一侧鼻翼，使这里不漏气，然后用嘴巴对准孩子的口腔轻轻吹气，利用气流也可以将鼻腔中的异物冲出来。

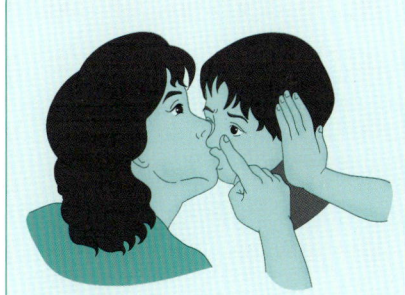

向孩子口中吹气

请一人将孩子两只耳朵紧紧捂住，施救者一手压住没有异物的一侧鼻翼，向孩子口中轻轻吹气

（4）孩子不能擤鼻时，用纸捻刺激孩子的鼻孔，迫使其打喷嚏，利用打喷嚏时的强大冲力将异物排出。

（5）如果进入鼻子的异物有一部分露在外面，可轻轻地将其捏出，但是不能勉强，否则会将异物推进鼻子深处，落入气管，造成危险。

（6）当异物取出后，可滴1%麻黄素或淡盐水，以防止鼻腔发生粘连。

（7）当异物很难取出或小孩哭闹不能配合时，应送医院治疗。

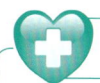 **爱心提示**

婴幼儿未感冒但鼻塞、鼻涕恶臭时，可能是鼻内进入了异物。异物引起周围黏膜发炎而分泌有臭味的物质。

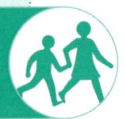

耳朵中有异物进入

耳朵中常会钻进小虫子，或小孩在嬉戏时会在耳朵里放入豆子、石子等物品。小明和他的伙伴们玩耍的时候故意捣蛋，把小石子塞进了小伙伴的耳朵里。小朋友觉得不舒服，就哭着回家了，幸亏发现的早，经过恰当处理后很快就好了。

救助技巧

（1）首先要保持镇静，尽量让患者放松，别害怕。千万不要试图自己用棉签或镊子把豆子、纽扣、麦粒等异物弄出来，因为这样可能会把这些东西往里推得更深。可以先让患者这样做：头侧偏向进入异物的耳朵，一手拉耳朵，另一手拍打头部的另一侧。

（2）如果进入耳朵中的异物离出口非常近，能比较清楚地看见，就要使患者保持不动。然后用镊子或掏耳勺缓慢除去小豆子或小石子等异物，但是如果难以取出，则应去医院请医生帮忙取出。

（3）如果有小虫进入耳朵，可将房内灯光熄灭（如果是白天，就到一个黑暗的屋子里去），然后用手电筒在耳朵旁照射，诱导耳内虫子自己跑出来。

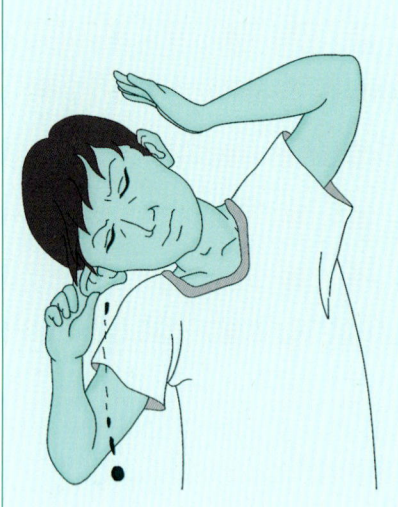

一手拉耳朵，一手拍头

如果是小石子、豆子等较硬物品进入耳中，可尝试此法：头侧偏向进入异物的耳朵，一手牵拉进入异物的耳朵，另一手拍打头部的另一侧

取出耳中异物时要注意

① 圆形异物，禁止用镊子夹取，以免将异物推入深部损伤鼓膜。

② 植物性异物如豆类、种子等，禁止对耳道冲洗，以免异物吸水后胀大。

③ 尖锐性异物或嵌入耳道深处的异物，不要自行夹取，应送往医院处理。

（4）也可以向耳朵里滴入数滴婴儿油或橄榄油将活虫杀死，或用70%的酒精或乙醚滴入耳中，使之麻痹瘫痪，再用掏耳勺取出。

向耳内滴油或用手电照射

耳内进入小虫子时，可采取以下两种方法：向耳内滴入数滴油，如此可将飞虫黏裹住，将其杀死。或让患者到一黑屋子中，在耳旁用手电照射，如此可将飞虫诱出

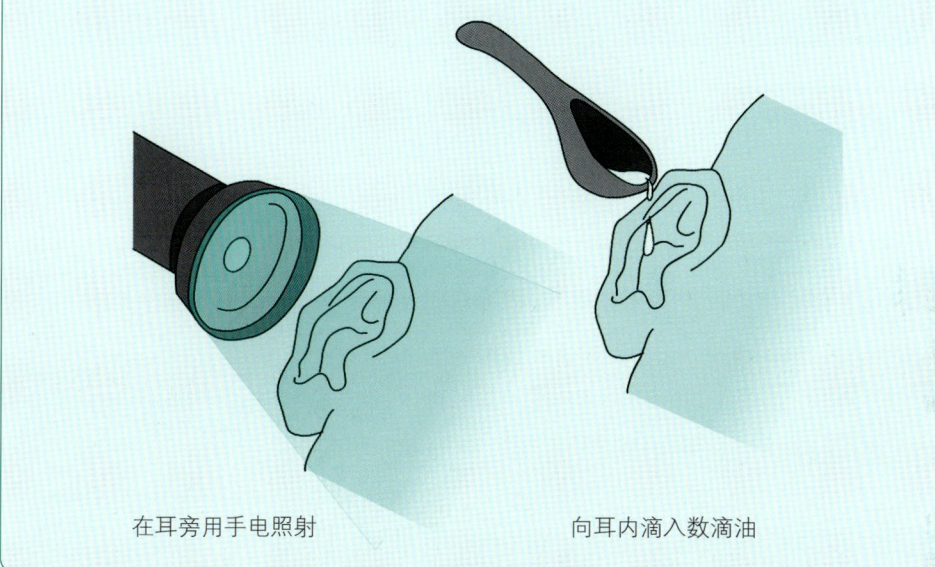

在耳旁用手电照射　　　　　　向耳内滴入数滴油

（5）遇水后膨胀的豆类可先用95%酒精滴入，使之脱水缩小后再取出。

（6）如果是水进入耳朵时，可将进水侧耳朵向下单脚跳动或用棉签轻轻探入耳中，将水分吸干。

（7）进入耳朵里的异物如果是具有磁性的，可以尝试用磁铁把它吸出来。

（8）如果是小泥块、泥沙进入耳中，可以用注射器抽取温开水轻轻灌入耳中，将异物冲出。需要注意的是，有中耳炎或鼓膜穿孔病史者，不能冲洗。

（9）如果自己无法处理，则需立即将患者送往医院进行治疗。

爱心提示

◎告诉小孩子不能将东西往耳朵里塞，因为那样做却很危险。

◎不要用木棒、火柴棒掏耳。因为木棒容易伤害耳朵，火柴上的硫黄容易掉落到耳朵里。

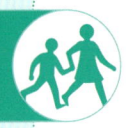

眼睛中有异物进入

几个小孩子在一起玩耍，玩着玩着就因为一件小事争执起来，后来竟然动起手来。愤怒的明明随手抓起地上一把沙土向对方脸上扔去，顿时，对方的嘴巴里、眼睛里都是沙子。幸亏被路过的一个大人发现，迅速将消息告诉了孩子的父母，才使孩子眼睛避免受到伤害。明明也遭到了父母的训斥。

救助技巧

（1）当灰沙、昆虫、铁屑等进入眼内时，千万不要用手揉擦眼睛，以免异物擦伤眼球或陷进组织，造成视力障碍或失明。应轻轻将上眼皮向前拉，使眼皮和眼球之间留有一点空隙，让泪水向下冲刷，有时几秒钟后即可将异物排出。

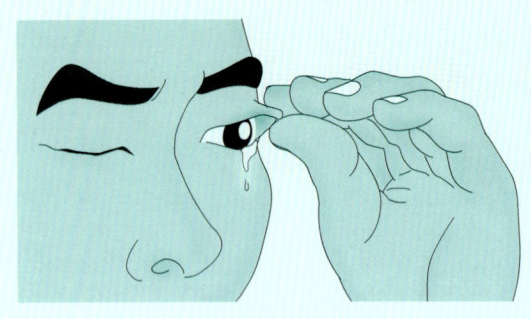

让泪水冲出异物
轻轻将上眼皮向前拉，使眼皮和眼球之间留有一点空隙，让泪水向下冲刷

（2）如果不流眼泪的话，可以在脸盆里放上水，将脸埋在水里眨眼，并上下左右转动眼球。为了确保脸盆的干净，要先用开水烫一下。

（3）如果异物在眼球或上眼睑内，可让患者眼睛向下看，将上眼皮翻起，用棉签蘸上眼药水或盐水将异物沾取出来。

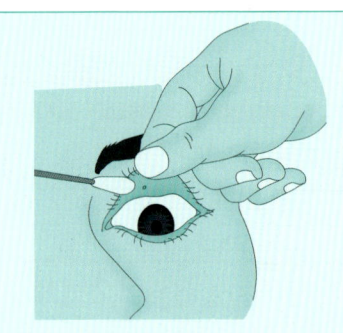

用湿棉签取出异物
将患者上眼皮翻起，让其眼睛向下看，用湿棉签将异物沾取出来

（4）如果异物在眼球或眼睑下边，用手翻开眼睑即可发现异物，可用湿棉签或脱脂棉将其沾出来。

（5）如果找不到异物，而异物感却很强，则可能是异物嵌入了角膜（黑眼珠）上。这时就应该去医院请医生处理，切忌用指甲、火柴梗或铁丝等胡乱挑剔，以免造成更大的损伤或将病菌带入眼内，引起发炎。

异物进入眼睛时的症状和伤害

① 如异物只在角膜表层附着，患者会有磨痛明显、怕光、流泪的症状。

② 如果异物较大而深、损伤角膜较多，易形成角膜炎、角膜溃疡，眼痛加重、眼睑红肿、怕光、流泪加重、视力下降、角膜形成白斑，重者会引起溃疡穿孔。

③ 如细小煤屑、玻璃、沙石等长期留在角膜，不会引起化学作用，应不会产生显著症状；如为金属性异物如铜、铁等，则可引起化学反应，在周围角膜组织上形成坏死区，并有铁锈沉着。

（6）如果进入眼内的异物是石灰、强碱、强酸或洗洁精等有刺激性的物质时，应立即用大量的清水仔细冲洗至少15分钟，然后请医生处置。如果身边找不到清洁的水，可利用河水、湖水等冲洗。

（7）铁粉等异物进入眼睛时，用干净的纱布捂住眼睛，并立即去看眼科医生。注意必须去看眼科医生，非专业人员的治疗可能会带来危险。

（8）有时异物排出或取出后，眼睛仍然感到不适，好像还有异物，这是因为角膜上有伤，只要检查确实无异物，点些抗生素眼药水及眼药膏，很快就可恢复正常。

 爱心提示

◎ 出门时如遇到刮风天气，最好戴上眼镜或墨镜，避免异物吹入眼中。

◎ 家中有小孩子时，要教导他在玩耍时不要将沙子扔向对方，尤其是对方的脸部。

◎ 小孩子眼内有异物时，会马上用手去揉眼睛，家长必须引起注意。

第四章 交通事故多发，路上行走要小心

自己驾车或乘坐交通工具时，由于天灾人祸等随时都可能出现意外。甚至步行走在路上，一不小心也有可能被撞倒。那么，意外出现时，我们该如何将突发事件对自己造成的伤害降到最低呢？在交通事故发生时，是否掌握必要的救助技巧，往往关系到一个人的生死存亡。

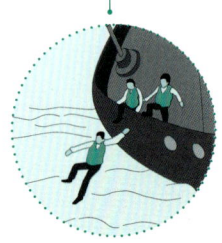

DI-SI ZHANG

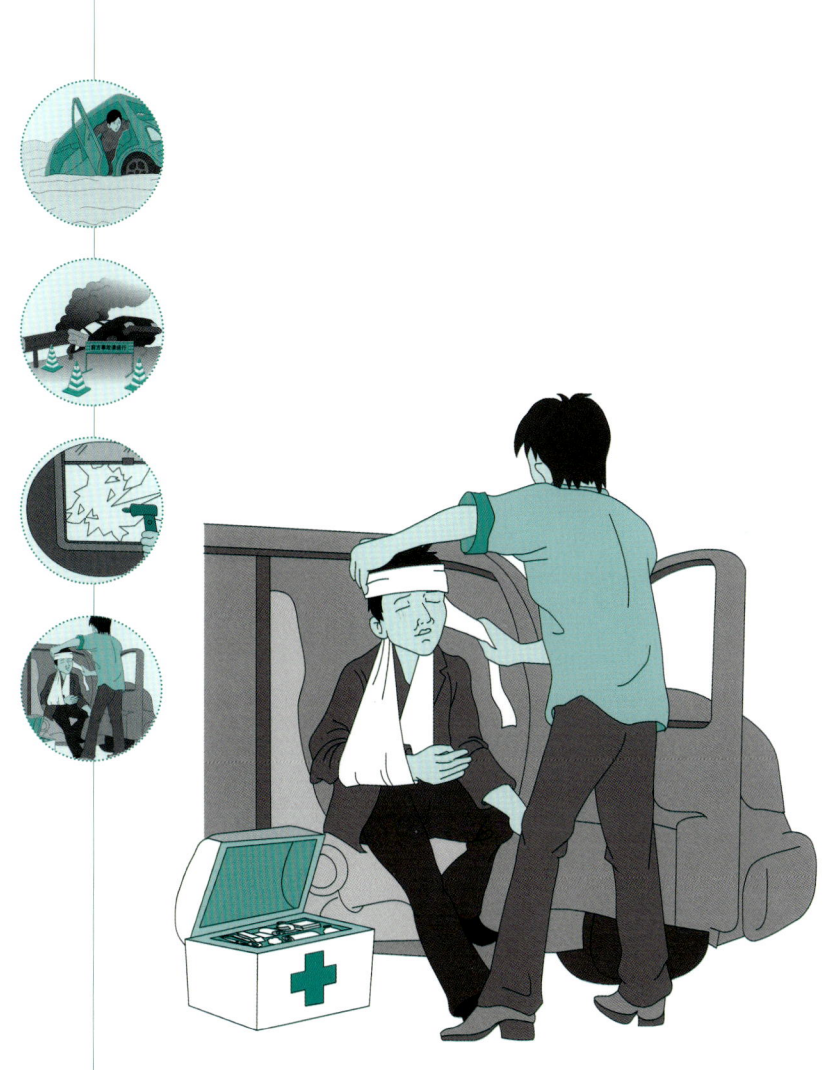

车内应常备应急物品

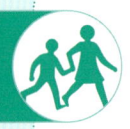

五一假期，小张和同事兴高采烈地开车去游山玩水。虽然此次行程较远，但是小张和同事想当然地认为此行会很顺利，出发时只带了手机、钱等随身物品。一路上行人车辆少时，年轻人飙车耍闹，好不尽兴。孰料，在盘旋上山时小张没注意拐弯处下行的汽车，躲闪之下小张的车飞撞山体，小张受伤很严重，急需包扎止血。受伤稍轻的同事急忙拨打求助电话，无奈山中信号不好。眼睁睁看着小张血流不止，同事只能等待救援……

应急用品

（1）医药箱：里面放置药品和急救用具。

（2）照明灯及装有电池的手电筒：天黑时可用到，也可用作天黑时求救的工具，或作为吓跑动物的工具。

（3）装汽油的空桶及吸油器：在汽车漏油时可以用到。

（4）毛毯：天气寒冷时可用来保暖。

（5）零钱或电话卡：手机没话费或没电时也可以用到。

（6）口哨：可以用来发出求救信号。

（7）小型灭火器：汽车着火时可以用到。

（8）刀子及其他工具：刀子可用来切割东西。

（9）火柴或打火机：夜间天凉可取暖，饿了也可烤野味。

（10）石灰粉：车子在野外抛锚时，可用来防蛇。

车内应常备的应急物品

车内常备下列应急物品,可使你在遇到危急情况时不至于手足无措,有时候甚至还能挽救人的生命!

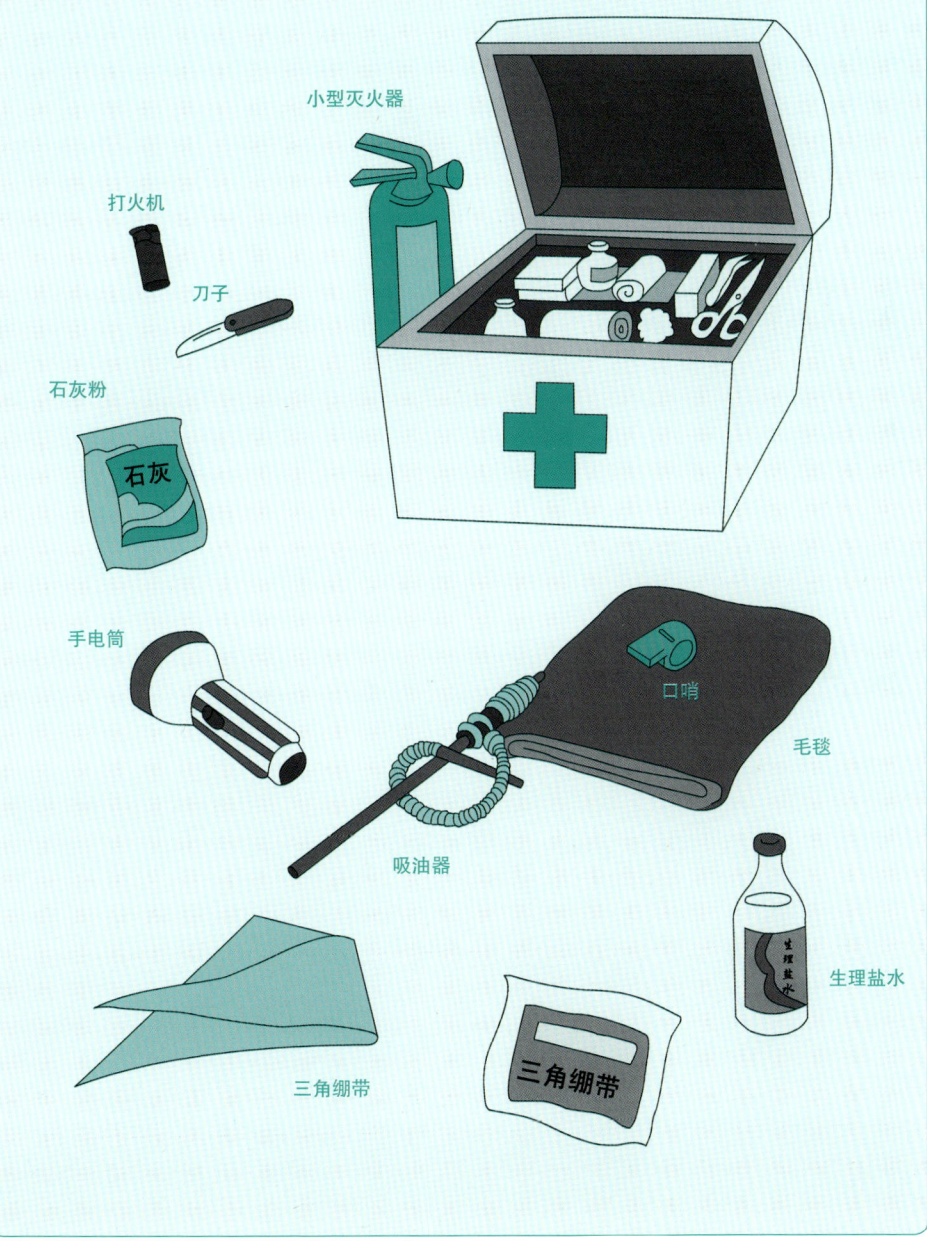

发现车祸时要尽量帮忙

○ 紧急救命速查图典

周末早上，王先生送女儿上辅导班，回来的路上碰到了一起车祸：一辆私家小轿车在山路上超速行驶，撞到了一辆出租车，两辆车都变形了！很多人在围观，但除了报警却不知道还能做什么。王先生以前做过警察，有相关的经验，因此，王先生停好车后就来对现场做了一些简单必要的处理……

救助技巧

（1）如果在行车途中碰到其他车辆发生车祸，可将自己的车子停在出事现场后方约15米处，并打出危险警告灯。

车祸发生时要立即停车

当与其他车辆发生摩擦时，要立即停车，即使轻微碰撞也应停车（或下车）处理或致歉，详察双方人员伤亡及车辆毁损状况，并拨打110报警处理。有时候，好的态度能化解不必要的纠纷。

（2）在出事现场的前方和后方约30米处，各放置一个警告牌。如果没有警告牌，也可以用显眼的物品代替。

（3）如果出事车辆还在启动状态，要帮助关掉引擎，但可把钥匙留在开关上。

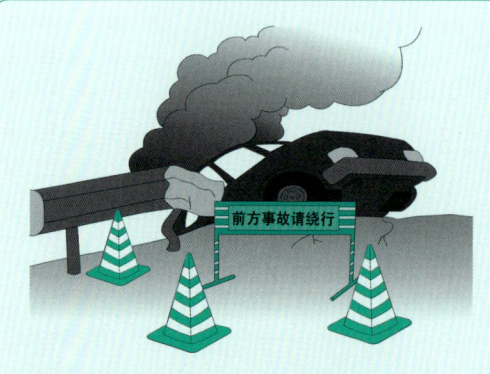

在事故现场周围放置警告标志

遇到车祸，可帮忙在事故现场放置警告标志，避免更多的事故发生，也可以保存现场

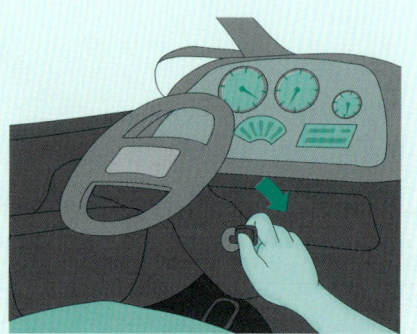

关掉出事车辆的引擎

如果出事车辆还在启动状态，要帮忙关掉引擎

（4）立即拨打122电话报警，报警时要说出车祸的地点、现场状况、有无人员伤亡等。若是在高速公路上，则应留下电话号码，以指出位置。

122都受理哪些业务？

①受理交通事故报警。
②受理各种紧急危难求助。
③受理各种交通问题的举报、投诉。
④受理对交通警察执法工作的投诉。

拨打122报警时的注意事项

接通电话后应尽量保持镇定，尽量详细地向接警人员讲明现场情况，如具体的发案地点（或附近的标志性建筑物），当事各方车型、车号，当事人是否受伤，车辆受损情况（是否运载危险物品，或存在其他危险性），报案人姓名、联系电话等。伤者有骨折时，则必须用担架搬运病人。

（5）若伤者未处在危险的地方，就不要随意移动伤者，以免伤势加剧。

（6）若伤者已无呼吸和脉搏，则应立即打开伤者的气道并施以人工呼吸。

（7）若出事现场周围有水沟、草丛，还应查看周围是否还有被遗漏的患者。

（8）若患者伤势不太严重，则应协助患者处理伤口。

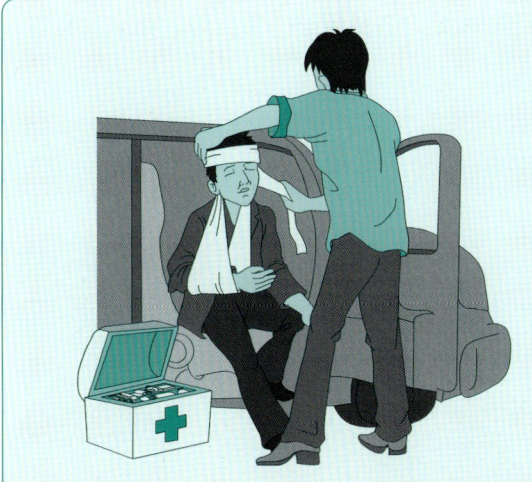

协助患者处理伤口

患者伤势不太严重时，可将车内的急救用品如消毒水、绷带等拿来为患者处理伤口，并帮助其包扎

（9）不要随意移动车祸现场的物品、出事车辆，要待警方到来并鉴定、测量完后再做移动。如果携带相机，应将重要物证（如双方车牌、人员物品位置、车辆毁损情形、刹车痕、刮地痕等）及现场情况拍摄下来，以作将来车祸鉴定或诉讼时的佐证资料。

行进中车轮突然打滑

昨天傍晚，久旱的天气终于下了一场雨，小王抑制不住快乐的心情，开着私家车去兜风。由于刚刚下过雨，路面比较滑，汽车行驶速度又过快，结果在路经一个斜坡时，车轮滑向一旁，小王惊慌失措不知该如何应付……

应变技巧

（1）前轮打滑时，无论驾驶人如何操控方向盘，汽车还是会往前冲。所以应用后轮驱动汽车，切记不要踩制动器、离合踏板、油门。慢慢转动方向盘，朝欲行驶的方向，使前轮回正，但不要转动过度，以免后轮打滑。前轮驱动汽车缓缓放松油门踏板，保持汽车慢慢继续行驶，待方向正确后再加速。注意不要骤然减速，这样容易致使后轮也打滑。

车轮打滑一般有3种情况

一是后轮打滑会使车辆横摆路中甩尾，此时，司机无法操控。二是四轮打滑，因刹车过程中四个轮子锁死不能转动。三是前轮打滑，大多发生在弯路或转弯时车速过快，路面过滑时。

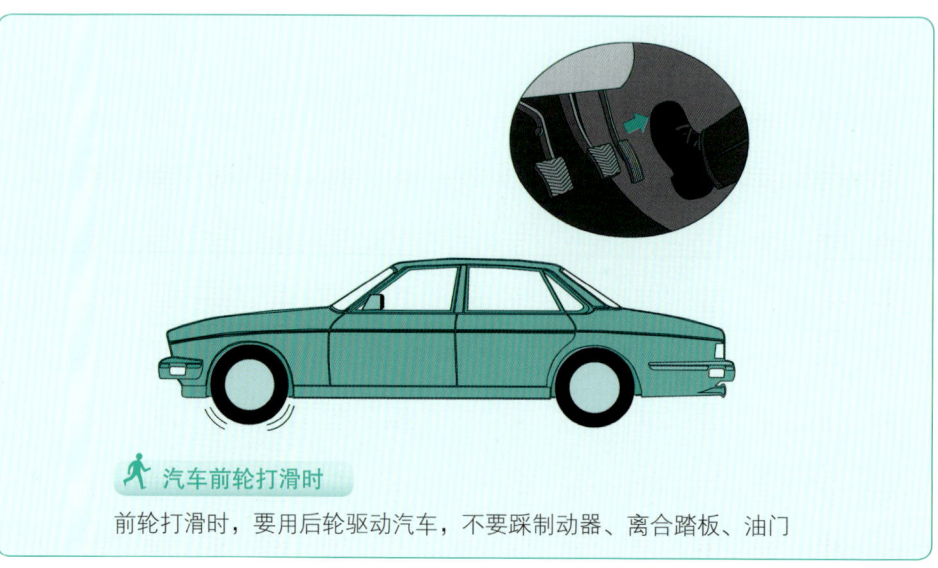

🚶 汽车前轮打滑时

前轮打滑时，要用后轮驱动汽车，不要踩制动器、离合踏板、油门

（2）后轮打滑时，也就是当后半部车身打滑时，放开制动器、油门、离合器，不要紧紧把住方向盘。无论车辆往哪个方向打滑，这时候要往打滑的方向打方向盘，但切不要转动过度，否则汽车会朝反方向打滑。并切记千万不能刹车，所有动作应尽可能轻柔。待纠正打滑后，再缓缓加速行驶。

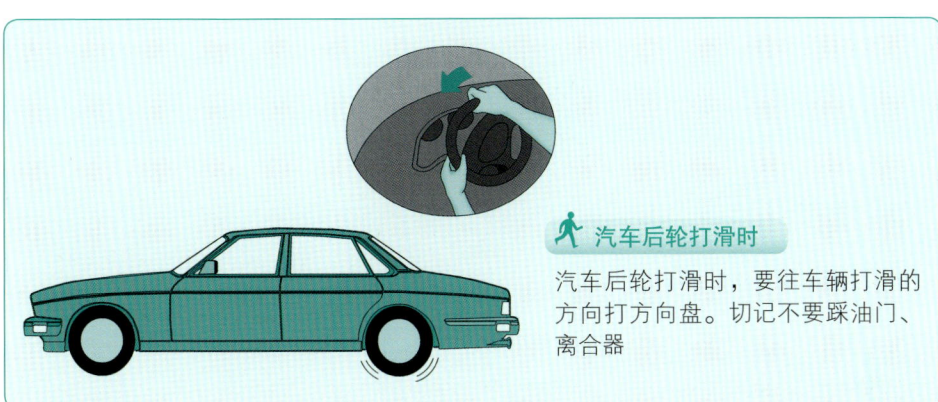

汽车后轮打滑时

汽车后轮打滑时，要往车辆打滑的方向打方向盘。切记不要踩油门、离合器

（3）当四轮打滑时，司机会感觉到车辆向前猛冲速度比平时要快。这时我们先让前轮找到着地点，收油门，不刹车，轻点离合，所有动作尽可能轻柔。让车辆慢慢行驶直至打滑现象消失为止。

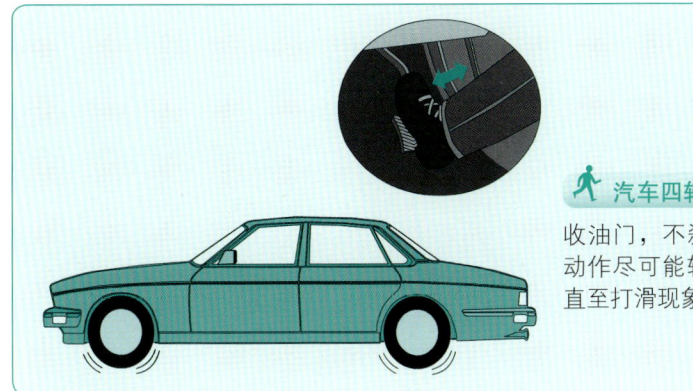

汽车四轮打滑时

收油门，不刹车，轻点离合，所有动作尽可能轻柔。让车辆慢慢行驶直至打滑现象消失为止

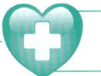

爱心提示

车轮打滑从理论上来说是轮胎减少了对路面的附着力，行车偏离了行驶方向而造成的。其原因是司机的措施失当所致，比如刹车过猛，加速过急或打方向盘过快等。尤其是刚开始下雨，或者下小雨的时候，路面的油污遇到水会化开，因此，当司机遇到此种情况时，要格外留意。

轮胎突然爆裂或漏气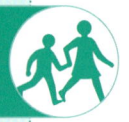

一天早上，王先生像往常一样开车上班，谁料偏偏在车子行到半路时突然爆胎。一时间，后面的车辆拥挤堵塞，好长一段时间交通处于瘫痪状态。后经查明，原来是一枚铁钉刺破了王先生的轮胎。

应变技巧

（1）行驶途中如果轮胎突然爆裂或漏气，要保持镇定，不要惊慌。双手紧握方向盘，可以控制车辆。然后判断是哪一轮胎爆裂或漏气了，再根据下面的情况采取紧急应对措施。

常检查轮胎的安全性

开车一族平时要经常检查汽车的轮胎，若发现轮胎壁有裂纹或鼓起的异常状况，必须马上更换轮胎以保安全。轮胎上的花纹中间嵌进石子、铁钉或其他尖锐物品，必须及时清除，以免刺破轮胎。

（2）若是前轮胎爆裂或漏气，汽车会猛然偏向轮胎爆裂的一方。在这种情况下，应该尽可能地轻踩制动踏板，不要猛刹车，让汽车慢慢停下来，以免车头部分承受过大的压力。缓缓转动方向盘，以纠正汽车偏左或偏右，保持直驶。同时，双手紧握方向盘，如果汽车大幅度地偏左或偏右时，也可以立即矫正。尽量保持直驶的方向。

（3）若后轮爆胎或漏气时，车尾会出现摇摆不定，颠簸不已的现象。如果出现这种情况，应用双手紧握方向盘，轻轻刹车，不要太急或过度用力，把稳方向盘，使汽车朝正确的方向行驶。此外，力度适中地反复踩制动踏板，把汽车的重心前移，使完好的前轮胎受力，减轻爆裂的后轮胎所承受的负荷。切记不要换挡。

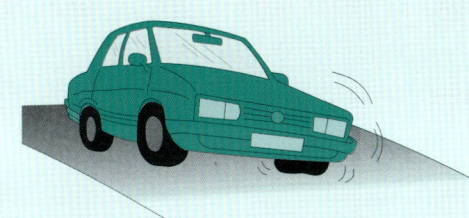
前轮胎爆裂时，汽车会猛然偏向轮胎爆裂的一方

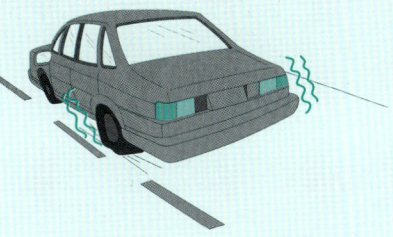
后轮胎爆裂时，车尾会出现摇摆不定

🚶 判断是哪个轮胎爆裂了

轮胎发生爆裂之前往往会有一些征兆，如汽车在行驶过程中，轮胎屡屡发出拍打路面的声音。如果轮胎发生爆裂，需要迅速判断是哪一个轮胎出了问题

（4）如果可以，就按亮转向指示灯，然后驶到路边停下。不要停在路边松软的泥地上，在坚硬的地面上更换轮胎更方便。

（5）若在高速公路上发生爆胎时，应尽量将汽车驶进中央分隔带或紧急停车道再换轮胎。必要时可发出警示信号。

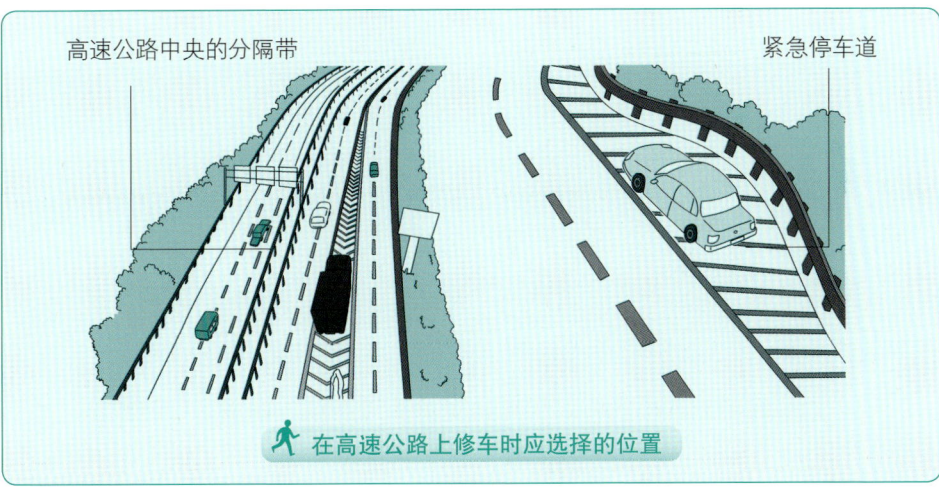
🚶 在高速公路上修车时应选择的位置

 爱心提示

夏季高温会加速橡胶老化、轮胎磨损，还会造成胎压异常，埋下轮胎爆裂的潜在危险，所以车主必须注意轮胎的日常保养并时刻留意轮胎状况。此外，轮胎充气压力要严格按照制造商的指标要求。

# 汽车突然着火先确保人的安全

周末小王和朋友一起开车去郊区农家果园游玩。几个人一边观赏沿途的景致，一边与正在开车的小王说笑打闹。小王一不留神，车子与迎面疾驰而来的大卡车撞个正着。两部车子对撞的力度很大，小王的汽车被撞翻，汽车前体严重摧毁，不时有火苗窜出。如不及时处理，汽车就会着火，若火苗波及油箱，就会有汽车爆炸的可能，危险至极。

救助技巧

（1）无论何种原因，汽车着火起初就应尽快疏离人员，确保人身安全。

（2）若是汽车发动机着火，应立即关掉开关，并切断电源，但切勿拔出锁匙。

汽车着火的条件

汽车着火一般有两个条件：一是易燃品；二是火源。易燃品主要是指汽油，火源是指火柴、打火机、烤车喷灯、划火试电的火花、短压电缸外跳火、烧缸的高压线、高温排气管、分电器、调节器、喇叭继电器灯产生的火花。

此外，发电机、起动机整流子与电刷之间的摩擦也会引起火花，还有一些汽车部件产生故障，也会产生火源，如点火线圈、高压线、分电器盖等发生故障后很可能产生火源。同时线路的短路、线头的松动、化油器回火也是汽车着火的火源。这些火源大多是可以预防的。只要司机平时谨慎小心，勤检查维修车辆，使之不漏油，不漏电，一般车辆是不会发生火灾的。

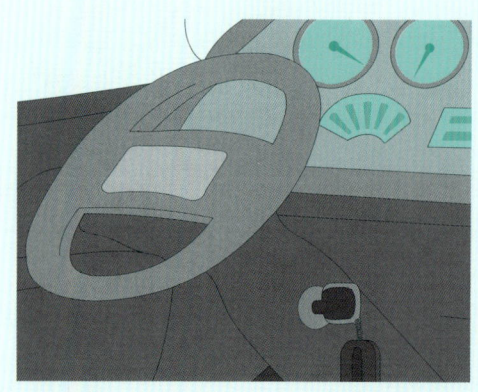

汽车发动机着火时应采取的措施
关掉汽车发动机的开关，切掉电源，钥匙不要拔出

（3）若撞车引发汽车着火，应首先打开车门、打碎玻璃让车上人员尽快逃离。可用扩展器、切割器、千斤顶、消防斧等工具配合消防灭火。

（4）若在加油时着火，要沉着冷静，立刻停止加油，尽快离开加油站并将车驶到路边，快速下车，用随车的灭火器将火扑灭。

车辆必须配备灭火器

交管部门规定，车辆应该随车配备灭火器材。尤其像公交车、出租车、危险品车等乘客集中或容易引发火情的车辆，更要随车携带好灭火器。小车必须配备1升以上的灭火器，大货车、客车等大型车辆则要配备2升以上的灭火器。同时灭火器材要状态良好，司乘人员可熟练使用。

灭火器的使用（以干粉灭火器为例）

汽车上的灭火器一般为手提式干粉灭火器，它的使用方法分三步：

①在距燃烧物5米左右处开启，撕掉小铅块

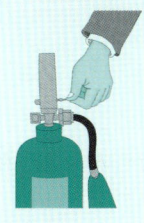

②拔出保险销

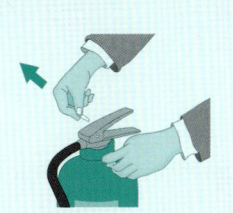

③提起灭火器，左手握住喷嘴，右手压下压把，将干粉喷向燃烧区的火焰根部

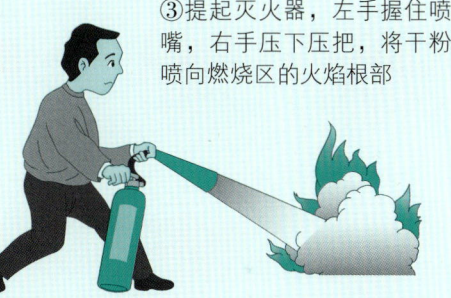

注意：
如果有风时，要站在上风向喷射，并随着射程缩短，要逐渐接近燃烧区，以提高灭火效率

（5）若汽车在修理时着火，应立即拔掉蓄电池两极的电线。若引擎内着火时，应掀起引擎罩（不明其他原因不要轻易进行此操作），并用灭火剂往内喷即可。

（6）可用毯子，坐垫来灭火。灭火时，还要防止烧伤，切不可张口喊叫，以免烟火呛伤呼吸道。

（7）若逃出汽车后，火势已不可扑灭，应立即拨打火警救助电话119。

汽车着火时的扑救原则

汽车着火的概率很小，但也不是没可能。万一汽车失火，应遵循扑救的原则：先人后车，先人后己；及时有效，方法得当。起火后，不要惊慌失措，应沉着冷静，迅速扑救。

汽车行进中不幸落入水中

○紧急救命速查图典

> 任女士所驾驶的白色羚羊车是不久前刚买的新车。周末她开车载着母亲驶到某水坝处时，不慎翻入水中。事发后，任女士用手机拨通了家里的电话，向父亲求救。任女士的父亲立即赶到了水库，苦苦寻觅，却没有发现失事车辆。后经群众寻找发现，距离小水坝岸边十余米处的水下有一辆汽车，车顶朝上，车中有两人，遂报警110……

救助技巧

（1）保持清醒的头脑。迅速辨明自己所处的位置，以确定逃生的路线。汽车入水过程中，车头会较沉，所以应尽量从车后座逃生（若为客车，则应直接从最近或者最上方的窗口逃生）。驾驶者要注意必须先解开安全带，以便活动。

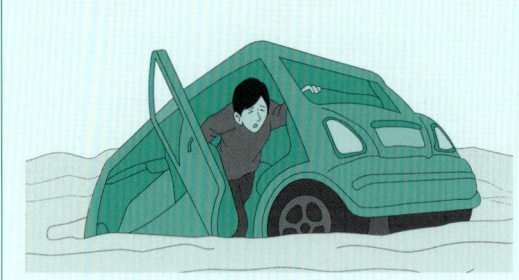

从车后座逃生

汽车落水时，一般是车头较沉，头朝下，所以要迅速从车后座逃生

汽车落水后抓紧时间自救

汽车落入水中，通常会在水面上漂浮一两分钟。你要做的是，用几秒钟的时间冷静下来，评估形势后，再决定用何种方法逃生。迅速解开安全带，如无法打开，需要找刀子或尖锐物品将其割开。

（2）若随身携带手机，可立即打电话求救，若无电话时，也不要慌，依照步骤求生。

（3）汽车刚落入水中时，车厢内还留存有一定新鲜空气，把头伸进有空气的地方呼吸。同时关上车窗与通风管，以防水漫入车厢内。

（4）等待车内即将进满水的一刹那，深吸一口气，打开车窗、车门，迅速趁机游出去。

等待开门逃生的机会

不要在水刚淹没车子的时候去开车门。因为车落水后,水是顺着车门之间的缝隙往车里灌的,因为水下的压力非常大,这时候尝试打开车门几乎是一件不可能完成的任务。

(5)如果车窗是手摇的机械式车窗,可摇下后从车窗逃生;若为目前多数的电动式车窗,如果入水后车窗与车门都无法打开,这时要保持头脑清醒,将面部尽量贴近车顶上部,以保证呼入足够空气。等待车内外的水压持平后,即可打开车门逃生。

(6)如果车门和车窗确实无法打开的话,可选用汽车逃生锤、高跟鞋或类似物品猛砸车辆侧窗。不过要注意:挡风玻璃是砸不穿的。另外,侧窗破碎时碎玻璃会连水一同冲入车内,要注意避免被划伤。

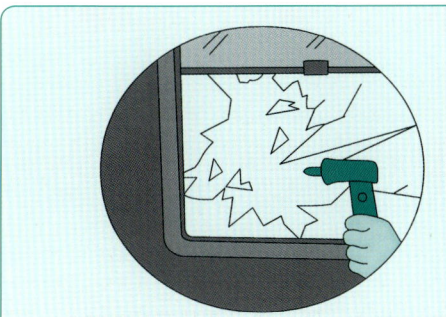

逃生锤

汽车内一般都备有逃生锤,钢造的尖嘴用以打破车窗,另一端为钩状剖刀,可剖开安全带。如果没有逃生锤,女士穿的高跟鞋也能派上用场

(7)离开车的时候,尽量保持面部朝上。

(8)如果汽车有天窗,最好从天窗逃生,特别是在车辆未沉没的时候。

(9)如果不会游泳,应注意在逃离车前尽量在车内找一些能漂浮的物件抓住。如果有条件,可用大塑料袋套住头部(但切勿使其漏气),在脖子处扎紧,袋内的空气可以作为上浮的动力。

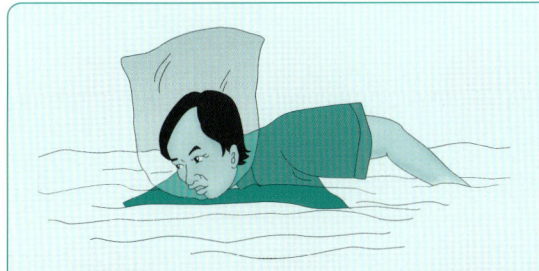

用大塑料袋套住头部

如果有大塑料袋,可用其套住头部,在脖子处把口扎紧,可为不会游泳的你提供在水中的浮力

(10)如果有时间,尽量打开车灯与车厢照明灯,以便救援者能顺利搜救。

 避免车祸有技巧

漂亮可爱的妞妞本来有一个幸福的家，可是一次全家出游竟然让她一瞬间成为了孤儿。那天，妈妈爸爸答应带她去动物园，三个人手牵手，幸福的妞妞笑开了花。就在十字路口，一位醉酒的叔叔擅闯红灯开车驶来。爸爸妈妈本能地推开妞妞，却永远地离开了她……

注意事项

（1）开车前做好行车检查，尽量避免因车本身的问题而发生事故。

（2）不要酒醉上路，酒醉时应请清醒者驾车。做到喝酒不开车，开车不喝酒。

（3）不要超速驾车，不要违规超车。

（4）遵守交通规则，尤其不可闯红灯。

（5）开车时要心无旁骛，不可边开车边看地图，或边开车边吃东西等。

（6）开车时一定要系好安全带。乘车时，座位上如果有安全带，也一定要系好。

（7）行车时与前车保持安全距离，安全车距一般为3～4秒钟的行车距离，这样在发生紧急状况时才会有反应时间。

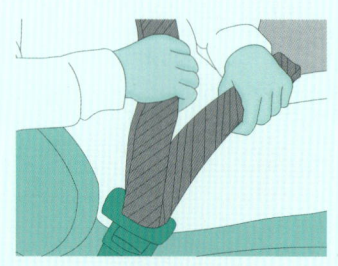

三点式腰部安全带应系得尽可能低些，系在髋部，不要系在腰部

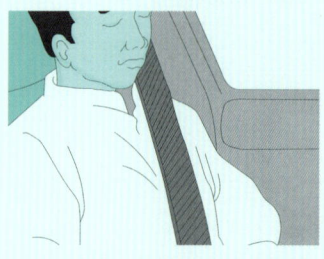

肩部安全带不能放在胳膊下面，应斜挂在胸前

安全带的正确使用

安全带会在事故发生的第一时间毫不犹豫地把人"按"在座椅上，保证乘车人的安全。所以，安全带的使用技巧很重要。安全带只能一个人使用，严禁双人共用，也不要将安全带扭曲使用

爱心提示

车祸已经成为社会的公害，每年造成的死亡、伤害和损失是难以估量的。车祸的发生原因多半归咎于驾驶员没有遵守交通规则，而导致意外的发生。因此，小心谨慎的驾车态度是避免车祸发生的最上策。

学会辨别酒醉驾驶的车辆

王经理晚上应酬喝醉了,自以为驾车技术高超,不顾朋友的劝阻依然驾车上路。行至拐角处,打错方向与他车相撞。开车时除了自己切勿酒后开车外,如何辨识出酒醉驾车的车辆并远避之,也是防范车辆互撞而导致车祸意外的重要方法。

辨别要点

（1）司机乱超车,经常随意变换车道。
（2）该停车的时候继续往前行驶,行驶过程中突然紧急刹车。
（3）驾驶时与邻座玩闹,或自顾打电话,不专心开车。
（4）开车过快或过慢。
（5）夜间开车却不打开车灯。
（6）不遵守交通规则。
（7）随意按喇叭。
（8）开车逆行。

新修改的道路交通安全法对酒后驾车的处罚

修正后的《道路交通安全法》第九十一条规定：饮酒后驾驶机动车的,处暂扣六个月机动车驾驶证,并处一千元以上二千元以下罚款。因饮酒后驾驶机动车被处罚,再次饮酒后驾驶机动车的,处十日以下拘留,并处一千元以上二千元以下罚款,吊销机动车驾驶证。

常用交通标志符号

熟悉一些常用交通标志符号,不仅可以避免开车时发生不必要的车祸,还可以帮你辨别路上那些醉酒驾车的车辆

禁止掉头

禁止直行和向左转弯

禁止向左向右转弯

右转车道

分向行驶车道

禁止直行

禁止向左转弯

禁止直行和向右转弯

直行和左转合用车道

直行车道

行车途中遇到浓雾

北方的冬天经常会出现浓雾天气。娟子在周末出行前已经收听过天气预报，尽管为避免浓雾提早从老家返城，但快上高速时，浓雾还是渐渐降临了。加上天色已晚，心急和担忧让独自开车的娟子更加错乱……

注意事项

（1）在浓雾中行车，要正确使用车灯。将车子前后车灯全部开启，前灯应亮近光（平时应将车灯擦亮，以免积尘影响照明）。

出门前要做好准备

每次出门前，应当将挡风玻璃、车头灯和尾灯擦拭干净，检查车辆灯光、制动等安全设施是否齐全有效。另外，在车内一定要携带三角警示牌或其他警示标志，遇到突发故障停车检修时，要在车前后50米处摆放警示牌，提醒其他车辆注意。

（2）雾天行驶，一定要使用防雾灯，要遵守灯光使用规定：打开前后防雾灯、尾灯、示宽灯和近光灯，利用灯光来提高能见度，看清前方车辆及行人与路况，也让别人容易看到自己。需要特别注意的是，雾天行车不要使用远光灯，这是由于远光光轴偏上，射出的光线会被雾气反射，在车前形成白茫茫一片，开车的人反而什么都看不见了。

（3）开动雨刷，以保持挡风玻璃明亮干净，增加清晰度。

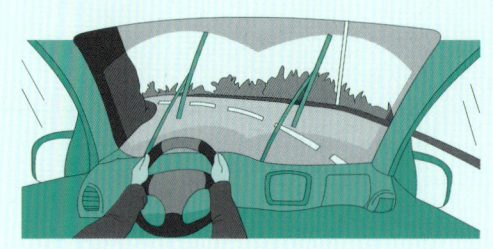

开动汽车的雨刷

雾中行车会在玻璃上形成一层雾气，开动雨刷，可以使挡风玻璃保持明亮干净，可视度强

（4）将车速放慢，使车子能在视程距离内刹车。不要猛踩或者快松油门，更不能紧急制动和急打方向盘。如果认为确需降低车速时，先缓缓放松油门，然后连续几次轻踩刹车，达到控制车速的目的，防止追尾事故的发生。

（5）靠右行驶，不要走道路中央。怕雾大路不好认，可以以公路右侧的行道树、护栏、街沿等为参照物，辨清道路。

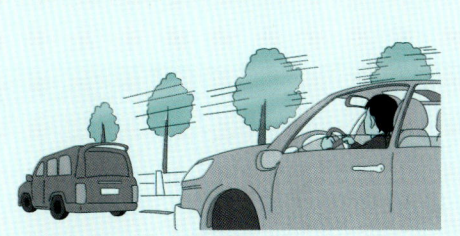

打开车窗，放慢速度

在大雾天行车，要减缓速度，还要把车窗打开，保持与前车的距离。注意倾听外面的声音

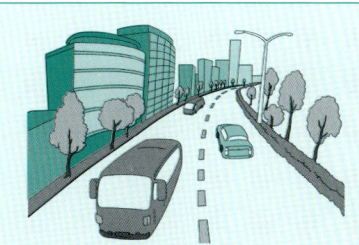

以路边的物品作参照物

大雾天行车，路面可视度差，要学会以路边的树木、护栏、建筑物等作为参照物

（6）打开车窗，认真听行车四周的喇叭声、引擎声等声响。判断周围车辆的远近，控制行车速度，保持较长的安全距离。

大雾中行车要勤用喇叭

在雾天视线不好的情况下，勤按喇叭可以起到警告行人和其他车辆的作用，当听到其他车的喇叭声时，应当立刻鸣笛回应，提示自己的行车位置。两车交会时应按喇叭提醒对面车辆注意，同时关闭防雾灯，以免给对方造成炫目感。如果对方车速较快，应主动减速让行。

（7）如果发现前方车辆停靠在右边，不可盲目绕行，要考虑到此车是否在等让对面来车。超越路边停放的车辆时，要在确认其没有起步的意图而对面又无来车后，适时鸣喇叭，从左侧低速绕过。另外，也请注意小心盯住路中的分道线，不能轧线行驶，否则会有与对向的车相撞的危险。在弯道和坡路行驶时，应提前减速，要避免中途变速、停车或熄火。

（8）如果雾太大无法前进时，同时打开近光灯和双跳灯。停车后，从右侧下车，离公路尽量远一些，千万不要坐在车里，以免被过路车撞到。等雾散去或者视线稍好再上路。

 爱心提示 ◀

若发生交通事故，应及时通知交通管理部门，开启视宽灯及应急灯，提醒后面的车辆，并在车前、后方设置反光标志，人员应该立即离开公路并站在较高处等候交警到达现场。

第四章 交通事故多发，路上行走要小心

汽车过火车道时突然抛锚

为了减少上班时间、缩短路程，小赵开车穿行火车道走近路。可在跨越火车道的时候汽车突然抛锚。情急之下，小赵只是想方设法使汽车脱离火车轨道，全然没有顾及疾驰而来的火车。加上当天雾气很重，小赵也没有及时发出信号，等火车司机发现时一切都已经晚了……

应变技巧

（1）汽车抛锚后，首先要保持冷静。紧急情况下，放弃汽车、财物，立即逃生。并通知附近的人和车辆，马上离开。

做好汽车日常养护，降低抛锚概率

通常情况下，汽车发生意外都有迹可循，平常做好汽车的自我养护，可减少汽车抛锚的概率。如检查燃油、机油、冷却水的储存量，加汽油、柴油一定要到大型的加油站，而且不要等燃油耗尽才加油。检查轮胎气压是否正常，有无异常磨损，清除胎纹中的夹石和杂物。

（2）呼叫、鸣笛，采用尽可能的方法，立即通知铁路信号员，让火车有缓冲的距离可以刹车。

（3）若已知火车没有行驶过来，则尽可能寻求帮助把汽车推离平交道。

（4）平时不要紧随前车驶上平交道，必须保留一大段距离以确保安全。

（5）若正在驶向平交道时，警示灯亮起或有鸣笛声响起时，则应立即驶离平交道。

（6）平时要经常检查汽车部件是否安全无损、运行正常，尽可能做好事前准备，减少风险。

通过平交道时

驾驶汽车通过平交道时，一定要减缓速度。注意观看路边的警示灯，警示灯亮或有鸣笛时，要耐心等待，千万不要驶向平交道

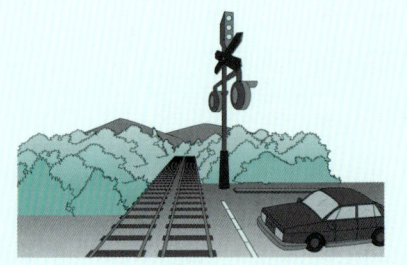

驾车行经积满水的道路

适逢多雨的夏季,大雨造成的道路积水问题常常影响通行。眼望窗外下了一天的大雨,小美知道回家常经过的地铁处又会出现严重积水。果不其然,行至知春路时堵车现象早就持续已久。经过交警的疏导,两个小时后,小美才得以绕行回家。

自救技巧

(1)放慢车速,最好匀挡低速行驶,以免水花大量溅起而影响视线或导致引擎熄火。

(2)若不知水洼多深,应先停车观察,若水深高于30厘米,或可能超过车门槛或排气管出口时,则不宜驶过,以免引擎出现故障。

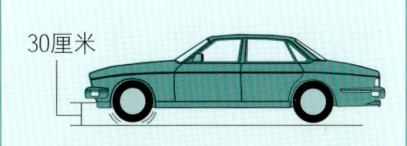

停车观察水深

观察水深是否可以通过,水深超过30厘米时,如果强行通过,可能会造成汽车引擎出现故障,此时切勿驶过

(3)若路面呈弯曲形,则沿着外侧弯道水浅处行驶。

(4)穿行积水过程中,切勿换挡,也不要猛打方向盘。因为引擎若改变速度,水可能从排气孔被收进去。

(5)切忌把油门放掉,以防积水经排气管出口进入引擎,导致死火及机件受损。

(6)如果跟随其他车辆一起穿过积水区,一定要在无积水处等前车驶过积水区后再穿行,以免前车在水中熄火迫使自己停下。

(7)驶离积水路面后应试用刹车,证明刹车无故障后才可加速。

 爱心提示

刚下过大雨后,如果排水系统不好,路面很容易积水。此时尽量不要开车出行。如果必须出行,一定要注意上述事项。

乘坐汽车时的安全事项

紧急救命速查图典

小区门口的公交车站一到上班时间，就会有很多人。李奶奶路过公交站牌时，恰巧被一位赶车的小伙子冲撞倒在地。后经医院检查，除了腰部受伤之外，心脏病也有轻微复发的情况。

注意事项

（1）乘坐公共汽车、电车和长途汽车，必须在站台或指定地点依次候车，待车停稳后，按照先下后上的顺序乘车。下车后，不要突然从车前车后走出或猛跑穿越马路，防止被来往车辆撞到。

（2）不要在车行道上招呼出租车，以免被疾驰而至的汽车、自行车撞伤。

警惕车内的"杀人凶器"

不少汽车里还暗藏许多"杀机"。例如在仪表板上放香水瓶，后座与后窗的小空间上放满雨伞、照相机、书本等杂物。这些杂物虽小，但一旦发生车祸，它们却可能击破乘客的头部。因此，小件的杂物应收在杂物箱里，而大件的杂物或是放在座位下的踏板上，或是收好放在行李箱中。

（3）车辆行进中，不要将身体的任何部分伸到车外，防止被车辆或树木、建筑物剐撞。同时，机动车在行驶中，严禁乘车人扒车和跳车。

（4）乘坐货车时，不要站立，更不可坐在车厢栏板上。这是因为，人站在车中，人体重心升高，栏板过低，容易被甩出。

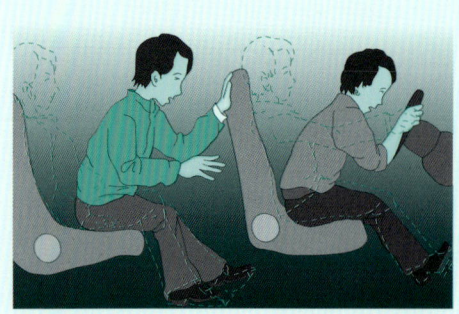

不要被惯性伤到

汽车突然停止时，人会受到惯性定律的作用，身体会猛然向前扑。同样，汽车突然开动时，人会向后仰。所以，乘车时必须扶好以保持平衡

（5）乘车人不要同司机攀谈，不要催促司机开快车，或用其他方式妨碍司机正常驾驶。

（6）要注意坐法。车子出现猛烈的撞击时，人体会向前倾倒，然后反弹向后恢复原位。在这个过程中，脖子也跟着向后用力冲击，因此容易撞到颈椎，导致严重的伤害。如果侧着身体，就能保护脖子。为避免头、脸撞到前面坐椅靠背，应立即伸出一只脚，顶在前面坐椅的背面，并张开手掌，就像拳击手保护头、脸一样。

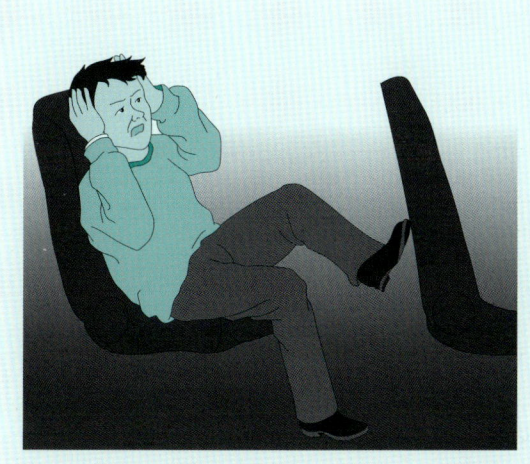

车子撞击时要保护好自己的头

车子出现猛烈撞击时，要迅速伸出一只脚，抵住前面的的座椅底部，避免身体重心向前冲。同时双手张开，护住头部和脸部

（7）如果汽车不幸翻倒或翻滚，不要死抓住汽车的某个部位。这时只有抱头缩身才是上策。

（8）要系好安全带。若没有安全带，要尽量坐稳，找一固定物作为支撑。否则，汽车相撞时会使你处于很危险的境地，而且还可能会对其他乘客造成威胁。

 爱心提示

下车时，要先在车门口观察一下车旁边有无自行车或摩托车骑近，切忌不看情况就贸然跳下而被跟近的车辆撞伤。下车后，不要急于从车前或车后横穿道路，应走至离车前或车后20米以上，以能看清路上左右来车后，选择适当时机再过马路。

驾驶非机动车时的安全事项

紧急救命速查图典

刚刚大学毕业的小刘，白天受到领导的肯定，下班后乐滋滋地快步骑车。沉浸在喜悦之中的他一时忘却了身边的车辆。只听"咣"的一声，小刘的车和另一辆自行车插身相撞，人车倒地，小刘的腿还被划破。真是不能大意啊。

注意事项

（1）在划分机动车道和非机动车道的道路上，自行车应在非机动车道行驶。

（2）在没有划分中心线和机动车道与非机动车道的道路上，机动车在中间行驶，自行车应靠右边行驶。

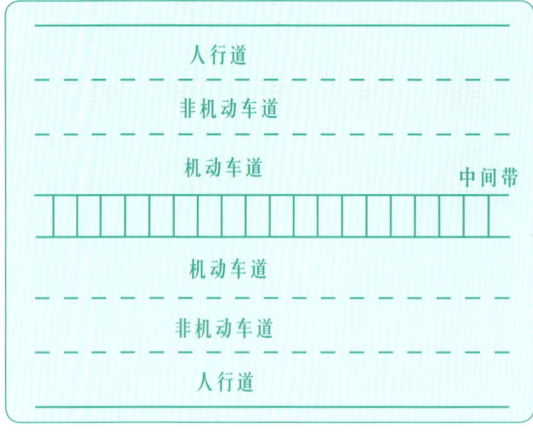

车辆必须各行其路

《中国道路交通法》第三十六条规定：根据道路条件和通行需要，道路划分为机动车道、非机动车道和人行道的，机动车、非机动车、行人实行分道通行。没有划分机动车道、非机动车道和人行道的，机动车在道路中间通行，非机动车和行人在道路两侧通行。

（3）自行车、三轮车或残疾人专用车的车闸、车铃、反射器必须保持有效。

（4）自行车和三轮车不准安装机械动力装置。

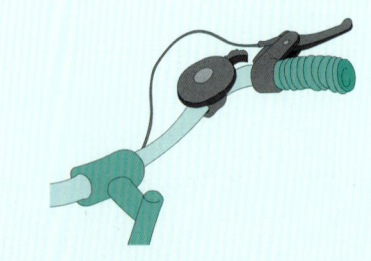

车闸、车铃要经常保持灵敏

经常检查车闸和车铃，保持它们的灵敏性，可以在关键时刻发出向行人警示或紧急刹车，避免不必要的车祸发生

（5）未满12岁的儿童，不准在道路上骑自行车、三轮车。

（6）自行车在大中城市市区或交通流量大的道路上载物，高度从地面算起不准超过150厘米，宽度左右各不准超出车把15厘米，长度前端不准超出车轮，后端不准超出车身30厘米。

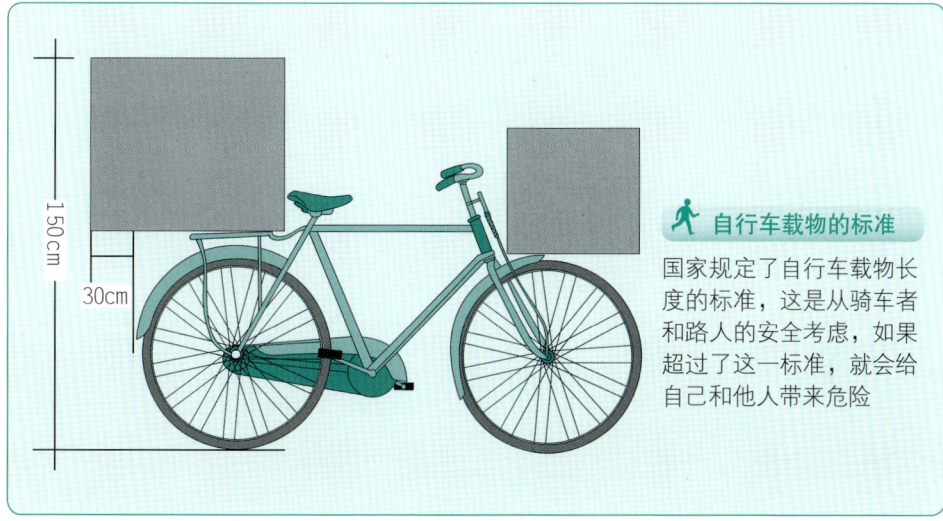

自行车载物的标准

国家规定了自行车载物长度的标准，这是从骑车者和路人的安全考虑，如果超过了这一标准，就会给自己和他人带来危险

（7）自行车转弯前须减速慢行，向后望，伸手示意，不准突然猛拐。

（8）超越前车时，不准妨碍被超车的行驶。

（9）通过陡坡，横穿四条以上机动车道或途中车闸失效时，须下车推行。下车前须伸手上下摆动示意，不准妨碍后面车辆行驶。

（10）不准双手离把，攀扶其他车辆或手中持物。

（11）同朋友骑车上路不要扶身并行，更不可互相追逐或曲折竞驶。

（12）不准在道路上学骑自行车。

（13）不能在自行车道上逆向推行。

（14）必须按车辆管理机关规定的期限接受检验，未按规定检验或检验不合格的，不准行驶。

骑自行车时的"三要三不要"

① 三要：一要结伴而行；二要精神集中；三要靠边骑行。

② 三不要：一不要抢路，尤其是不要和汽车抢路，以免出事；二不要逞强，如上坡时用力过猛易拉断链条，下坡时不捏闸，避免失去控制而酿成大祸，弯路上不减速易冲出路面；三不要在夜间和恶劣天气条件下骑车。

路上行走时的安全事项

行走在街道上,没有机动车和非机动车在行走,我应该是安全的吧?于是米米低头系鞋带,突然一辆急行的汽车呼啸而来。米米庆幸及时翻滚到一边,拖着扭伤的身体,感觉好险啊。刚才还厌烦奶奶"路上注意安全"的叮嘱呢,现在她深刻体会到了:只要在路上什么时候都要小心啊!

注意事项

(1)行人应行走在人行道内,没有人行道的要靠边行走。

(2)通过路口或横过马路时,按照交通信号灯指示或听从交通民警的指挥通行。有交通信号控制的人行横道,应做到红灯停、绿灯行;从没有交通信号控制的路口通过时,须注意车辆,不要追逐猛跑;有人行过街天桥或隧道的须走人行过街天桥或隧道。

(3)不要在道路上玩耍、坐卧或进行其他妨碍交通的行为;不要钻越、跨越人行护栏或道路隔离设施。

(4)通过没有交通信号灯或人行横道的路口,或在没有过街设施的路段横过道路时,应当注意来往车辆,看清情况,让车辆先行,不要在车辆临近时突然横穿。须确认安全后再通过。

(5)学龄前儿童应当由成年人带领在道路上行走。

(6)高龄老人、行动不便的人上街最好有人搀扶陪同。

(7)盲人过马路要走盲道。遇到盲人过马路时,最好上前搀扶。

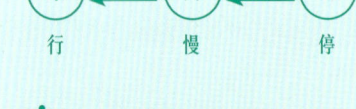

注意路灯变化的含义

对于路灯颜色的变化,不仅要自己严格遵守,还要教给孩子辨别路灯各种颜色变化所代表的指示意义

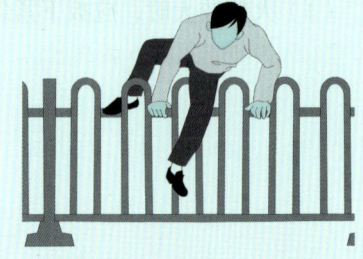

不要钻越、跨越人行护栏

过马路时要走人行道或过街天桥,千万不要钻越或跨越人行护栏等道路隔离设施,以免发生不必要的危险

乘坐的火车突然着火

十一长假来到了，整天被工作累得晕头转向的小林终于可以放松一下自己了。他约了几个朋友乘坐火车去外地旅游，几个朋友一路上兴高采烈地说这说那。突然，相邻车厢一片骚乱，并看到一股烟雾向这边飘来，火车着火了！小林和朋友应该怎样避免火车着火对自己造成伤害呢？

应变技巧

（1）当发现火车着火时，千万不要盲目跳车，要沉着、冷静，尽快通知列车长，让火车迅速停下来。同时准确做出判断，采取最佳的逃生途径。

（2）当火势不大时，千万不要打开车窗，以免新鲜空气进入后，加速火势的扩大蔓延。

（3）听从乘务人员的指挥，有秩序地安全逃离火灾现场。

（4）火势较大时，应扳下紧急制动闸，使列车停下来。并打开就近的车门或车窗，逃离火灾现场。车窗打不开时，要用坚硬的物品将车窗的玻璃砸破，然后通过车窗逃离火灾现场。

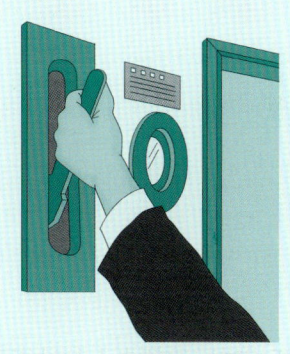

扳下紧急制动闸

扳动车厢内部的紧急闸的原理是，迫使该节车厢车轮卡死停车。所以，不到万不得已，千万不要扳动

列车上的紧急制动闸在哪里？

我们在坐火车时，会看到车厢的一端有一个红色、凹进车壁的双头把手，旁边醒目的提示："危险勿动"。这个双头把手学名叫"紧急制动闸"。当列车在运行中遇到紧急情况需要紧急停车时，而司机又未能及时采取停车措施，运转车长或其他列车乘务人员才可以拉动这个，迫使列车紧急停车。

（5）当车厢内浓烟弥漫时，要采取低姿势行走的方式逃离到车厢外或相邻的车厢。

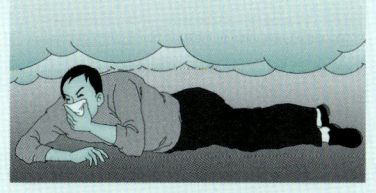

采取爬行或低姿势行走逃离危险的车厢

车厢底部是烟雾浓度比较小的部位，采取爬行或低姿势行走的方式逃离车厢是比较安全的行为

火车相撞或遇险翻车的紧急避险

2008年4月28日4时41分,北京开往青岛的T195次旅客列车运行至山东胶济铁路周村至王村间脱线,与烟台至徐州的5034次客车相撞。胶济铁路列车相撞事故造成72人死亡,416人受伤。掌握必要的救助技巧,关键时刻能将你所面临的伤害降到最低。

自救技巧

(1)脸朝行车方向坐的人要马上抱头屈肘伏到前面的靠垫上,护住脸部,或者马上抱住头部朝侧面躺下。

保护关键部位

汽车发生翻车或两车相撞时,头部和胸腹部是需要首先保护的。双手抱住头部,屈膝贴在胸腹部是保护自己免受伤害的重要途径。

(2)背朝行车方向坐的人,应该马上用双手护住后脑部,同时屈身抬膝护住胸、腹部。

(3)发生事故,如果座位不靠近门窗,应留在原位,抓住牢固的物体或者靠坐在座椅上。低下头,下巴紧贴胸前,以防头部受伤。若座位接近门窗,就应尽快离开,迅速抓住车内的牢固物体。

(4)在通道上坐着或站着的人,应该面朝着行车方向,两手护住后脑部,屈身蹲下,以防冲撞和落物击伤头。如果车内不拥挤,应该双脚朝着行车方向,两手护住后脑部,屈身躺在地板上,用膝盖护住腹部,用脚蹬住椅子或车壁,同时提防被人踩到。

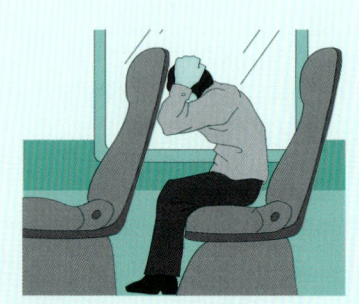
脸朝行车方向坐时
抱头屈肘伏到前面的坐靠垫上,护住脸部

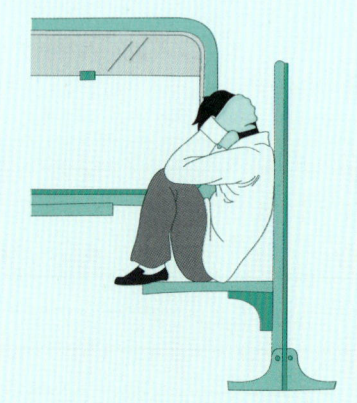
背朝行车方向坐时
用双手护住后脑部,同时屈身抬膝护住胸、腹部

（5）在厕所里，应背靠行车方向的车壁，坐到地板上，双手抱头，屈肘抬膝护住腹部。

（6）事故发生后，如果无法打开车门，那就把窗户推上去或砸碎窗户的玻璃，在没有电击等危险的情况下，脚朝外爬出来。如果车厢看起来也不会再倾斜或者翻滚，待在车厢里等待救援是最安全的。

（7）确定火车停下需要跳车避险时，应注意对面来车并采取正确的跳车方法。跳下后，要迅速撤离，不可在火车周围徘徊，这样很容易发生其他危险。

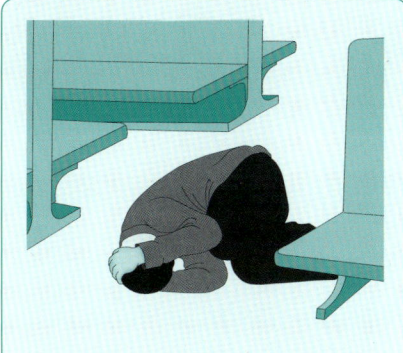

🏃 在通道时要屈身躺在地板上

两手护住后脑部，屈身躺在地板上，用膝盖护住腹部，用脚蹬住椅子或车壁

（8）离开火车后，应设法通知救援人员。可利用附近信号灯下的电话通知信号控制室，或者就近寻找电话报警。

（9）在都市乘坐地铁或城市轻轨时，不要倚靠在车门上，应尽量往车厢中部走。一旦发生撞车事故，车厢两头和车门附近是很危险的。

（10）发生事故后，一切行动听指挥，因为路轨通有电流，必须在乘务人员宣布已经切断电源后方可撤离。

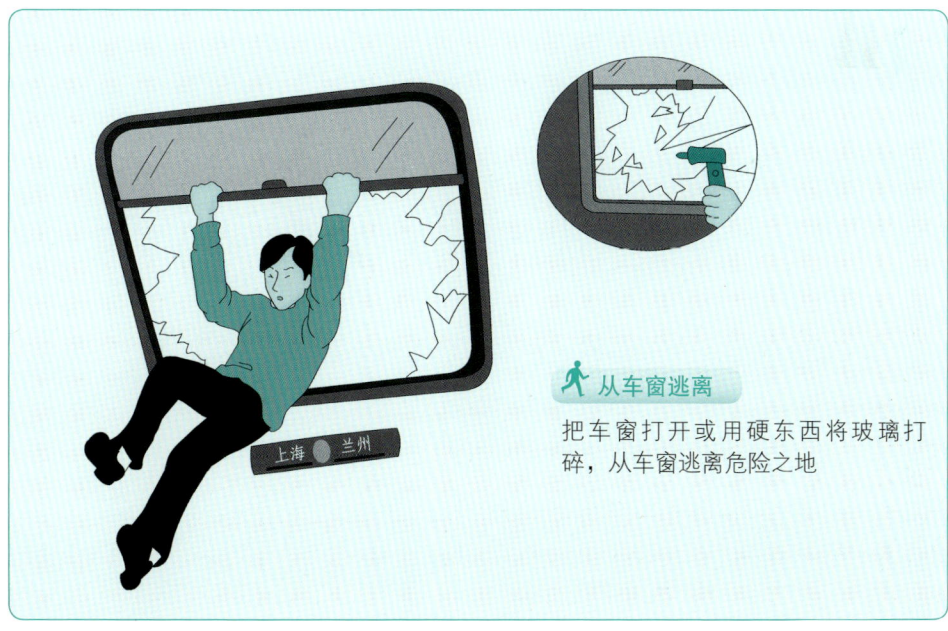

🏃 从车窗逃离

把车窗打开或用硬东西将玻璃打碎，从车窗逃离危险之地

行进中的轮船发生火灾

小磊正在轮船甲板上享受海风的吹拂时，客船突然发生火灾。小磊没有盲目地跟着已失去控制的人群乱跑、乱撞，因为他知道这样是不行的。同时一味地等待他人救援也会耽误逃生时间，积极的办法是赶快自救或互救逃生。

自救技巧

（1）当客船在航行时机舱着火，可利用尾舱通向甲板的出入孔逃生。

（2）在船上工作人员的引导下，向客船的前部、尾部和露天甲板疏散，必要时可利用救生绳、救生梯向水中或来救援的船只上逃生，也可穿上救生衣跳进水中逃生。

（3）如果火势蔓延，封住走道时，来不及逃生者可关闭房门，不让烟气、火焰侵入。情况紧急时，也可跳入水中。

（4）当客船前部某一楼层着火，还未蔓延到机舱时，应立即告诉轮船上的工作人员，让其通知船长采取紧急靠岸或自行搁浅措施，让船体处于相对稳定状态。被火围困人员应迅速往主甲板、露天甲板疏散，然后，借助救生器材向水中和来救援的船只上逃生。

（5）当客船上某一客舱着火时，舱内人员在逃出后应随手将舱门关上，以防火势蔓延，并提醒相邻客舱内的旅客赶快疏散。

（6）若火势已窜出封住内走道时，相邻房间的旅客应关闭靠内走廊的房门，从通向左右船舷的舱门逃生。

（7）当船上大火将直通露天甲板的梯道封锁致使着火层以上楼层的人员无法向下疏散时，被困人员可以疏散到顶层，然后向下施放绳缆，沿绳缆向下逃生。

轮船着火时的逃生

在轮船着火时，综合考虑自己所处的环境，以及自己身边有无水中逃生设施，然后采取最适合自己的逃生方式

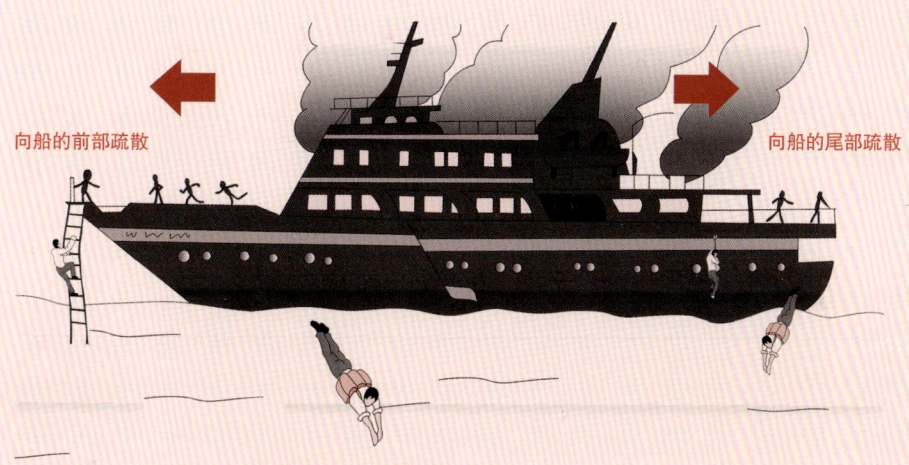

向船的露天甲板疏散

向船的前部疏散　　　向船的尾部疏散

穿上救生衣跳入水中逃生

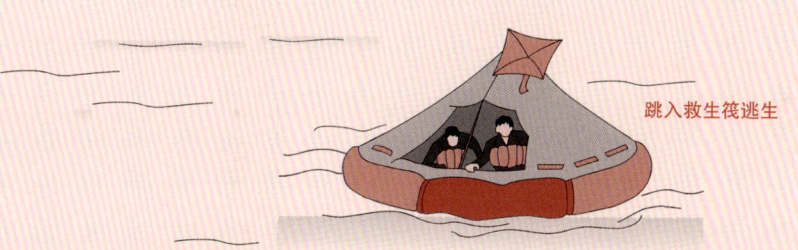

跳入救生筏逃生

用救生梯向水中逃生　　　用救生绳向水中逃生

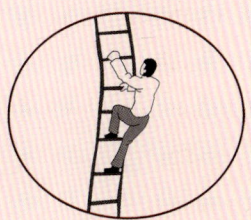 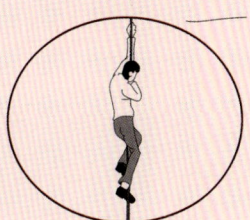

 乘船遇险时如何安全跳水离船

过年了,小李乘坐轮船回对岸的老家与家人团聚,但轮船行驶到河中心时,突然出了一些事故,虽然全力抢救但轮船仍面临着沉没和毁灭的危险。在这种情况下,船长发布命令放弃轮船。这时,小李和客舱里的旅客应该怎么办呢?

救助技巧

(1)首先,一定要听从船长或船务人员的指挥和命令。

(2)在撤离舱室前,应尽可能地多穿衣服,能穿不透水的衣服则更好,穿戴妥当之后再穿救生衣。

(3)如果时间允许,离开舱室前还应带些淡水、食物,带一件大衣或一条毛毯。

(4)以上工作就绪后,应迅速到指定的救生艇甲板集合,此时必须绝对服从指挥,有秩序地登艇,避免争先恐后而发生混乱和意外事故。

(5)需要注意的是,在弃船时,如无法直接登上救生艇或救生筏离开大船,就不得不跳水游泳离开。跳水时必须注意:①跳水前应尽量选择较低的位置。②查看水面,要避开水面上的漂浮物。③不能直接跳入艇内或筏顶及筏的入口处,以免身体受伤或损坏艇、筏。④应从船的上风舷跳下,如船左右倾斜时应从船首或船尾跳下。

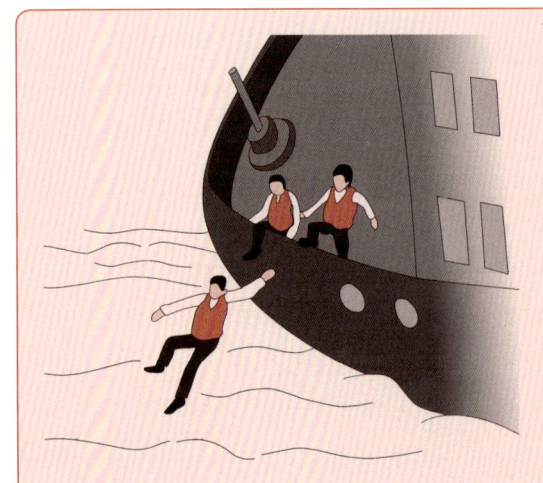

从较低位置跳水逃生
船体发生倾斜时,从船头或船尾的较低位置跳水逃生是比较理想的逃生方式

海船的救生艇能容纳多少人？

国际海事组织（IMO）对于海船配备的救生设备的要求是：船体任何一侧的救生艇都必须足够容纳所有的船上人员。如，一条定员1000人的客轮，其每一侧船舷上的救生艇都可以容纳1000人，也就是说，将全部救生艇都放下时，可以容纳2000人。这主要是为了防止船舶在严重侧倾时，可能有一侧的救生设备不能顺利脱离船体。

（6）救生筏载人不宜过多。救生筏容纳的人数有限，如果人员过多，反而增加了全体人员再次落水的危险性。

救生筏可自动充胀

救生筏平时包装存放在玻璃钢存放筒内，安装在船舷专用筏架上。将筏直接抛入水中，救生筏即可自动充胀成形，供遇险人员乘坐。如果船舶下沉太快，来不及将筏抛入水中，当船舶沉到水下一定深度时，筏架上的静水压力释放器会自动脱钩，释放出救生筏，救生筏会浮出水面自动充胀成形。

（7）冬季落水后，不要把衣服脱掉，以免冻伤。同时要注意，如果水性不好，只能勉强保护自己而无力救助他人时，应尽量不要从他人面前游过，以免被没有水性的游客抓住不放，而耽误你的自救，导致双双遭遇不幸。

（8）要设法发出声响（例如吹救生衣上配备的哨笛、拍击水面）和显示视觉信号（例如摇动色彩鲜艳的衣物），以便岸上或其他船只发现，寻求救援和帮助。

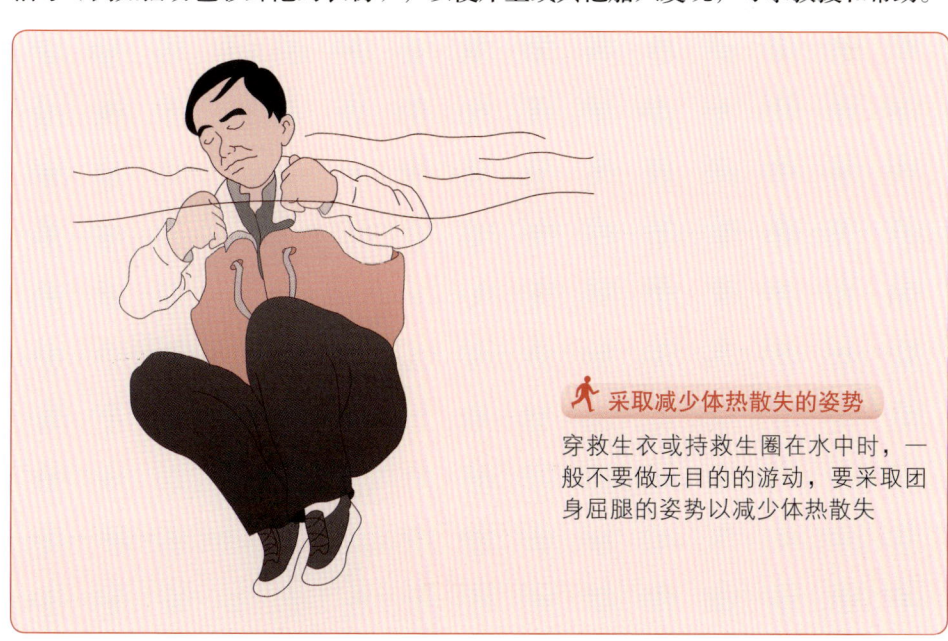

采取减少体热散失的姿势

穿救生衣或持救生圈在水中时，一般不要做无目的的游动，要采取团身屈腿的姿势以减少体热散失

飞机失事时的自救

方便快捷、价格优惠等原因使飞机成为人们出行首选的交通工具。但是不容忽视的是飞机失事时有发生。小雨假期乘飞机旅行，即将到达时，突遇强气流，一时飞机失衡。这一情况吓得小雨起身就跑，结果四处乱撞。待飞机飞行恢复正常时，小雨身上已有多处碰伤。

自救技巧

一、首先，要了解飞机失事时的各种预兆：

①机身颠簸；②飞机急剧下降；③舱内出现烟雾；④舱外出现黑烟；⑤发动机关闭，一直伴随着的飞机轰鸣声消失；⑥在高空飞行时一声巨响，舱内尘土飞扬，这是机身破裂舱内突然减压。

避免飞机遇险必须做好

① 选择一条中转最少的航空线，减少黑色13分钟的次数。

② 登机后熟悉环境，认准自己的座位与最近的应急出口的距离和路线。

③ 确认"应急出口"必须能打开。

④ 若头顶部有重而硬的行李必须挪至脚旁。

二、当发现上述可能为飞机失事的征兆时，要迅速按照下述方法自救。

（1）危险发生时保持最稳定的安全体位：就地坐下，双手抱住膝盖下，把头放在膝盖上，两脚前伸紧贴地板。

（2）机舱内失火，可用二氧化碳灭火瓶和干粉灭火瓶（驾驶舱禁用）；非电器和非油类失火，应用水灭火瓶。尽量蹲下，处于低水平位，屏住呼吸，或用湿毛巾堵住口鼻，防止吸入一氧化碳等有毒气体。

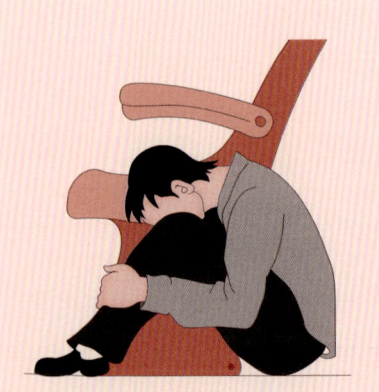

保持最安全的体位

就地坐下，双手抱住膝盖下，把头放在膝盖上，两脚前伸紧贴地板

各种灭火器的适用范围

① 二氧化碳灭火器：各种易燃、可燃液体或气体火灾、仪器仪表、图书档案、工艺品、低压电气设备的初起火灾。

② 泡沫灭火器：各种油类火灾、木材、纤维、橡胶等固体可燃物火灾。

③ 干粉灭火器：各种易燃、可燃的液体和气体火灾，以及电器设备火灾。

（3）当机舱"破裂减压"时，要立即戴上氧气面罩，并且必须戴严，防止呼吸道肺泡内的氧气被"吸出"体外。为了增加舱内的压力和氧浓度，飞机会立即下降至3000米高空以下，这时必须系紧安全带。

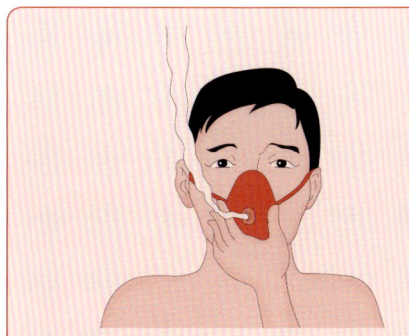

戴上氧气面罩

机舱"破裂减压"时，呼吸道肺泡内的氧气可能会被"吸出"体外，所以必须戴好氧气面罩

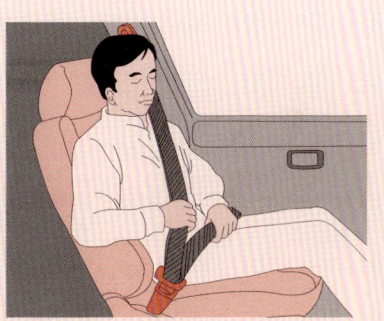

系好安全带

关键时刻系好安全带，可以防止被甩出座位，对自己造成伤害

（4）若飞机在海洋上空失事，要立即换上救生衣。但在紧急脱离前，乘客仍应系好安全带。

（5）飞机下坠时，要对自己大声呼喊："不要昏迷，要清醒！兴奋！"并竭力睁大眼睛，用这种"拼命呼喊式"的自我心理刺激避免"震昏"。

（6）当飞机撞地轰响的一瞬间，要飞速解开安全带系扣，猛然冲向机舱尾部朝着外界光亮的裂口，在油箱爆炸之前逃出飞机残骸。

座位决定生死

在飞机失事的幸存者中，座位很重要。有人总结：幸存者在逃生时要走的平均距离约为7排座位。所以，你可以选择在这个范围内就座。另外，靠通道座位可以使你更快地进入通道，在发生紧急事件时，时间就是一切。

地铁遇险时的自救

和拥挤堵塞的公交相比,陈女士更愿意搭乘快捷的地铁。周一早上上班高峰时间,地铁突然停止前行,车厢内一片漆黑。惊恐之中,大家嚷乱一片。陈女士依据乘车经验和掌握的知识,很快与地铁相关人员取得联系,并及时通报情况。几分钟后,在大家敬佩的目光下,张女士从容地走出了地铁。

自救技巧

(1)地铁在运行隧道内突发事故,应立即找到车厢内壁上的红色报警按钮向司机报警。地铁内的报警装置通常安在车厢两端的窗户上方。

遇险时不要胡闯乱撞

遇到危险时,听从列车司机和列车长正确的处置方法,冷静积极地配合是至关重要的。否则,不仅不利于救援,反而会因为触电、踩踏、磕碰等造成更多伤亡。

(2)火灾的烟雾和毒气会令人窒息,要用随身携带的口罩、手帕、毛巾或衣角捂住口鼻。如果烟味太呛,可用矿泉水、饮料等润湿布块。

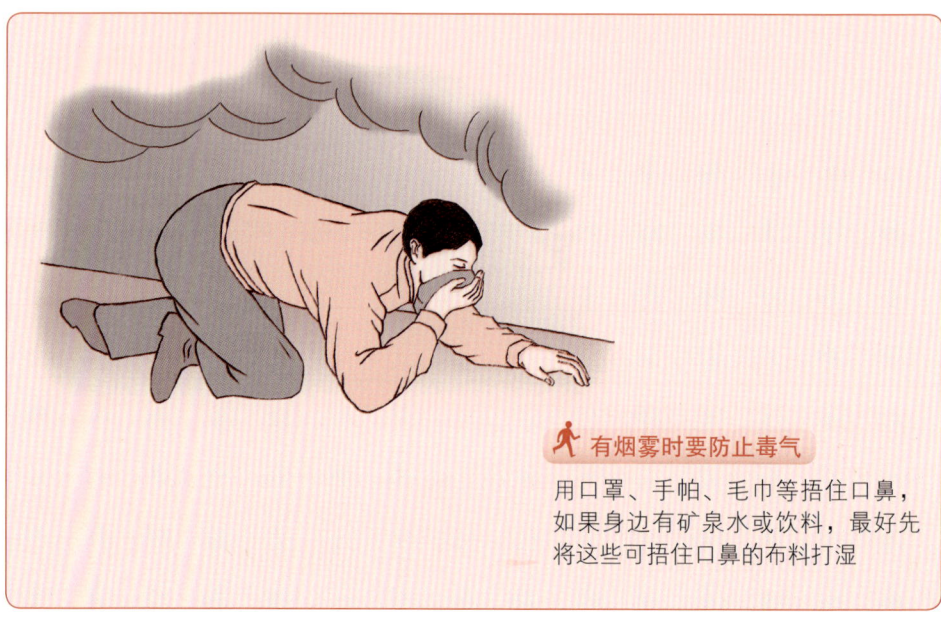

有烟雾时要防止毒气
用口罩、手帕、毛巾等捂住口鼻,如果身边有矿泉水或饮料,最好先将这些可捂住口鼻的布料打湿。

紧急救命速查图典

（3）知道车厢座位下存有灭火器，可随时取出用于灭火。

（4）如果车厢内火势过猛或仍有可疑物品，可通过车厢头尾的小门撤离，远离危险。

（5）如果出事时列车已到站下人，要按照标志指示撤离到站外。

（6）大量乘客向外撤离时，老年人、妇女、孩子尽量靠边站，防止摔倒后被踩踏。如果出现拥挤踩踏的现象，应及时联系外援，寻求帮助。例如拨打110、120等。

（7）如果在列车行进中，发现慌乱的人群朝自己的方向涌过来，应快速躲避到一旁，或者蹲在附近的墙角下，等人群过去后，至少过5分钟再离开。

（8）如果身不由己被人群拥着前进，要用一只手紧握另一手腕，双肘撑开，平放于胸前，要微微向前弯腰，形成一定的空间，保证呼吸顺畅，以免拥挤时造成窒息晕倒。同时护好双脚，以免脚趾被踩伤。

（9）如果自己被人推倒在地上，这时一定不要惊慌，应设法让身体靠近墙根或其他支撑物，把身子蜷缩成球状，双手紧扣置于颈后，虽然手臂、背部和双腿会受伤，却保护了身体的重要部位和器官。

（10）等待救援时，一定要保持沉着冷静。此时如果不能有效控制住惊恐慌乱的情绪，采取乱砸乱闯慌不择路的逃生方法，是非常危险的。

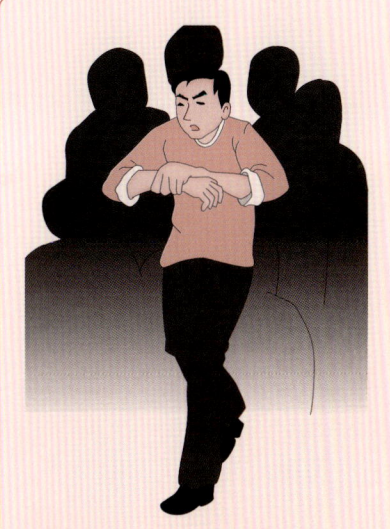

被人群拥挤着前进时

用一只手紧握另一只手的手腕，双肘撑开，平放于胸前，微微向前弯腰，形成一定的空间，随时保证呼吸顺畅

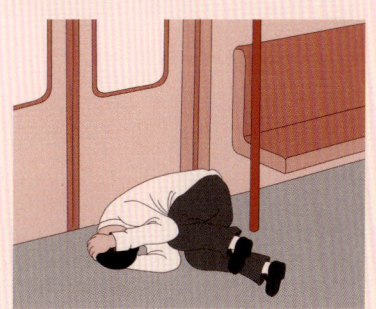

被人群推倒在地时

要迅速移动到墙根或其他支撑物的旁边，双手紧扣置于颈后，身体蜷缩成球状，以保护头部和胸腹部

地铁内发现危险品怎么办？

地铁内发现可疑物品，要立即报告工作人员，切勿自行处置。如果发现不明包裹，在未确定其危险性时，最好远离该包裹。在一些地铁站还配有防爆桶。防爆桶通常放在站台上，是一个巨大的特制铁皮桶。应急处置时应将可疑物放到防爆桶中处理。

第五章 自然灾害有征兆,避灾有技巧

俗话说,人祸可避,天灾难防。在大自然面前,人的生命表现得异常脆弱。刚才还是活蹦乱跳的人,也许在一眨眼之间生命就已经终结。地震、海啸、洪灾、泥石流这些名词,让人听来异常恐惧。但是为了美好的生命,我们又不得不面对、学习在这些灾害到来之前如何躲避,面对这些灾难时如何自保。这也是本章要讲述的问题。

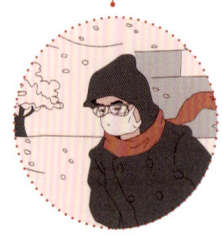

DI-WU ZHANG

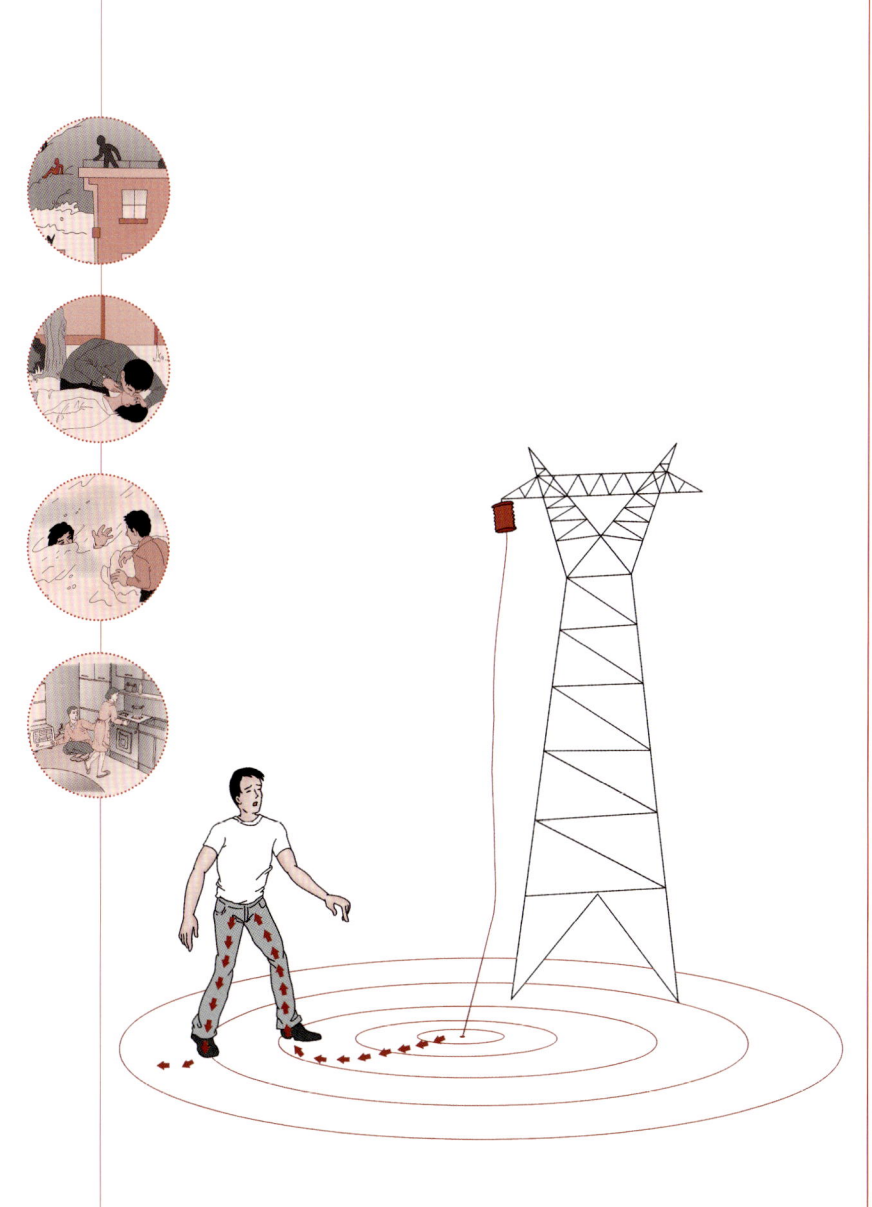

掌握地震发生时的自救法宝

突如其来的"5·12"八级地震,不仅摧毁了琪琪的家,也使爸爸永远地离开了她。在这次地震中,许多人也遭遇了同样的不幸。这次地震造成的伤亡和破坏难以估量。但是,也有许多懂得地震逃生知识的人却幸存活了下来。那么,地震发生时,应该怎么做呢?

地震发生时的应变技巧

一、在室内时

(1)确保逃生通道的畅通。当发生地震时,应立即打开门窗并用椅子、家具支撑。一定要把避难处的门窗打开,以免门窗被震歪。

(2)大声提醒周边人员,让其保护自身安全,不要慌张进出建筑物,远离窗户、玻璃、吊灯、巨大家具等危险物,并就地寻求避难点。

(3)以软垫或枕头保护头部,选择厨

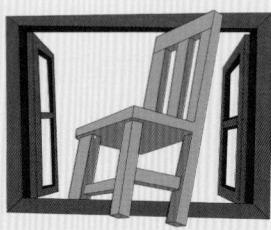

确保逃生通道畅通

立即打开门窗,并用椅子等东西支撑,这样可确保逃生通道的畅通,从而为自己留下一条生命的通道

地震前动物出现异常

牛、马等地震前一两天,常出现赶不进圈、乱蹦乱跳,嘶叫不止,烦燥不安,饮食减少等;猪羊等在地震前一两天,不吃食,烦燥不安,乱跑乱窜;狗狂叫不止;鸡不进窝,惊啼不止;鸭不下水;家兔乱蹦乱跳,惊恐不安;鸽子在震前数天惊飞,不回巢;蜜蜂一窝一窝地飞走。大老鼠叼着小老鼠搬家;冬眠的蛇、田鼠爬出洞外,有的蛇慌忙爬到树上;水中的鱼惊慌乱跳,游向岸边,翻白肚等。

房、卫生间等开间小的空间,或寻找坚固的庇护所(如坚固的桌下、墙角、支撑良好的门框下等)避震。

(4)随手关闭使用中的电器如电熨斗、

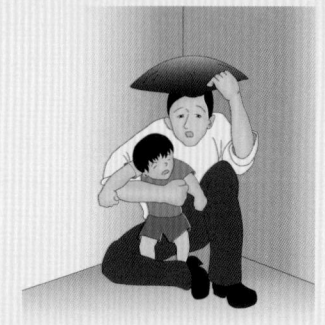

保护头部并寻找避难地

用软垫保护头部,在坚固的墙角、桌下等地蹲下或坐下,注意保护头部。有小孩子时,一定要注意保护好孩子

电视机等用品，切断电源及火源以防止火灾发生。如果正在做饭，要立即关闭火源。

（5）在高楼时，就所在楼层寻找庇护所，切勿情急之下跳楼逃生。

（6）千万不要使用电梯，以免受困。

（7）不要涌向楼梯出口，以免因人群拥挤而受到伤害。

（8）准备一些硬币、公用电话卡或是移动电话，方便停电时与外界联系。

二、在室外时

（1）在街上行走时，注意头顶上方可能会有招牌、盆景等掉落。最好将身边的皮包或柔软的物品顶在头上，没有物品时也可用手护在头上，尽可能保护好自己。

（2）保持镇静，远离电线杆、围墙、广告招牌、霓虹灯架等。

（3）尽量待在比较开阔的地方，不要慌张地往室内冲。

（4）驾车行驶时，应缓缓减速，不要急踩刹车；避开立交桥、陡崖、电线杆等，选择空旷处立即停车。

（5）若在桥上或地下道内，应迅速离开。

（6）若在郊外，要远离崖边、河边、海边，找空旷的地方避难。

三、在学校时

（1）听从老师的指挥，用书包保护头部，尽快疏散到安全空旷的地方。

（2）尽量保持冷静，切忌慌乱冲出教室或宿舍，并避免慌张地上下楼梯造成堵塞。

（3）如在操场上，应待在空旷的地方，远离围墙、篮球架等。

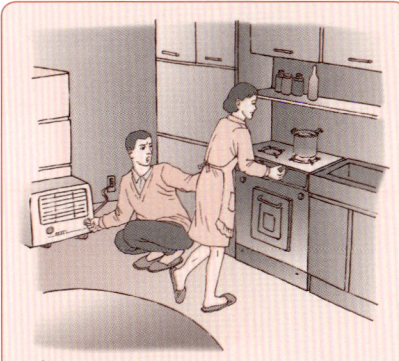

切断电源和火源

感觉大地摇晃时，要立即切断正在使用的电器，并关闭火源，以防发生火灾和爆炸等一系列连锁反应

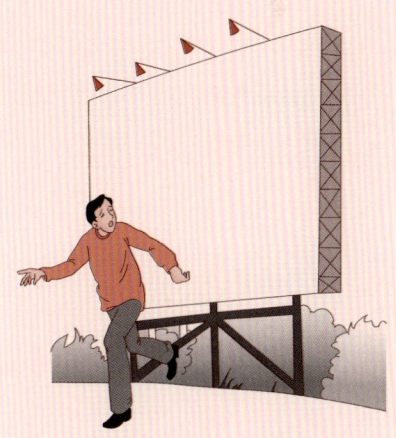

远离建筑物

地震发生时，要小心屋顶上的砖瓦、广告牌、碎玻璃等掉下来砸在身上。所以，要以最有效的方式尽快撤离到空旷地带

地震前井水出现异常

由于地下岩层受到挤压或拉伸，使地下水位上升或下降；或者使地壳内部气体和某些物质随水溢出，而使地下水出现冒泡、发浑、变味等现象。

第五章 自然灾害有征兆，避灾有技巧

（4）如在行驶的校车里，坐在座上，不要乱动直至车辆停妥再下车。

四、在办公室及公共场所时

（1）立即关掉电脑、电灯、空调等电器，并注意头部上方是否有悬挂物，以防天花板上的物品（如灯具）掉落下来。

（2）躲在办公桌或坚固的支撑物下或靠支柱站立，远离窗户、镜子等易碎物品，避免被砸伤刺伤。

（3）公共场所中，应理智选择出口，避免人群拥挤。

（4）在高层时，切忌选择跳楼逃生，也不要使用电梯。

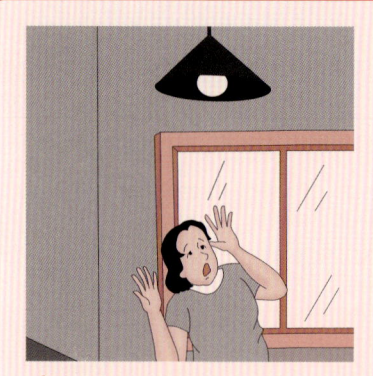

🏃 避开上方的悬挂物

地震时处于悬挂物下，很容易被震下来的东西砸伤头部，所以地震时要远离，也不要靠近窗户、镜子等易碎品，以免受伤。最好选择有固定支撑物的墙角

近水不近火，靠外不靠内

这是确保自己在地震中获得他人及时救助的重要原则。不要靠近煤气灶、煤气管道和家用电器；不要选择建筑物的内侧位置，尽量靠近外墙，但不可躲在窗户下面；尽量靠近水源处，一旦被困，要设法与外界联系，除用手机联系外，可敲击管道和暖气片，也可打开手电筒等。

地震之后重建时的注意事项

（1）察看自己和周围的人是否受伤，如有伤残严重者，必须快速急救。若自己身体无碍，可协助急救伤者。

（2）检查家中水、电、煤气管道有无损害，如有损坏，马上关掉开关暂勿使用。如发现煤气管有破损或闻到煤气味道，立即停止用火用电，以免发生爆炸引起火灾；立刻将门、窗打开通风，迅速离开并向有关单位报告。

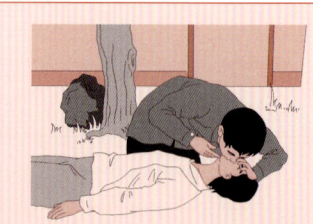

🏃 对身边受伤之人进行救助

地震之后如果自己没有受伤或伤势较轻，可对周围伤者进行救助，从而共同走出地震对人类造成的灾难

（3）不要开动排气扇等，因为电、气火花可能引起爆炸。

（4）一旦发现火灾，要迅速扑灭，阻止火势蔓延。

（5）打开收音机，收听紧急情况指示及灾情报道，了解周围的受灾状况，以便有效地避免危险。

（6）检查房屋结构受损情况，尽快离开受损建筑物，疏散时应使用楼梯。

中国地震烈度表

Ⅰ度 (1.9级)	无感，仅仪器能记录到
Ⅱ度 (2.5级)	个别敏感的人在完全静止中有感
Ⅲ度 (3.1级)	室内少数人在静止中有感，悬挂物轻微摆动
Ⅳ度 (3.7级)	室内大多数人，室外少数人有感，悬挂物摆动，不稳器皿作响
Ⅴ度 (4.3级)	室外大多数人有感，家畜不宁，门窗作响，墙壁表面出现裂纹
Ⅵ度 (4.9级)	人站立不稳，家畜外逃，器皿翻落，简陋棚舍损坏，陡坎滑坡
Ⅶ度 (5.5级)	房屋轻微损坏，牌坊、烟囱损坏，地表出现裂缝及喷沙冒水
Ⅷ度 (6.1级)	房屋多有损坏，少数破坏路基塌方，地下管道破裂
Ⅸ度 (6.7级)	房屋大多数破坏，少数倒塌，牌坊、烟囱等崩塌，铁轨弯曲
Ⅹ度 (7.3级)	房屋倾倒，道路毁坏，山石大量崩塌，水面大浪扑岸
Ⅺ度 (7.9级)	房屋大量倒塌，路基堤岸大段崩毁，地表产生很大变化
Ⅻ度 (8.5级)	建筑物普遍毁坏，地形剧烈变化，动植物遭毁灭

（7）尽可能穿皮鞋、球鞋，以防被震碎的玻璃及碎物弄伤。

（8）避开掉落地上的电线及电线相连的物体。

（9）尽量不使用电话，节省话务量以供报案救灾使用。

（10）保持救灾道路畅通，最好徒步避难。

（11）听从紧急指挥人员的指示进行疏散。

（12）远离海滩、港口，以防地震造成的海啸侵袭。

（13）地震灾区，勿擅自进入，还要严防歹徒趁机抢夺，并注意余震的发生。

（14）配合有关部门做好灾后消毒工作，对群众聚集地、水源与饮用水、废墟、特殊疾病等采取科学、有效地消毒措施。

被压埋时勇气和信心至关重要

地震时被压埋在废墟下，一定要坚定勇气和信心，并利用身边一切可利用的东西积极自救。强烈的求生欲望和充满信心的乐观精神，往往是自救过程中创造奇迹的强大动力。

面对洪灾时的自救

1998年长江流域的特大洪水灾害,使许多人顷刻间失去了自己的家园。那可怕的一幕,虽然已经过去许多年,但对小辉来说,仍历历在目,因为,就是在那场灾难中,可亲可敬的妈妈把生的希望留给了自己,而她却永远离开了。

自救技巧

一、洪水来临前要做好以下准备

(1)根据当地电视、广播等媒体提供的洪水信息,结合自己所处的位置和条件,冷静地选择最佳路线尽快撤离。

(2)准备好足够的食品、饮用水和日用品。适当准备些衣物,防冻御寒。

(3)扎制木排、竹排,搜集木盆、木材、大件泡沫塑料等适合漂浮的材料,加工成救生装置以备急需。

(4)将不便携带的贵重物品作防水捆扎后埋入地下或放到高处,票款、首饰等小件贵重物品可缝在衣服内随身携带。

(5)保存好尚能使用的通讯设备,电源、电池准备充足。

二、洪水到来时积极进行自救

(1)若房子不断进水,应关掉电源、煤气开关。

(2)将沙袋置于屋外门槛与窗槛上,尽量阻挡洪水入侵。

(3)携带贵重物品、食物、矿泉水及保暖衣物到高处。

(4)发现高压线、电线断头下垂或者铁塔倾斜时,一定要迅速远避,防止直接触电或因地面"跨步电压"触电。

(5)若灾情严重,来不及转移的人员,

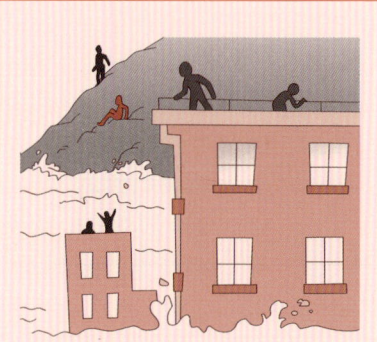

向高地转移

来不及转移时,要就近到高地避难。最好转移到足够高的山坡、楼顶或足够高的树上,以保证有充足的时间等待救援

◎ 紧急救命速查图典

要就近迅速向山坡、高地、楼房、避洪台等地转移，或者立即爬上屋顶、楼房高层、大树、高墙等高的地方暂避。

（6）千万不要游泳逃生，不可攀爬带电的电线杆、铁塔，也不要爬到泥坯房的屋顶。

（7）如洪水继续上涨，暂避的地方已难自保时，要充分利用准备好的救生器材逃生，或者迅速找一些门板、桌椅、木床、大块的泡沫塑料等能漂浮的材料扎成筏逃生。

（8）如果已被洪水包围，要设法（如挥舞颜色鲜艳的衣物、打电话、喊叫等）尽快与当地政府或防汛部门取得联系，报告自己所处的方位和险情，积极寻求救援。

（9）如自己已被卷入洪水中，一定要尽可能地抓住固定的或能漂浮的东西，寻找机会逃生。

（10）若在野外，必须过河时，必须遵循下列步骤：①选择河水分叉处，切勿在河弯、河流交汇处过河。②单人渡河时，要脱掉袜子，穿上鞋子，寻找足够长的木棍作为手杖，侧身一步一步慢慢往前走。③若多人过河时，可利用绳子。一人将绳子系在腰间过河，另一人将绳子绑在岸边的树上，等前者到达对岸后，其余的人紧抓绳子、手柱或手杖过河。

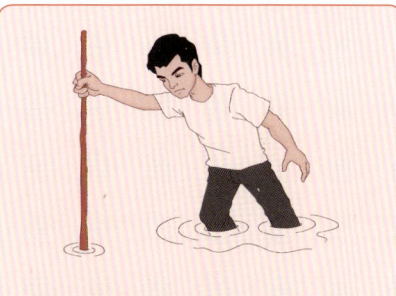

用木棍测试水深

找一根至少和自己身高一般长的木棍，过河时就可以边前进边用其试探水深

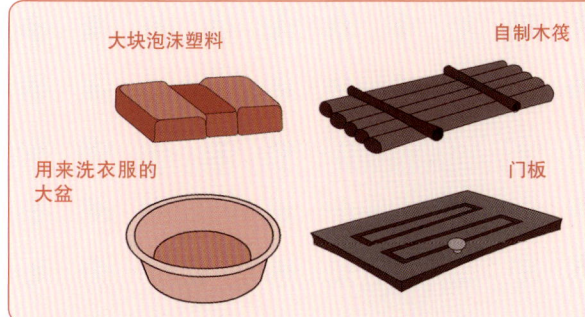

紧急时刻可用来逃生的工具

以下这些东西，可在紧急时刻帮你逃生，但需要注意的是，不到万不得已，不要使用这些方法

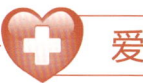 **爱心提示**

洪水过后，要配合当地政府部门做好各项卫生防疫工作，包括服用预防药物，搞好自己和周围的环境卫生等，预防疫病的流行。

突然遭遇山洪暴发

◎ 紧急救命速查图典

某山区山石突兀，风景秀丽。小杨和朋友相约去那里游玩，不巧遇到连降暴雨，这种情况下，随时有发生山洪的危险。小杨一行立即转变旅行路线，选择了另外一处比较安全的博物馆。晚上在旅馆看新闻联播时，那个地方果然有一处发生了山洪！小杨等庆幸自己躲过了这一劫。

自救技巧

（1）如果住在沟、峡谷、溪岸等山洪易发区，每逢连降大暴雨时，则应保持高度警惕，尤其是晚上。如有异常，应立即脱离现场，就近选择安全的地方落脚。

（2）一定要保持冷静，迅速判断周边环境，尽快向山上或较高地方转移；如一时躲避不了，应选择一个相对安全的地方避洪。

（3）山洪暴发时，不要沿着洪道流向的方向跑，而要转向两侧快速躲避。

（4）山洪暴发时，千万不要轻易涉水过河，以免加重危险。

（5）被山洪困在山中时，应尽可能地与外界取得联系，寻求救援。等待救援的过程中，应减少能量消耗，尽量保持体力，维持生存。

外出旅行要做好避洪

夏季是旅游的高峰期，也是山洪频发期。外出旅行时一定要充分了解目的地的地质情况，避开山洪或泥石流频发地区。在不熟悉的山区旅行，要有向导。还要随时关注天气预报，一旦有暴雨天气，就可能有山洪暴发的可能，不要贸然出行。

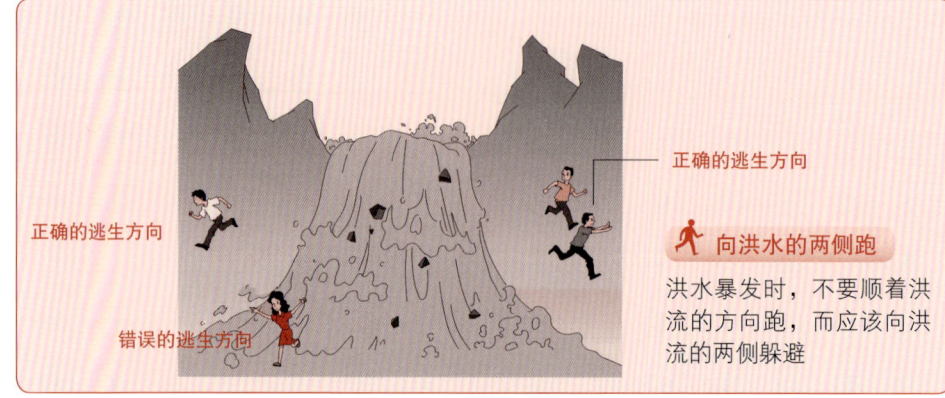

正确的逃生方向

正确的逃生方向

错误的逃生方向

向洪水的两侧跑

洪水暴发时，不要顺着洪流的方向跑，而应该向洪流的两侧躲避

泥石流发生时的躲避与自救

汶川地震发生后,小郑作为一名武警战士自告奋勇第一批进入灾区赈灾。道路不通,余震不断,小郑和其他战士只能选择山路前往重灾区救助被困民众。滚滚而来的泥石流无情地淹没了山下的整个村庄,也淹没了勇敢可敬的小郑。

自救技巧

(1)时刻了解、掌握当地的气象趋势及灾害预报。千万不要在山谷和河沟底部露宿。选择平整的高地,避开有滚石和大量堆积物的山坡下面。

(2)暴雨、地震等灾害天气,不要在山谷、山下或沿山行走。暴雨过后山谷中若出现雷鸣般的声响,预示将会有泥石流发生。这时要尽快向两侧山坡上转移。

(3)若发现河谷里已发生泥石流,在迅速躲避的同时尽快通知大家转移。尽可能快地跑往高处,选择与泥石流成垂直方向的山坡。在逃离过程中,尽量照顾好老弱病残者。

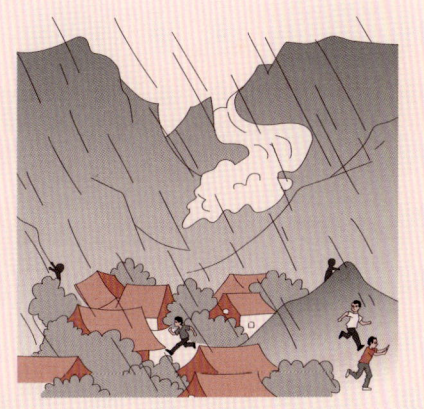

泥石流的形成与避灾

泥石流常常由暴雨、积雪融水等因素诱发,是含有大量的泥沙、石块的特殊洪流。常顺着山与山之间的沟谷由高向低行进。所以,逃生时应选择与泥石流成呈垂直方向的山坡逃避

(4)若是在河边,应立刻向河床两岸高处跑。来不及跑时,就地抱住河岸上坚固的树木。

(5)逃离后,若食物不足或已短缺,应一边寻找山果等充饥,一边等待救援。

(6)发现水源被污染,应立刻停止使用被污染的水,以免发生中毒现象。可收集雨水饮用。

巧妙应对暴雪灾害

我国几乎每年都会发生大雪灾害，常常导致人、畜与外界隔绝，因为寒冷、饥饿而遭受灾害。生活在黑龙江的小尹一家，每年冬天来临之前都要忙活一段时间，以准备足够过冬的粮食和衣物，还要检查房屋等的结实程度。

准备活动

（1）在冬季来临前，要准备足够的粮食、水、燃料、衣物等必需品。

（2）加固房屋。储存一些盐、干草和沙子，保持房子入口通畅。

（3）熟悉居住环境，选好紧急逃生路线和避险地。

（4）在家里或车上准备呼救信号、雪地用品和药物，雪铲、手电筒和用电池的收音机等其他物品。

暴雪来临之前要准备的东西

在暴雪来临之前要做好充分准备，可以避免暴雪来临时的手足无措，从而轻松度过灾难

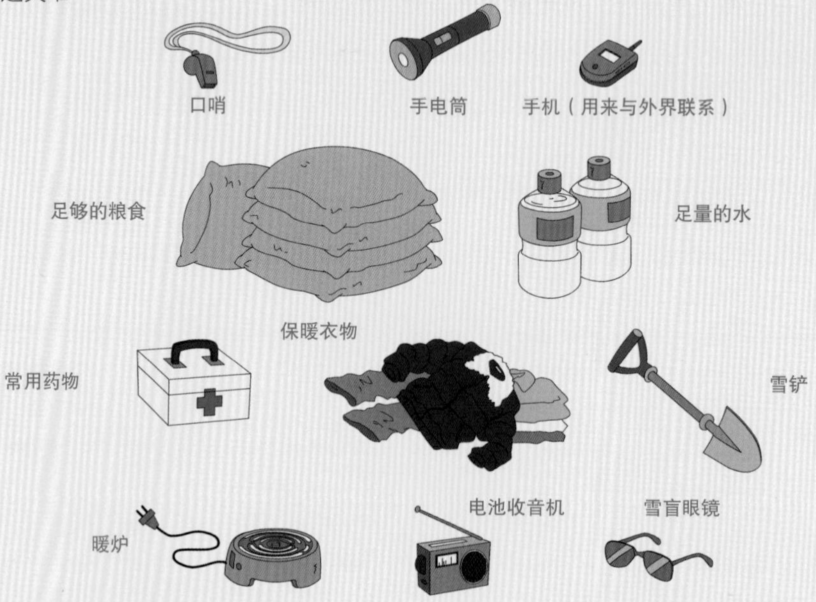

口哨　　手电筒　　手机（用来与外界联系）

足够的粮食　　足量的水

常用药物　　保暖衣物　　雪铲

暖炉　　电池收音机　　雪盲眼镜

（5）准备一个可以在室内安全使用的煤油灯或者暖炉。

（6）注意保暖，避免冻伤，不触摸冰冷的物体。

（7）特效药和新兴的医疗方法手册放在方便拿到、看到的地方。

（8）关闭外面的水龙头，避免水管爆裂而发大水。

（9）外出时要带防雪盲眼镜，保护好眼睛。

（10）车子经常加满油以方便及时离开，检查汽车的防冻液。

防治雪盲

（1）在观赏雪景或在雪地里行走时，最好戴上黑色的太阳镜防护眼镜。这样就可避免雪地反射的紫外线伤害眼睛。

（2）雪地行驶中两眼若有异物感，要及时中止活动（以防所用防护镜作用不可靠），避免出现雪盲早期症状。

雪盲

雪盲是人眼的视网膜受到强光刺激后而临时失明的一种疾病。一般休息数天后，视力会自己恢复。得过雪盲的人，不注意会再次得雪盲。再次雪盲症状会更严重，所以切不能马虎大意。多次雪盲逐渐使人视力衰弱，易引起长期眼疾，严重时甚至永远失明。

（3）一旦得了雪盲症，可用鲜人乳或鲜牛奶滴眼，每次5~6滴，每隔3~5分钟滴一次。使用的牛奶要煮沸冷透了才可以用。

（4）也可以用药水清洗眼睛，到黑暗处或以眼罩蒙住眼睛用冷毛巾冰敷。不要热敷，高温会加剧疼痛。

（5）减少用眼，尽量休息。良好的环境能及时缓解雪盲的症状，但完全恢复需要5~7天。

（6）治疗情况好转后，即使不到雪地行走而是观雪景，也要戴防紫外线镜或墨镜。

雪盲症的罪魁祸首是谁？

积雪对太阳光的反射率极高。纯洁新雪面的反射率可高达95%，也就是说，太阳辐射的95%被雪面重新反射出去了。这时候的雪面，光亮程度几乎要接近太阳光了，肉眼的视网膜很难经受得住这样的强光刺激，所以就出现了雪盲。有些地方的积雪微微下洼，好像探照灯的凹面。这种地方，要比普通雪面所反射的阳光更集中、更强烈。

在冰天雪地中遇险

来到美丽的云南玉龙雪山，小凯有些忘乎所以。看到一处美不胜收的景色，他不顾导游的劝阻，只身前往。可是，小凯渐渐发现他迷路了，最后被困山中。随身携带的少量食物、水已经没有了，而严寒依然……

自救技巧

一旦遇上了风暴而暂时又得不到营救，应立即搭一个简单的避难所。方法为：

（1）最简单可行的办法是在地上铺上大片的树枝，然后往上铺雪并压实，最好在树枝外层放上一层帆布，雪铺好压实，1小时后撤去树枝，雪屋即告落成。

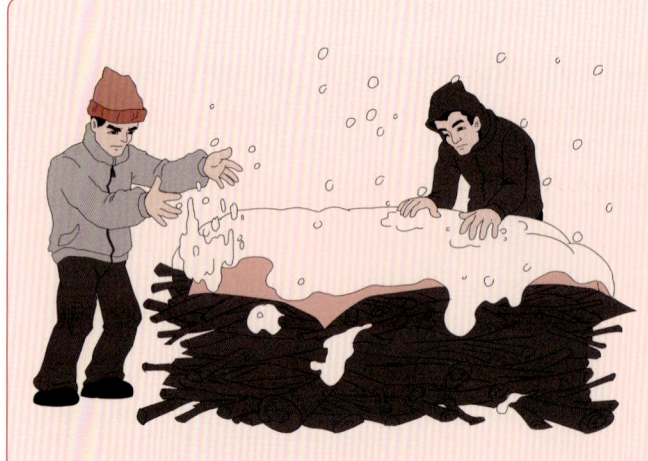

建造简易雪屋

在地上铺上大片树枝，树枝上铺上一层帆布，在上面撒上积雪并压实。待其坚固后，撤去下面的树枝，树枝腾出的空间就是雪屋的空间

（2）也可参考下列步骤，搭建相对稳固、结实的雪屋。①找寻地面的平坦位置，同时考虑背风问题，事先确定好洞口朝向。②把雪堆成梯形或锥形，并拍实压实。高度视人数多少而定。若条件允许，可间或适当淋些水，增加雪堆强度；如果雪比较潮，则不需要淋水。③雪堆堆成后，在一侧或一头贴地面往雪堆里掏洞，操作时要小心，不要弄塌雪堆。洞口要尽量小，才能达到最好的保暖效果。④睡觉前要用背包、衣物或其他东西把洞口堵上，以起到保暖作用。

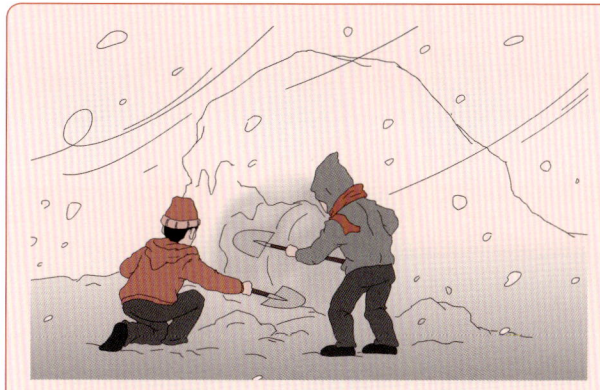

建造相对结实的雪屋

雪屋要选择在背风的方向,把雪堆成梯形或锥形,并拍打结实。然后在雪堆的一侧或一头贴地面往雪堆里掏洞

(3)若雪屋够大,可以在雪屋内适当烤火取暖,但要保证通风透气,防止一氧化碳中毒。

(4)在严寒地带还要特别注意防止冻伤,防止四肢的干燥。可在皮肤上涂上油脂,如动物的脂肪。

(5)千万不可用雪、酒精、煤油或汽油擦冻伤的肢体,也不要按摩受伤的肢体,以免对肢体造成更大的伤害。

(6)在有污染的地方,尽量不要吃雪。迫不得已时,可将雪烧开了喝,但不要喝多了,以免引起腹胀或腹泻。也可用雪水做菜汤。

(7)无奈之下可捕捉动物尤其是冬眠的动物解决饥饿,延续生命。

(8)如果被雪困在汽车里,在电池不被用完的前提下,每小时发动马达10分钟可以提供足够的热量。

(9)不要在车内点燃东西取暖。汽车窗户可适时开一会儿,以避免一氧化碳中毒。

(10)间歇性地打开车灯或鸣笛,尤其是夜晚,以便救援人员能够看到或听到。

(11)如果有条件,在汽车的天线上系一条颜色鲜艳的物品作为遇险信号。

雪对人体健康的作用

雪灾虽然可怕,但雪对人体健康却有很多好处。《本草纲目》早有记载,雪水能解毒,治瘟疫。经常用雪水洗澡,不仅能增强皮肤与身体的抵抗力,减少疾病,而且能促进血液循环,增强体质。如果长期饮用洁净的雪水,可益寿延年,这是那些深山老林中长寿老人的"秘诀"之一。

发生雪崩时的逃生技巧

小夏和恋人一起去雪山胜地度假。蓝天和白雪绘制的世界,让两个人的爱情更加纯洁和浓烈。但是好景不长,二人滑雪时遭遇雪崩。随着恋人失踪时间的加长,小夏痛不欲生,悔恨没有让她和自己一起学习逃生手册。

自救技巧

一、雪崩的发生一般是有规律的,掌握这些规律,可以有效规避雪崩给自己带来的灾难。

(1)不要单独行动,外出时必须在规定的时间并按预定的路线行动,一旦发生雪崩以便及时进行救护。

雪崩的发生是有规律可寻的

大多数雪崩发生在冬天或春天降雪非常大的时候,尤其是暴风雪暴发前后,这时的雪非常松软,黏合力比较小,一旦一小块被破坏了,剩下的部分就会像一盘散沙或是多米诺骨牌一样,产生连锁反应而飞速下滑。春季,由于解冻期长、气温升高时,积雪表面融化,雪水就会一滴滴地渗透到雪层深处,让原本结实的雪变得松散起来,于是雪层之间很容易产生滑动。雪崩的严重性取决于雪的体积、温度、山坡走向,尤其是坡度,最可怕的雪崩往往产生于倾斜度为25°~50°的山坡。

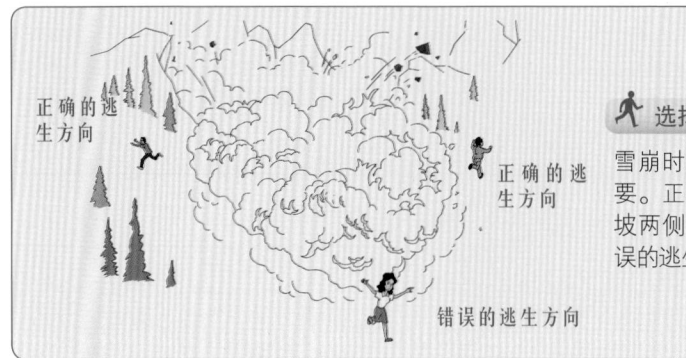

选择逃生的方向

雪崩时,选对逃生的方向很重要。正确的逃生方向应该是山坡两侧和地势较高的山坡;错误的逃生方向是山下。

(2)在雪崩危险期间,如降雨、大雪、大雾、吹暖风时及其后两天内,以及夜间,行人车辆最好不要进入雪崩危险区,不要在此期间登山或行军。

（3）如必须穿越雪崩区，应在上午10时以后再穿越。因为，此时太阳已照射雪山一段时间了，若有雪崩发生的话也多在此时以前，这样也可以减少危险。

（4）必须通过危险区的车队应保持100～200米的距离，设立监视哨，不要在夜间行车。

（5）通过雪崩危险区的行人应组成小组或小队，带有安全救护装备，设立监视哨，每人带上长30～40米的深色(红、蓝)丝绳(称雪崩绳，便于寻人)，保持一定距离。在越过雪崩沟槽时，应一个一个地过去，后一个人必须踩着前面一个人的脚印走。

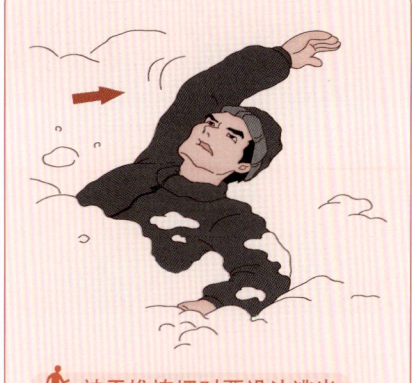

被雪堆掩埋时要设法逃出

不幸被雪堆掩埋时，要抓紧时间逃出雪堆。一般可通过仰泳或狗爬式姿势逃向雪流边缘

二、雪崩发生时，可按照下述方法紧急自救：

（1）遇到雪崩时，切勿向山下跑。应该向山坡两边跑，或者跑到地势较高的地方。

（2）若躲避不过雪崩，闭口屏气，以免冰雪涌入咽喉和肺而引发窒息。

（3）如果雪崩不是很大，可以抓住树木、岩石等坚固物体，待雪崩结束后，便可脱险。

（4）如果被冲下山坡，一定要设法爬到冰雪表面，同时以仰泳或狗爬式泳姿逆流而上，逃向雪流边缘。

（5）如果被雪埋住，一定要奋力破雪而出。因为雪崩停止数分钟后，碎雪就会凝成硬块，手脚活动会更困难，逃生难度更大。

（6）如果雪堆很大，一时无法破雪而出，就双手抱头，尽量创造最大的呼吸空间，依据流出的口水判断上下方，然后奋力向上挖雪自救。

（7）若始终无法逃出，要节省力气，当听到有人来时再大声呼叫，寻求救援。

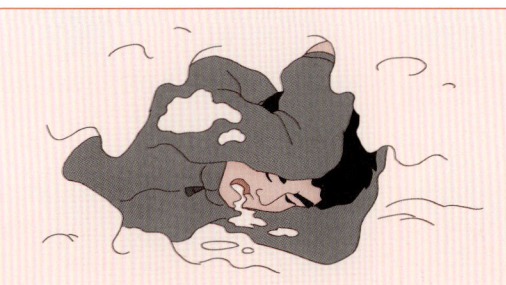

创造足够的呼吸空间

一时无法冲出雪堆的时候，要双手抱头，为自己创造足够的呼吸空间，避免窒息而死。同时，通过口水的流向判断上下方和正确的逃生方向

 不幸遭遇塌方

邻居小李是一名建筑工人，常年在外打工。为节省返家路费、挣更多的钱，他已经三年没有回家了。马上又要过春节了，想想那个贫困的家，小李还是决定留在工地干活。谁想，工作时上面楼层坍塌，家，小李再也回不去了。

自救技巧

一、塌方主要有雨水塌方、地震塌方、施工塌方等，只要保持灵敏的反应就能及时躲避塌方给自己造成的灾害。

（1）在危险工地工作时，听、看、感要敏锐，以便发生危险时及时逃生。

（2）在大暴雨等灾难性天气来临前，以及附近有发生火灾等潜在危险因素时，应该特别提高警惕性。

（3）一旦发现附近建筑物有土石松动的迹象或者听见有疑似建筑物倒塌的异常响动，应以最快的速度逃离险境。

塌方发生时必须进行急救

塌方可能对受害者造成两种严重的后果：一是土埋窒息，迅速造成死亡；二是石块土方压埋肢体，引起挤压综合征。石块土方压埋肢体时间较长，大腿等肌肉丰满处细胞易坏死，产生有毒物质，一旦人被救出，肢体重压解除，毒素就进入血液循环，会引起急性肾功能衰竭。其表现为伤部边缘出现红斑、肢体肿胀、伤员口干舌燥、恶心呕吐、厌食、烦躁乱动，尿量减少或无尿。因此，发现塌方时必须及时抢救。

二、一旦遇到塌方，不要慌张，及时采取正确的逃生技巧可以帮你减少灾害带来的身体伤害。

（1）塌方发生时，尽可能携带饮用水，到床、桌子等能够起到支撑作用的坚固物体下面躲藏。

（2）用衣物、毛巾蘸满水后捂住口鼻，防止灰尘等堵塞呼吸道导致窒息；同时闭上眼睛，阻挡易侵物。

（3）坍塌发生后，尽可能地和外界联络，使营救人员尽快得知自己的位

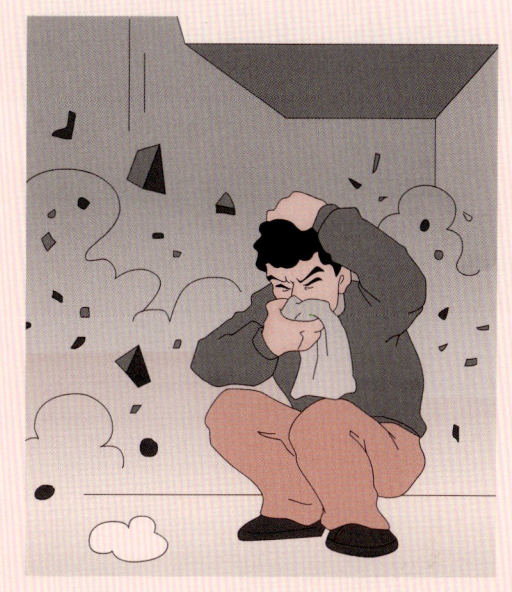

应对塌方时产生的灰尘

用蘸水的毛巾或衣物捂住口鼻,并闭上眼睛。这样做的目的,一是可以保持呼吸畅通,二是可以避免灰尘被吸入或进入眼睛

置,便于施救。

(4)被困时,保持镇静,不要乱动,以便将身体的消耗降到最低,等待救援。

(5)如果自己在塌方中受伤出血,先应用毛巾、衣服紧紧扎住伤口距离心脏较近的位置,减少出血。但要注意,每隔1小时要放开几分钟,避免肢端缺血坏死。骨折伤者应先止血,保持姿势不动。

(6)如果身边有人不幸受伤,要在确保自身安全的前提下施以援手,具体方法为:①争分夺秒挖掘被掩埋者,动作要轻、准、快,不要强行拉出。如伤者全部被埋,应尽快使伤者的头部先露出来,清理口鼻泥土沙石、血块,松解衣带,以利于呼吸。②将受伤者救出来之后,如果呼吸停止应立即进行人工呼吸,然后进行心肺复苏。③如果局部肢体受挤压,在局部解除压力后,应立即用夹板将伤肢牢牢固定住,严禁不必要的肢体活动,伤部应暴露在凉爽空气中,送医院处理。④切忌对压埋伤部进行热敷或按摩。⑤对患者进行以上处理的同时,要拨打急救电话120呼救。

伤情严重时要立即送往医院

伤员意识不清、不省人事、烦躁、出冷汗、面色苍白、肢体发凉、脉细而弱、呼吸微弱或困难等,均表示病情危重,必须立即现场救护后就近送医救治。

 山体滑坡时如何避难逃生

> 小亮的家曾经依山傍水，一家人虽然贫困但是幸福快乐。可是，一场瓢泼大雨和平日的山林破坏造成的山体滑坡摧毁了小亮的一切——家和亲人。坚强的小亮，努力学习，立志长大后成为一名地质学家。

自救技巧

（1）尽量避免在地震后前往滑坡多发地区。

（2）处在滑坡隐患区附近，应提前选择、搭建几处安全的避难场地。避灾场地应选择在易滑坡两侧的边界外围。在确保安全的情况下，离原居住处越近越好，交通、水、电越方便越好。

（3）根据实际情况，适当地准备交通工具、通信器材、常备药品及雨具等。

（4）野外露宿时应避开沟壑和陡峭的悬崖，防止滑坡现象发生。

（5）注意观察，保持冷静，及时判断是否会出现滑坡。

滑坡出现之前的迹象

①地面出现裂缝。
②地下发出异常响声，同时家禽、家畜有异常反应。
③泉水、井水的水质混浊，原本干燥的地方突然渗水或出现泉水，蓄水池大量漏水。
④山坡上建筑物变形，而且变形构筑物在空间布局上具有一定的规律。

（6）发现有滑坡的迹象时，要尽可能将灾害发生的详细情况迅速地报告相关政府部门和单位。

（7）滑坡发生时，应向滑坡方向的两侧逃离，不能朝着滑坡方向跑。

（8）注意路上随时可能出现的各种危险，如掉落的石头、树枝等。

（9）当无法继续逃离时，应迅速抱住身边的树木等固定物体，或躲避在结实的遮蔽物下。

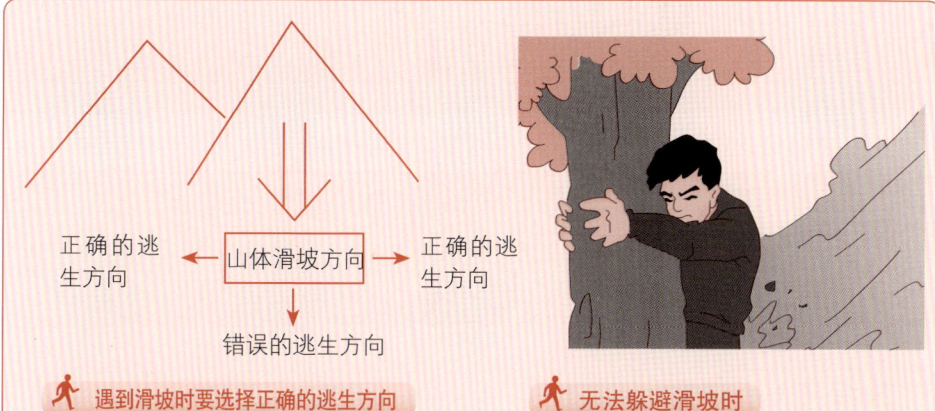

遇到滑坡时要选择正确的逃生方向
遇到山体滑坡时，选对逃生的方向很重要。正确的逃生方向是山的两侧，错误的逃生方向是山体滑坡的方向

无法躲避滑坡时
滑坡比较迅速，无法躲避时，要迅速抱住身边的树木等固定物体背向滑坡的方向，或躲避在结实的遮蔽物下

（10）驾车时，如果刚刚发生滑坡，要尽量绕行。查看清楚前方道路是否存有塌方、沟壑等，以免发生危险。

（11）不要在滑坡危险期还没结束就回发生滑坡的地区居住，避免再次滑坡带来的危险。

（12）滑坡已经过去，在确认自家的房屋远离滑坡区域、完好安全后，方可入住生活。

（13）在重新入住之前，应检查屋内水、电、煤气等设施是否损坏，管道、电线等是否发生破裂和折断，如出现故障，应立刻修理。

（14）滑坡后的救助工作，应从滑坡体的侧面进行挖掘，切忌从滑坡下缘挖掘，以免加快滑坡。要坚持先救人，后救物的原则。

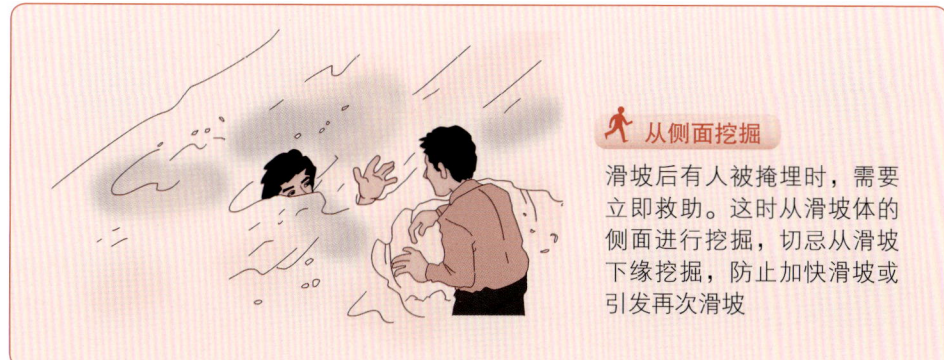

从侧面挖掘
滑坡后有人被掩埋时，需要立即救助。这时从滑坡体的侧面进行挖掘，切忌从滑坡下缘挖掘，防止加快滑坡或引发再次滑坡

风灾发生时的避灾技巧

陈先生和沿海的其他居民一样在每年6月至10月，常饱受台风威胁之苦。而台风带来的强风暴雨，常会造成民众生命、财产的严重损失。因此，陈先生希望大家和他一起妥善预防，以降低灾害。

避灾技巧

（1）密切关注媒体有关台风的报道，及时采取预防措施。

（2）台风来临前，应准备好手电筒、收音机、食物、饮用水及常用药品等，以备急需。

对风力等级的划分

世界气象组织把热带气旋按照中心附近最大平均风力的大小划分为4个等级：风力6～7级的叫"热带低压"，8～9级的叫"热带风暴"，10～11级的叫"强热带风暴"，12级及12级以上的就是台风了。台风的近中心最大风速在32.6米/秒以上。

（3）台风来临前，海边养殖人员、水库下游的作业人员、临时工棚等危险地段的人员都应及时转移。渔民应尽快把船驶进避风港。

（4）关好门窗，检查门窗是否坚固。住在高楼，最好用胶布在玻璃窗上黏成米字形，防止碎裂。

（5）取下悬挂的东西，检查电路、炉火、煤气等设施是否安全。

（6）修剪过长的花木，将养在室外的动植物及其他物品移至室内，特别是要将楼顶的杂物搬进来。室外易被吹动的东西要加固。

（7）台风期间，一定不要外出，并远离被强风吹斜的电线、招牌，以防被砸、被压、触电等不测。

（8）若风力较大，而又必须外出时，一定要穿上轻便防水的鞋子和颜色鲜艳、紧身合体的衣裤，减少受风面积。

（9）行走时，应慢慢走稳，尽可能抓住墙角、栅栏、柱子或其他稳固的固定物行走。顺风时绝对不能跑，否则就会停不下来，甚至有被刮走的危险。

（10）若不得不经过狭窄的桥或高处时，最好伏下身爬行，以防被刮倒或落水。

（11）不要在强台风区开车，不要去台风经过的地区旅游，更不要在台风影响期到海滩游泳或驾船出海。

（12）配合有关部门做好户外广告牌的加固；建筑工地要做好临时用房的加固，并整理、堆放好建筑器材和工具。园林部门要加固城区道路附近的树木。

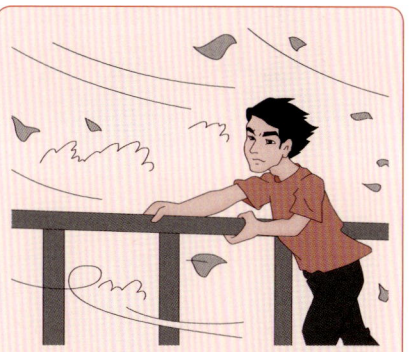

抓住稳固物体慢慢前进

风力较大时外出，要穿紧身衣裤以减少受风面积。行走时要抓住固定物体，这样做，一方面可以保持身体平衡，另一方面可以防止被风吹走。

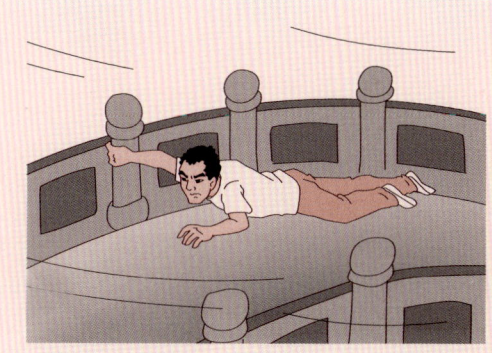

俯身爬行经过桥面

经过桥面时，为了防止被风吹落水中，要俯身爬行经过桥面，同时抓住桥边的栏杆。

（13）船舶航行时遭遇台风，要及时联系有关部门，弄清船只与台风的相对位置。尽快将船只驶入避风港，封住船舱或放下船帆。

（14）强台风过后不久，先不要着急活动或外出，防止强风再出现。

（15）防止台风带来的暴雨引发的洪水、山体滑坡、泥石流等灾害，发现危险征兆应及早转移。必要时要尽快拨打当地政府的救助电话求救。

台风之后要做好

① 台风过后，凡是被水浸泡过的食品，就不要再食用。

② 被浸泡的餐具，也要清洗消毒后再使用。及时清理排水管道，保持排水畅通。

遭遇龙卷风袭击时的自救

只是在电视上看到过、听别人说过龙卷风的威力,小马没想到自己到江苏出差时竟然遭遇了龙卷风。因为一直抱着侥幸心理,自认为不会遇到这样的事情,没有一丁点儿应对常识的小马险些送命。

自救技巧

(1)通过广播、电视等媒体,及时获取预警信息。

(2)学会识别龙卷云。龙卷云除具有积雨云的一般特征以外,在云底会出现乌黑的滚轴状云,当云底见到有漏斗云伸下来时,龙卷就会出现。

(3)当在野外听到由远而近、沉闷逼人的巨大呼啸声时要立即躲避。应以最快的速度朝与龙卷风前进路线垂直的方向逃离。来不及逃离的,要迅速找一个低洼地趴下。正确的姿势是脸朝下,闭上嘴巴和眼睛,用双手、双臂保护住头部。

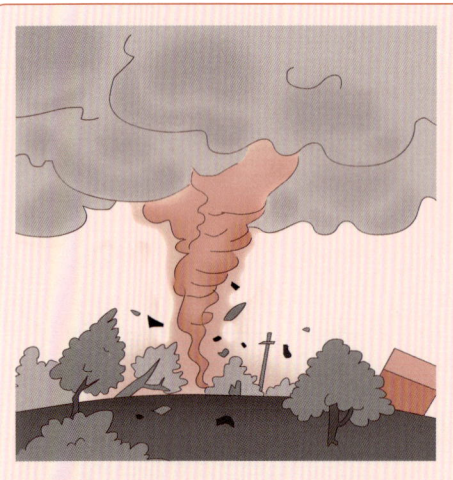

学会识别龙卷云

龙卷风出现时,常常伴有龙卷云,又叫"漏斗云",即自积雨云底部有一下垂的漏斗状云,学会辨别龙卷云,可以帮你躲避可怕的龙卷风灾难。

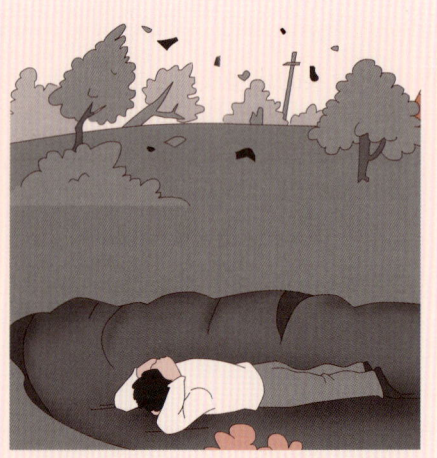

来不及躲避时

来不及逃离的,要迅速在低洼地区趴下。姿势是:脸朝下,闭上嘴巴和眼睛,用双手、双臂保护住头部。注意,躲避的地方一定要远离大树、电线杆、广告牌等危险品。

> **龙卷风的形成**
>
> 龙卷风是云层中雷暴的产物。也就是说，龙卷风是雷暴巨大能量中的一小部分在很小的区域内集中释放的一种形式。龙卷风的形成可以分为四个阶段：
>
> ① 大气的不稳定性产生强烈的上升气流，由于急流中的最大过境气流的影响，它被进一步加强。
>
> ② 由于与在垂直方向上速度和方向均有切变的风相互作用，上升气流在对流层的中部开始旋转，形成中尺度气旋。
>
> ③ 随着中尺度气旋向地面发展和向上伸展，它本身变细并增强。同时，一个小面积的增强辅合，即初生的龙卷风在气旋内部形成，产生气旋的同样过程，形成龙卷风核心。
>
> ④ 龙卷风核心中的旋转与气旋中的不同，它的强度足以使龙卷风一直伸展到地面。当发展的涡旋到达地面高度时，地面气压急剧下降，地面风速急剧上升，形成龙卷风。

（4）遇到龙卷风时，一定要远离大树、电线杆、简易房等，以免被砸、被压或触电。

（5）在电线杆或房屋已倒塌的紧急情况下，尽可能切断电源，以防触电或引起火灾。

（6）如果人在室内，要避开窗户、门和房子的外墙，躲到与龙卷风方向垂直的小房间内或混凝土建筑的地下室、半地下室，抱头蹲下。切记不要待在楼顶上。同时，用厚实的床垫或毯子罩在身上，以防被掉落的东西砸伤。

（7）如果所在房屋危险或属于活动房屋，要尽快远离，向垂直于龙卷风移动的方向撤离，藏在低洼地区或平伏于地面较低的地方，保护头部。

（8）当开车时遭遇龙卷风，应立即停车并下车躲避，防止汽车被卷走，引起爆炸等。千万不要开车躲避，也不要在车中躲避，因为汽车对龙卷风基本没有防御能力。

> **龙卷风有5个等级**
>
> F1级龙卷风体形较小，风力较弱，足以掀起屋顶和拔倒活动房屋，旋涡中央的风时速116~179千米；F2级风速介于每小时180~240千米，足以使厢形车翻覆；F3风速高达每小时416千米，足以将树连根拔起；F4足以卷起房屋树木与车辆。凌空而起至数百米外，最恐怖的就是难以想象的F5；它足以掀起坚固的房屋，钢筋水泥等强化性建筑也会被撕成断瓦碎片。

海边游玩时遭遇海啸

10岁的英国女孩蒂莉·史密斯与家人在海滩散步，当看到"海水开始冒泡，泡沫发出咝咝声，就像煎锅一样"时，她凭借所学的科学知识，迅速判断出这是海啸即将到来的迹象。在她的警告下，约一百名游客在海啸到达前几分钟撤退，幸免于难。

避灾技巧

（1）地震是海啸最明显的前兆。如果感觉到较强的震动时，就不要靠近海边、江河的入海口。如果听到有关附近地震的报告，要做好预防海啸的准备，注意收看电视和收听广播新闻。需要注意的是，海啸有时会在地震发生几小时后到达离震源上千公里远的地方。

（2）准备一个急救包，里面应该有足够72小时用的食物、饮用水和其他必需品。

（3）海上船只听到海啸预警后如果有足够时间，应该把船开到开阔海面。如果没有时间开出海港，所有人都要撤离停泊在海港里的船只。

海啸的威力

海啸时掀起的狂涛骇浪，高度可达10多米至几十米不等，形成"水墙"。另外，海啸波长很大，可以传播几千公里而能量损失很小。所以，如果海啸到达岸边，"水墙"就会冲上陆地，对人类生命和财产造成严重威胁。

（4）海啸登陆时海水往往明显升高或降低，如果海面后退速度异常快，应立刻撤离到内陆地势较高的地方。

（5）海岸线附近有不少坚固的高层饭店，如果海啸到来时来不及转移到高地，可以暂时到这些建筑的高层躲避。海边低矮的房屋往往经受不住海啸冲击，所以不要在听到警报后躲入此类建筑物中。

（6）如果在海啸时不幸落水，要尽量抓住木板等漂浮物，同时注意避免与其他硬物碰撞。在水中不要举手，也不要乱挣扎，尽量减少动作，浮在水面随波漂流。这样既可以避免下沉，又能够减少体能的无谓消耗。

（7）如果海水温度偏低，不要脱衣服，保持体温。也不要喝海水。海水不仅不能解渴，反而会让人出现幻觉，导致精神失常甚至死亡。

（8）尽可能向其他落水者靠拢，既便于相互帮助和鼓励，又因为目标扩大更容易被救援人员发现。

（9）溺水者被救上岸后，最好能放在温水里恢复体温，没有条件时也应尽量裹上被子、毛毯、大衣等保温。注意不要采取局部加温或按摩的办法，更不能给落水者饮酒，饮酒只能使热量更快散失。落水者应适当喝一些糖水，补充体内的水分和能量。

（10）如果受伤，应采取止血、包扎、固定等急救措施，重伤员则要及时送医院救治。如心跳、呼吸停止，则应立即进行人工呼吸和心脏按摩。

（11）及时清除落水者鼻腔、口腔和腹内的吸入物。具体方法是：将落水者的肚子放在大腿上，从后背按压，将海水等吸入物吐出。

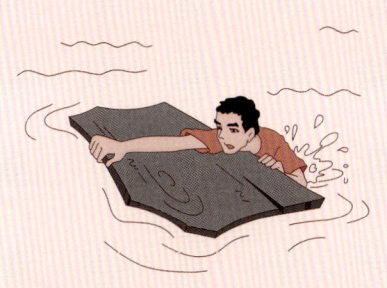

抓住木板等漂浮物

不幸落水时，要顺手抓住身边的漂浮物，同时尽量减少动作以保持体力，没有具体目标时，浮在表面随波漂流是一种明智的选择

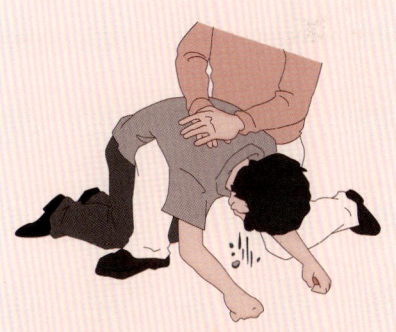

清除患者体内的吸入物

使患者的肚子压在大腿上，头部呈趴着的姿势，用手从其后背突然朝下压，患者口、鼻、腹内的吸入物就会喷出来，多按压几次就可使其吐净

第五章 自然灾害有征兆，避灾有技巧

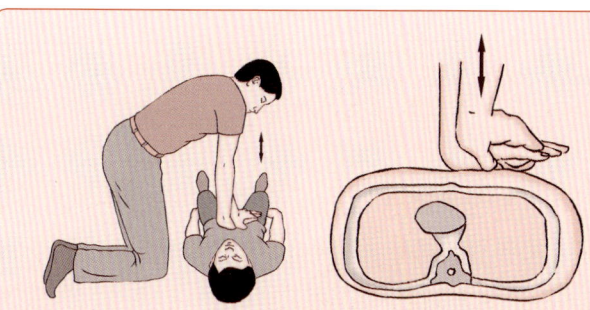

对患者进行心脏按摩

患者心跳停止时，要对其进行心脏按摩。保持手肘伸直，以每分钟60次的速度挤压胸部，下压3~5厘米即可

火山爆发时的自救

暑假彤彤跟随妈妈去五大连池旅游。看着偌大的火山喷发口，彤彤哭了。妈妈不解地询问原因，彤彤说，如果火山爆发人肯定会死的。这下提醒了妈妈，妈妈开始给彤彤讲述火山爆发时自救的方法。

避灾技巧

一、了解火山爆发前的征兆，在火山爆发到来之前及时采取应对措施。火山爆发之前的征兆有：

（1）刺激性的酸雨、很大的隆隆声或从火山将要爆发的地面冒出缕缕蒸气，这是警告的信号。

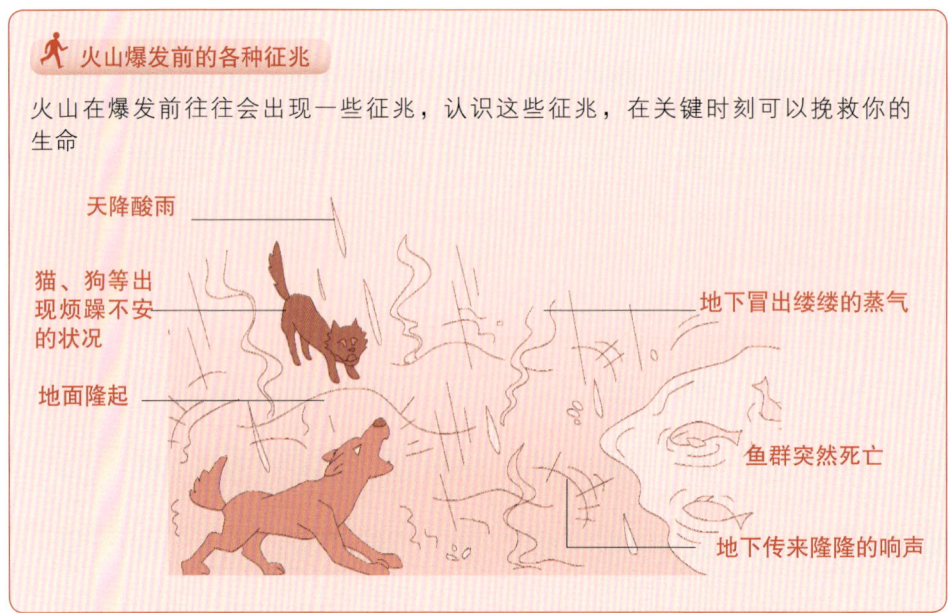

火山爆发前的各种征兆

火山在爆发前往往会出现一些征兆，认识这些征兆，在关键时刻可以挽救你的生命

- 天降酸雨
- 猫、狗等出现烦躁不安的状况
- 地面隆起
- 地下冒出缕缕的蒸气
- 鱼群突然死亡
- 地下传来隆隆的响声

（2）火山爆发前常有微震，火山岩外壳出现破裂，火山震动有所增加，表明火山接近喷发。

（3）附近的地温、气温、水温升高、冰雪融化。地下水温会比平时要高，或出现异常。许多高大的火山常年处于雪线以上，如果火山上的冰雪融化，预示着将要爆发。

（4）动物异常。深海鱼游向浅水区，某区域发现奇特的鱼群或特殊未见过的鱼或其他深海动物；栖息于地中和水下的动物突然出现或死亡；海洋盐度改变，鱼族游向异常等。

通过动植物的变化预测火山爆发

当前人类还没有能力控制火山的活动，加强预报是防止火山灾害的唯一办法。科学家对火山爆发问题的研究，常常得益于动、植物的某种突然变化，许多动物往往在火山爆发之前就纷纷逃离远去，似乎知道大祸就要临头。印度尼西亚爪哇岛上有一种奇妙的植物，在火山爆发之前会开花，当地居民把它叫做"火山报警花"。

二、遭遇火山爆发时，要迅速逃离，因为火山喷发会产生巨大的热量，所以一定要注意保护好自己。

（1）熔岩喷发时，尽快跑出熔岩流的路线。

（2）应对喷射物危害。如果从靠近火山喷发处逃离时，使用坚硬的头盔、摩托车头盔或骑马者头盔能给予一定的保护。

（3）应对火山灰危害。戴上护目镜、通气管面罩或滑雪镜，保护眼睛。用一块湿布护住嘴和鼻子。或者如果有可能，也可用工业防毒面具。到庇护所后，脱去衣服，彻底洗净暴露在外的皮肤，用干净的水冲洗眼睛。驾车逃离时要记住，火山灰可使路面打滑，应慢速行驶。

（4）应对气体球状物危害。如果附近没有坚实的地下建筑物，跳入水中，逃避球状物。

（5）不要走峡谷路线，因为它可能会变成火山泥流经过的道路。

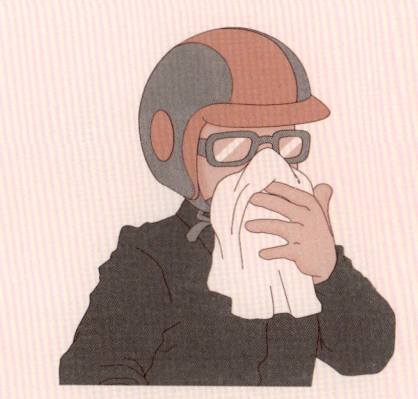

逃离时要武装好自己

由于火山喷发时，火山的热度和火山灰都会对人类造成伤害，所以逃离时一定要武装好自己，将伤害降到最低。具体做法是：戴上头盔，或通气管面罩，或者戴上护目镜，用一块湿布护住嘴和鼻子

遭遇沙尘暴时要保护好自己

来北京求学,毛毛很高兴。出生在南方的她,第一次看到雪花,第一次穿羽绒服……很多的第一次,让她对北京热爱不已。但是最让她痛苦的是,第一次经历沙尘暴。漫天黄沙,下雨般袭来,一切沙沉沉,脏兮兮。

避灾技巧

(1)在沙尘暴天气里尽量减少外出。需要外出时,必须戴上口罩、眼镜,避免沙尘对呼吸道和眼睛的伤害。

(2)不要开窗。如果窗户不严,沙尘严重的话,可用胶带、布条等对窗户进行封闭,减少在家中受沙尘暴影响的程度。

(3)沙尘暴往往伴随着狂风,所以沙尘暴发生时应远离河流、湖泊、水池,以免被吹落水中溺水。

(4)能见度差、视线不好时,应停止行走,不要贸然过马路。可在商场、饭店暂时躲避,或在低洼地带等候,但要离广告牌、树木远些。

(5)步行、骑车、开车时要谨慎,减速慢行。在大风中要远离树木和广告牌,以免被砸伤。

(6)患有呼吸道过敏性疾病的人最好不要外出,一般人也尽量减少待在外面的时间,避免长时间吸入粉尘引发疾病。

(7)对沙尘暴可能诱发的疾病、流行病、传染病,应做好防御准备和治疗工作。

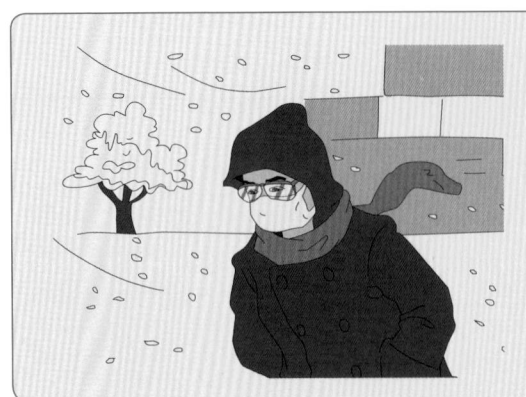

沙尘暴时外出必须全副武装

在有沙尘暴的天气必须外出时,一定要武装好自己。注意保暖,戴上口罩、防风镜。同时要注意远离树木和广告牌等,以免被砸伤

滑冰时掉进冰窟窿

在冰天雪地的冬季，虽然严寒刺骨，但是滑冰带给小胡的乐趣丝毫不减。正尽兴时，突然冰面破裂，小胡掉进了冰窟之中！这种情况下，小胡马上想到了以前在书上看到的自救知识，这才使他幸免于难。

自救技巧

（1）不幸落入冰窟时不要惊慌，保持镇定，大声呼救引起旁人注意，争取尽快得到救助。

（2）用脚踩冰，使身体尽量上浮，保持头部露出水面。

（3）不要乱扑乱打，这样会使冰面破裂加大。

（4）要镇静观察，寻找冰面较厚、裂纹小的地点脱险。此时，身体应尽量靠近冰面边缘，双手伏在冰面上，双足打水，使身体上浮，全身呈伏卧姿势。

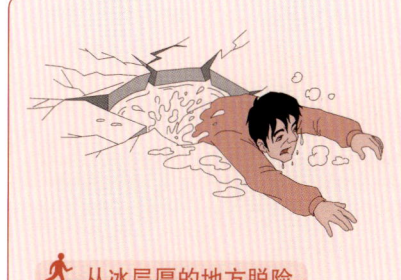

从冰层厚的地方脱险
身体靠向冰层厚的地方，双手伏在冰面上，双足打水，使身体上浮，全身呈伏卧姿势

（5）双臂向前伸张，增加全身接触冰面的面积，慢慢爬行，逐渐远离冰窟。

（6）离开冰窟口，千万不要立即站立，要卧在冰面上，用滚动或爬行的方式到达岸边上岸，以防冰面再次破裂。

（7）小孩子如果发现有人遇险，不可贸然去救，应高声呼喊成年人相助。

（8）在紧急情况下，救人的正确方法是，将木棍、绳索等伸给落水者，自己则趴在冰面上进行营救，要防止营救他人时冰面破裂致使自己也落水。

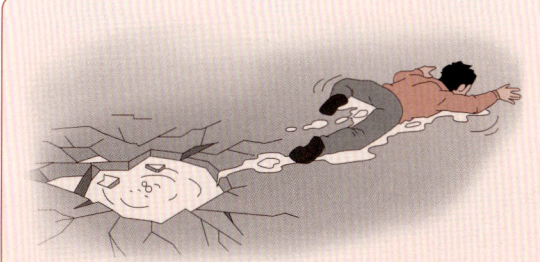

以滚动或爬行的方式远离冰窟
采取滚动或爬行的姿势，可以减少冰面的单位承受面积，减少危险级数

野外游玩时遭遇森林大火

秋冬季节,气候干燥,登山者小郑误将没有完全熄灭的烟蒂随手丢弃,风势正强的情况下引发了一场森林大火。山上水源少,火势蔓延又迅速,此时的小郑只好努力逃生,自己救自己。

自救技巧

(1)发现森林着火时要迅速报警,立即呼救,并向当地政府、森林防火指挥部报告灾情。同时,积极采取措施进行自救。

(2)在森林中遭遇火灾一定要密切关注风向的变化,因为大火的蔓延方向,决定着你逃生的方向是否正确。一般情况下,现场刮起5级以上的大风,火灾就会失控。如果突然感觉到无风的时候更不能麻痹大意,这时往往意味着风向将会发生变化或者逆转。

(3)当烟尘袭来时,用湿毛巾或衣服捂住口鼻迅速躲避。若躲避不及时,应选择附近没有可燃物的平地卧地避烟。切不可选择低洼地或坑、洞,因为低洼地和坑、洞容易沉积烟尘。

森林火灾对人身伤害的来源

在森林火灾中对人身造成的伤害主要来自高温、浓烟和一氧化碳,容易造成热烤中暑、烧伤、窒息或中毒,尤其是一氧化碳具有潜伏性,会降低人的精神敏锐性,中毒后不容易被察觉。所以,一旦发现自己身处森林着火区域,应当使用蘸湿的毛巾捂住口鼻,附近有水的话最好把身上的衣服浸湿,为自己增加一层保护。

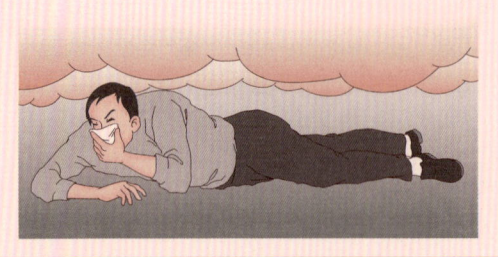

躲避火灾的烟尘

火灾烟尘中的一氧化碳会使人发生中毒而不易察觉,所以应用打湿的毛巾或衣服捂住口鼻后迅速躲避。如果时间不允许,应选择附近没有可燃物的平地卧地避烟

◎ 紧急救命速查图典

（4）逃生方向应选择逆风方向或河流、公路的方向逃生。尽量朝山底寻找逃生方向，否则上了山顶后，不易往山下逃生。

（5）溪流的石滩是天然的防火壁，空阔的空地或是在软沙地挖洞，都是躲避森林大火时可以选择的地方。不要靠近干燥的草或枯死的植物等易燃物。

我国火灾历史灾情

1950年以来，我国年均发生森林火灾13067起，受害森林面积653019公顷，因灾伤亡580人。其中1988年以前，全国年均发生森林火灾15932起，受害森林面积947238公顷，因灾伤亡788人（其中受伤678人，死亡110人）。1988年以后，全国年均发生森林火灾7623起，受害森林面积94002公顷，因灾伤亡196人（其中受伤142人，死亡54人），分别下降52.2%、90.1%和75.3%。

（6）如果被大火包围在半山腰时，要快速向山下跑，切忌往山上跑，通常火势向上蔓延的速度要比人跑的速度快得多。

（7）一旦大火扑来的时候，如果你正处在下风向，要果断地迎风对火突破包围圈，切忌顺风撤离。如果时间允许，可以主动点火烧掉周围的可燃物，当烧出一片空地后，迅速进入空地卧倒避烟。

（8）如果火势很大，逃生时应贴近地面俯行，以免窒息或熏伤眼睛。

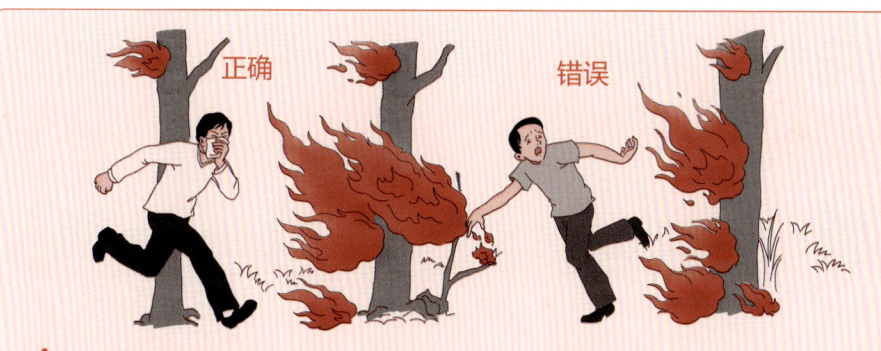

大火迎面扑来时

处在火灾的下风向时，要果断迎风向火突围，但一定要注意做好准备。用水把毛巾打湿，捂住嘴鼻，如果还有足够的水，最好把衣服也打湿。千万不要往火势前进的方向跑

脱离火灾现场后要注意

顺利脱离火灾现场后，还要注意在灾害现场附近休息的时候防止蚊虫或蛇、野兽、毒蜂的侵袭。集体或者结伴出游的朋友应当相互查看一下大家是否都在，如果有掉队的应当及时向当地灭火救灾人员求援。

野外探险时的生存秘笈

紧急救命速查图典

　　一行人相邀去野外旅行，旅行中免不了要在野外宿营，这时大家不知道该怎么办。他们幸运的是，有晓航在。晓航是一位野外探险爱好者。丰富的探险经历，不仅使他更加顽强和勇敢，也让他具有娴熟完备的生存知识。在晓航的带领下，大家很快拥有一块好的宿营地，也得到良好的休息和集结供应。

避灾技巧

　　一、有野外探险计划时，要先做好身体准备，有规律地运动、健身。在出发前，视情况（季节、出行远近），准备好基本装备。

　　（1）衣物。户外活动必备防风、防水、透气、耐磨、保暖、排汗等衣服；鞋子要结实、耐磨、舒适，最好多带几双备用。帽子、手套、袜子、眼镜也必不可少。

　　（2）野营物品。应选择那些携带轻巧方便的睡袋、帐篷、帐篷地席、防潮垫等。

　　（3）照明用具。头灯、手电、营灯、荧光棒、防水打火机等。

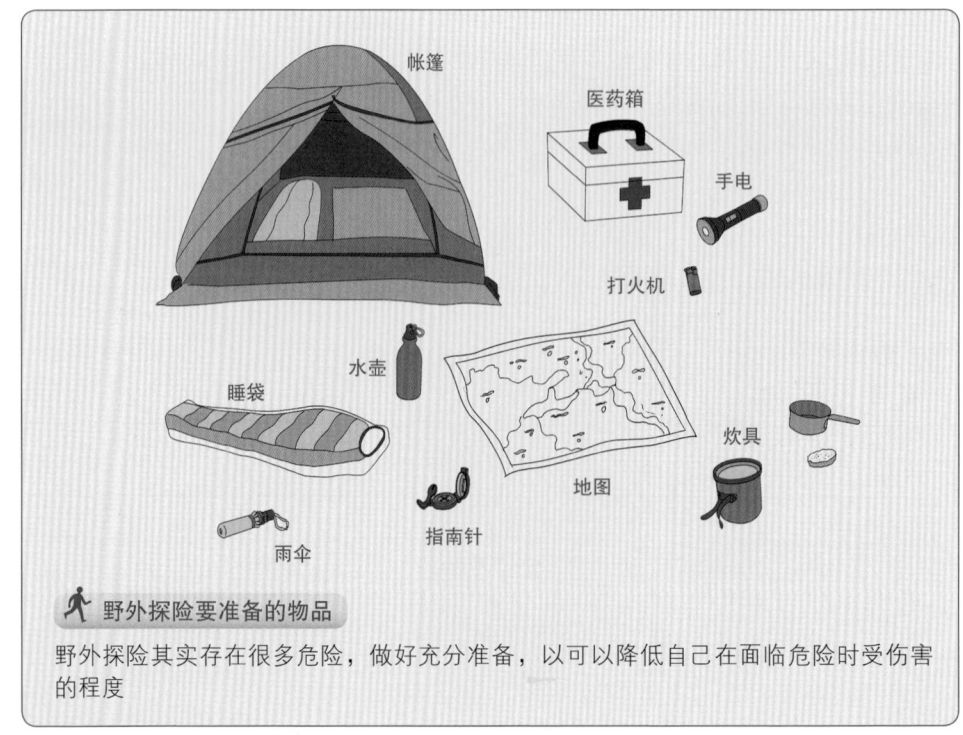

野外探险要准备的物品

野外探险其实存在很多危险，做好充分准备，以可以降低自己在面临危险时受伤害的程度

（4）生活用品。便携、易用的炊具（酒精灯、套锅等），水壶、雨具、地图、指南针等。

（5）医药箱。感冒药、消炎药、黄连素、止血绷带、创可贴、维生素药片、眼药水、红花油等。根据个人的不同需要携带。

二、选择营地时，要尽量注意如下事项：

（1）选择离水源近的地方，以方便饮用和洗漱，要小心水源附近的野生动物。

（2）注意营地上方不要有滚石、滚木，不要在泥石流多发地建营，雷雨天不要在山顶或空旷地区安营，以免遭到雷击。

（3）建营地时要仔细观察营地周围环境，不要建在多蛇、多鼠地带，以防伤人或损坏装备设施。要有驱蚊、虫、蝎药品和防护措施。在营地周围遍撒些草木灰，能非常有效地防止蛇、蝎、毒虫的侵扰。

（4）营地要尽可能地选在日照时间较长的地方。

（5）在野外要保护自然环境，撤营时必须将燃火彻底熄灭。垃圾废物要尽可能带出，丢放在指定的地方，特殊情况无法带走时可将垃圾挖坑掩埋。

（6）点篝火最好选在近水处，或在篝火旁预备些泥土、沙石、青苔等用于及时灭火。

（7）若迷失方向，可使用指南针或带指针的手表正确地辨识。具体方法为：将手表托平，表盘向上，转动手表，将表盒上的时针指向太阳。这时，表的时针与表盘上的12点形成一个夹角，这个夹角的角平分线的延长线方向就是南方。

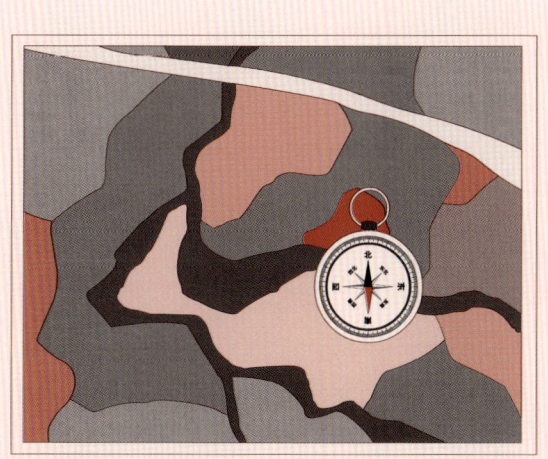

指南针的使用方法

将指南针平放在手上，转动指针，使红色指针与南字重合，其他方向就可以辨别了。然后再按照上北下南的规律把指南针放在地图上，就清楚自己应该朝哪个方向走了。

雷雨天如何避免遭受雷击

夏日午后的大雨伴随着打雷声，涛涛不时地吵闹要出去玩。奶奶耐心地劝阻，并告诉他打雷的天气最好不要外出。雷电的电力可致人烧伤、骨折，甚至死亡，因此遇到打雷时，一定要躲到安全的位置，以防雷击。

避灾技巧

（1）雷雨天气应关好门窗，防止球形雷窜入室内造成危害。电视机的室外天线要与电视机脱离，而与接地线连接。或者在室外天线上加装压敏电阻器，就可起到防雷的作用。

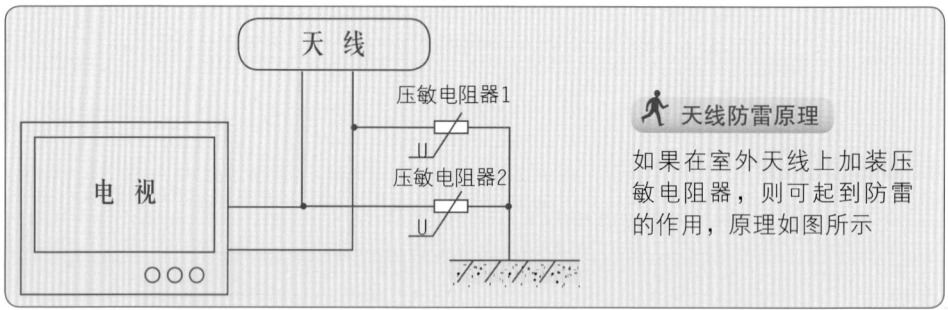

天线防雷原理

如果在室外天线上加装压敏电阻器，则可起到防雷的作用，原理如图所示

（2）不要出去收晾晒在铁丝上的衣物，晾衣用的铁丝不要拉进室内。不要穿潮湿的衣服，不要靠近潮湿的墙壁。

易遭雷击的情况

雷击主要发生在傍晚时分至次日凌晨，山的南坡多于山的北坡；傍湖一面的山坡落雷多于背湖的另一面的山坡；在一定区域范围内高耸突出的房屋、烟囱、草垛等易遭受雷击；旷野中并不很高的房屋，如田野中供休息的草棚、瓜棚、凉亭等易遭受雷击；屋脊、平顶屋屋角、突出物等易遭受雷击；旷野中持有金属物品的人容易遭受雷击；大树、枯老的树木、输电线、高架天线容易遭受雷击……

（3）雷雨天气尽量不要在旷野里行走。若必须时，要穿塑料等不进水的雨衣，摘掉手表、眼镜等金属物品。

（4）不要骑自行车，不要用金属杆的雨伞，不要把带有金属杆的工具如铁锹、锄头等扛在肩上。

（5）为了防止反击事故和跨步电压伤人，要远离建筑物的避雷针及其接地引线。把绝缘的东西放在脚下。

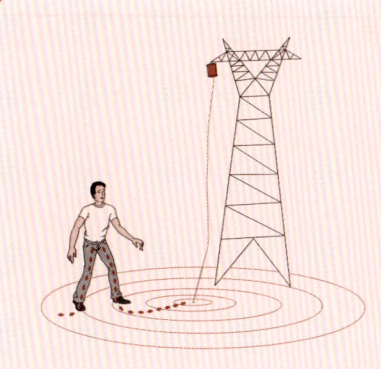

跨步电压引起伤亡的原理

如果人或牲畜站在距离电线落地点8～10米以内，当人的两脚分别站在地面上具有不同对"地"电位的两处时，在人的两脚之间所承受的电位差或电压就可能使人发生触电事故，这种触电叫做跨步电压触电。当发觉跨步电压威胁时，应赶快把双脚并在一起，或尽快用一条腿或两条腿跳着离开危险区。

（6）要远离各种天线、电线杆、高塔、烟囱、旗杆等，如有条件应进入有宽大金属构架、有防雷设施的建筑物或金属壳的汽车和船只里。还要逃离高处，避开树木、草堆、铁路、河流、山洞口、大石下，尽量找个空旷的地方躲避雷击。

雷电发生时

①尽量不用电器，最好拔掉电源插头。
②尽量不要打电话，不要站立在电灯泡下。
③不要使用太阳能热水器淋浴。
④不要靠近室内的金属设备如暖气片、自来水管、下水管等。
⑤要尽量离开电源线、电话线、广播线。

（7）人在遭受雷击前，会突然有头发竖起或头、颈、手处如有蚂蚁爬行感，或皮肤有颤动的感觉，这时应迅速卧倒在地，或选择低洼处蹲下，双脚并拢，双臂抱膝，头部下俯，尽量缩小暴露面。

（8）对于遭击者，应迅速扑灭伤者身上的火。若伤者失去意识，但有呼吸和心跳，应让伤者舒适平卧，自行恢复。安静休息后，再送医院治疗。

（9）对于心跳停止与呼吸停止者，要立即做心肺复苏与人工呼吸。

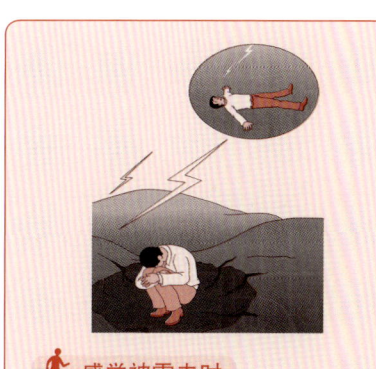

感觉被雷击时

选择低洼处蹲下，双脚并拢，双臂抱膝，头部下俯，尽量缩小暴露面，或迅速躺倒在地

沙漠中遇到危险时如何求生

著名的撒哈拉沙漠曾是三毛笔下的主角。禁不住沙漠壮阔、寂静中的流动和金色的诱惑，小艾来到这里。饱览美景的同时，沙漠风暴也常常来袭。聪明的小艾旅游之前已经做足了功课——掌握沙漠习性和紧急自救，所以一切平安。

避灾技巧

（1）沙漠探险、旅游最好有向导引导，自身要有良好的体能。动身前一定要告知亲友自己的前进路线，出发与抵达的日期。

（2）准备必需品，尤其是充足的水。喝足水、带足水、学会找水；紧急情况下，形形色色的仙人掌、动物的血、昆虫汁液都可以用来止渴。

沙漠中寻找水的方法：①寻找有水"标志"的植物。地面比较潮湿，长有芨芨草、白刺、三角叶杨、梧桐树、柳树、盐香柏、香蒲等植物的四周或地下，一般可以找到水源。②留心观察野生动物活动（尤其是早晨和晚上），有昆虫、苍蝇、走兽、飞鸟的地方，附近一定有水。跟踪它们的足迹，常常可以找到水源。

救命的仙人掌

许多从沙漠中死里逃生的人发现，形形色色的仙人掌恰恰是天然的水库。一名美国飞行员脱险后讲述道："对众多的仙人掌类植物品尝后，我发现一种瓶状的仙人掌含水量最为丰富，只需挤压一下就能畅饮一顿。"在沙漠中有一种仙人掌，据说一次可以挤出4升水。许多人恰恰是对仙人掌心存障碍而与生命失之交臂，活活渴死了。

（3）要"夜行晓宿"，减少在烈日下行动，尽可能地保存体内水分。沙漠气温偏高时，应该搭建帐篷停歇，等待气温降低后再前行。研究表明，能够在沙漠中生存下来，取决于三个相互依赖的因素：周围的温度、人的活动量及饮水的储存量。在阳光直接照射下，即使不进行体力活动，人所消耗的水也要比阴影下多三倍。如果人们将水的消耗降低到最低的限度，生存下来的可能性便随之增加了。

（4）遭遇沙漠风暴时，不要乱跑，尽量辨识风暴走向，躲避到安全的地方，等风暴结束后再行动。

（5）了解沙漠可能生长的可食用的动植物，学会寻找食物的方法。

（6）学会发出求救信号的各种方法。如前进过程中留下记号，绘出SOS求救标志，挥动红色旗帜、衣物，以便救援人员发现和寻找。

沙漠中求生的六个原则

① 喝足水、带足水、学会找水的各种方法。
② 要"夜行晓宿"，千万不可在烈日下行动。
③ 动身前一定要通告自己的前进路线、动身与抵达的日期。
④ 前进过程中留下记号，以便救援人员寻找。
⑤ 学会寻找食物的方法。
⑥ 学会发出求救信号的各种方法。

（7）若遇到有人昏厥、晕倒，及时进行人工呼吸和压胸救助。

心理素质决定生死

在缺水、干渴、炎热、孤独的沙漠之中，失望、焦虑的心理会导致人精神失常，并缩短生存的时间。所以，沙漠生存的一个重要方面，就是平时要加强自身克服困难、战胜孤独、争取胜利的心理训练。

第六章 遭遇歹徒，巧妙应变

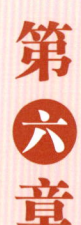

不管社会怎么发展，总有一部分好逸恶劳的人觊觎着别人的钱、财、色等。你匆匆行走在上班或下班的路上，却有一名歹徒突然拿刀扑向你，叫你把身上的钱财交出来，然后还要和你发生关系。此时，你该如何应对？如果钱财可以消灾，你不妨给他；如果涉及生命的存亡，就需要巧妙与歹徒进行周旋了；发生正面冲突时，你还要学会如何有效打击歹徒，为自己赢得生存空间。本章讲述的就是如何应对歹徒的各种侵扰。

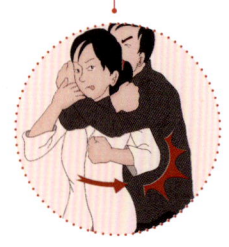

DI-LIU ZHANG

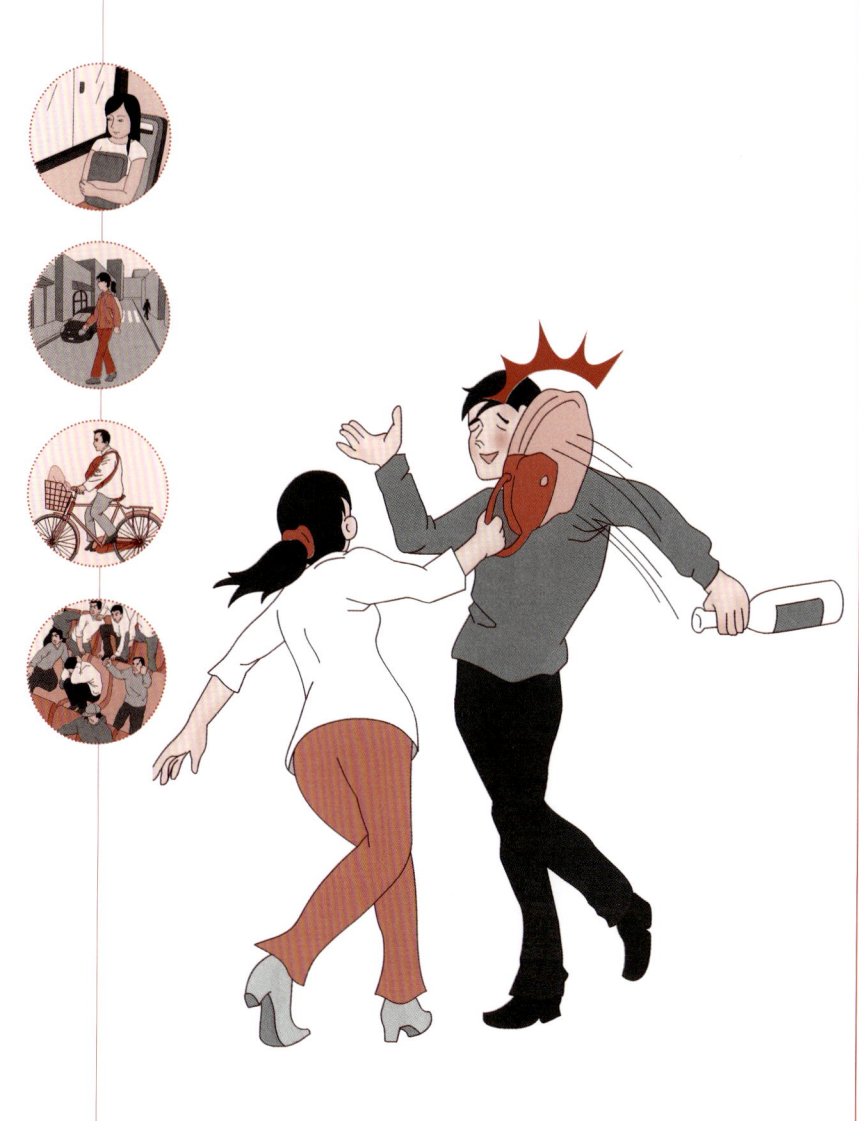

街头行走时遇到歹徒袭击

拿着逛街后的战利品，雅莉高兴地往家走。虽然天色已晚，每日必经的巷子却没有让雅莉感到害怕。不幸的是，这次雅莉没有安全到家。在昏暗的拐角处遭遇到抢劫，惊恐呼救的她财物两空，身体也受了点伤。

自救技巧

（1）独自一人在街上行走时，要留心观察，远离行为可疑或不良之人，千万不要去招惹。

（2）若有可能，尽快逃跑。若不幸被歹徒缠上，需衡量自己的实力，弄清楚歹徒的动机。

（3）若单纯为了钱财，满足歹徒，花钱消灾，生命最重要。

（4）若蓄意伤人甚至有杀人动机，则要趁其不备，努力逃脱或寻求救援。

歹徒从背后袭击时

歹徒从背后突然袭击时，被侵害人的肘部、女性的高跟鞋等都是对付歹徒，帮助逃生的工具

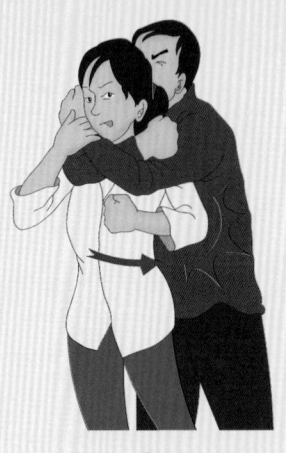

① 被歹徒从身后缠住脖子时，以手肘用力撞击歹徒的腹部

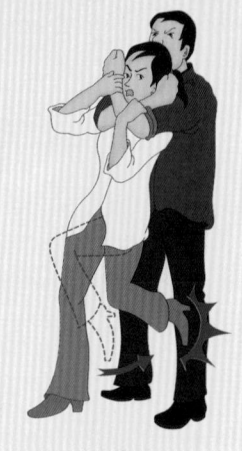

② 用鞋跟猛踢歹徒的胫骨，或猛跺歹徒脚面

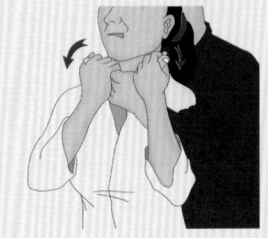

③ 被歹徒卡住喉咙时，要用力扳歹徒的手指

> **避免遭遇歹徒**
>
> ① 外出时，尽量与人同行，因为歹徒袭击的对象往往是单独出行的人，尤其是单身女性。
> ② 必须一个人外出时，尽量走宽敞的大街道、繁华路段，不要贪图近路而穿越偏僻的小街小巷以及一些治安复杂的路段。身上尽量不要携带大量的钱物。

（5）若歹徒卡住受害者喉咙，此时，他的小指最薄弱，可抓住歹徒的小指，用力向外扳，甚至折断歹徒的手指。

（6）若歹徒正面攻击时，则五指并拢，以指尖刺向歹徒喉部；用手指戳向歹徒眼部；用膝盖向歹徒的裆部猛撞。

（7）不要不顾歹徒威胁高声喊叫求救，以防歹徒在情急下伤害自己。

歹徒正面攻击时

歹徒从正面向自己袭来时，要充分利用自己的手指、膝盖等打击歹徒的要害部位，迫其停止对自己的攻击行为

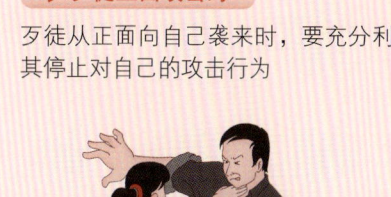

① 五指并拢，以指尖刺向歹徒喉部

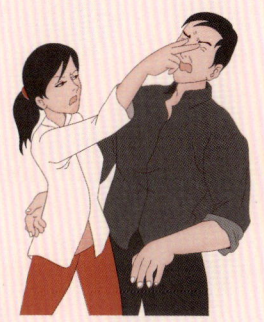

② 用手指戳向歹徒眼部

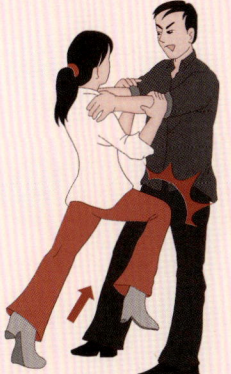

③ 用膝盖猛撞歹徒的裆部

第六章 遭遇歹徒，巧妙应变

被色狼纠缠时要巧妙避开

> 漂亮是女孩们不可磨灭的追求和理想，可它也可能带来灾难。美丽可人的小雅走在路上格外引人注目。一天，小雅加班到很晚才离开办公室。回家的路上不幸遭遇色狼侵袭。虽很快被救，但是噩梦从此开始，身心也受到严重伤害。

自救技巧

（1）遭遇危险时，机智地大声喊叫，如"失火了"更能引人注意。

（2）设法靠近明亮的地方，或按就近民宅的门铃，请求帮助。

（3）受到侵犯，不要慌乱，让歹徒放松警惕，尽量不要让其把自己带到人少的地方。

安全避险要做到

① 尽量避开与一两个陌生人搭乘电梯；若必须时，选择站在电梯按钮或报警电话旁。

② 不要独自到偏僻的地方去。避免走夜路，不得已时，尽量走人多、灯亮的地方。

（4）如果身上带有口哨、电击棒或喷雾剂，则可以立刻吹响口哨或使用电击棒、喷雾剂来对付歹徒。

（5）如果身上没带武器，则可以拿身旁的石头、木棍等，攻击歹徒最脆弱的部位，并立刻脱逃。

（6）遇到办公室里的色狼，最重要的是勇敢说"不"，让对方知道无机可乘，并避免与之单独相处。同时保留证据，向有关部门举报。

（7）面对网络，必须提高警惕，不要轻信网友，与网友见面要结伴而行，并告知家人。不要到偏僻的地方、不食用来源不明的食物。

如何避免被强奸

> 巧巧是一个可爱漂亮的女孩子。一次独自在家时,一个自称是爸爸同事的人来敲门,说是来给他们家送东西,从防盗眼看去,来人确实提着东西,而且还报出了爸爸的名字。单纯的巧巧开了门,却不幸遭到了强奸。

防范技巧

(1)避免深夜只身步行或单独搭车。如果必须只身行路时,最好准备一个随身携带的手握气体警报器,并置于随手可拿到的地方。

(2)夏天尤其是晚上,尽量不要穿暴露的衣服上街,因为漂亮女孩穿着暴露的衣服很容易成为歹徒锁定的目标。

(3)女孩子一个人外出时,一定要告诉家人或朋友自己要去的地方和回来的时间,乃至所乘的出租车车牌号。

(4)独居女子应在门外虚加另一男生姓名,假装有人合住,可减少被歹徒锁定为侵犯目标的可能性。

(5)大门上一定要安装防盗眼和防盗键。有人敲门时,要先确定来访者身份后再确定是否开门。

(6)尽量不要和陌生男人搭乘同一电梯,为了安全起见,宁可等下一趟电梯。

(7)不要单独和男性喝酒,尤其是不太熟悉的男人,也不要单独在有男性的房子里过夜。

女孩子醉酒容易成为被强奸的对象

醉酒后的女孩子反抗能力最差,心术不正的男人这时很容易趁机行非法之事。或者如果身边的男人也喝了酒,就会失去理智。许多女孩子在聚会时喝醉酒后遭遇强奸。所以,女孩子在聚会时,尽量不要喝酒,即使喝酒,也要控制自己的酒量,使自己随时保持清醒。

(8)不要吃喝陌生人的任何东西,没开封的也不要。在公众场合打开的东西出去一趟再回来就不要再吃再喝了。

女孩被强奸后怎么办

外出打工的小霞被一名工友强烈追求。在大家的起哄和撮合下，小霞终于答应和他一起约会。可是就在约会的当晚，单纯、可怜的小霞被这个心术不正的工友强奸了。小霞所遭受的心理、生理创伤，对她来说一辈子也无法痊愈。

应对技巧

（1）遇到危险时，如果周围有人，要大声呼救，引起周围人的注意，也可借此吓跑歹徒。如果附近只有自己和歹徒，要设法与歹徒周旋，并选择适当的时机逃脱。

（2）遭遇强奸时，不要惊慌失措，努力冷静下来，思索对策。

无力反抗时，要巧妙摆脱困境

① 无力反抗歹徒时，装作顺从的样子会使歹徒放松警惕，可以更好地寻找逃跑的机会，也可以避免被歹徒杀害。

② 反抗不过歹徒时，装疯卖傻也可以让歹徒以为你害怕了，所以才导致这样。有些女孩采取这种方式逃出歹徒魔掌后，迅速报警，从而将歹徒绳之以法。

（3）在反抗中注意攻击对方的薄弱部位，如肚子、眼睛、要害部位等。如在对方强吻自己时，趁机将歹徒的舌头咬下；或者在对方阴茎挺起后，用力折断。

（4）记住罪犯的相貌特征，以便日后帮助警方缉拿凶犯。

（5）若受害人失去意识，则立即救助，进行心脏按摩和人工呼吸，帮助其恢复呼吸。

（6）出现严重出血、骨折等情形时，进行紧急处理后，要立即送往医院接受进一步治疗。

（7）先取证受害人身上的线索或证据，再让受害者换衣服、淋浴、刷牙，清洗衣物等。

（8）立刻报警，并打电话告诉医生受害人的身体状况。

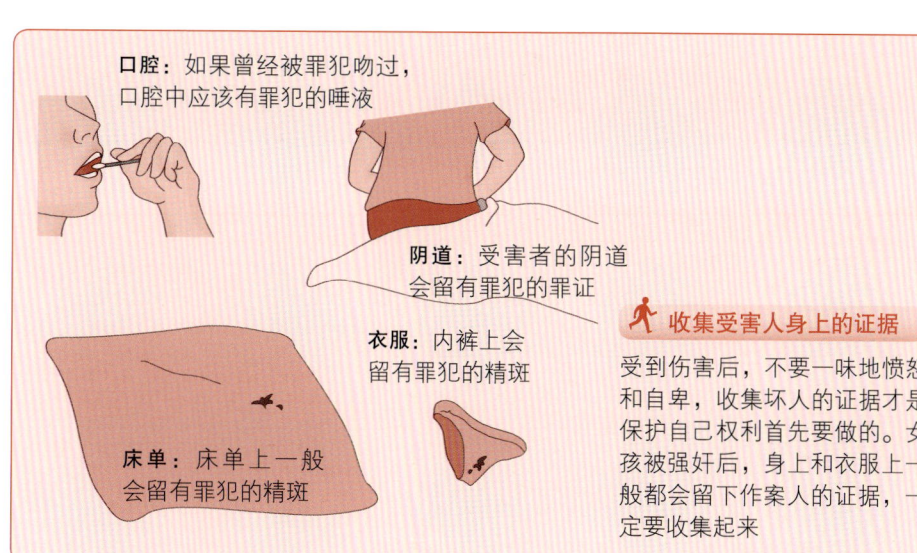

口腔：如果曾经被罪犯吻过，口腔中应该有罪犯的唾液

阴道：受害者的阴道会留有罪犯的罪证

衣服：内裤上会留有罪犯的精斑

床单：床单上一般会留有罪犯的精斑

🏃 收集受害人身上的证据

受到伤害后，不要一味地愤怒和自卑，收集坏人的证据才是保护自己权利首先要做的。女孩被强奸后，身上和衣服上一般都会留下作案人的证据，一定要收集起来。

（9）去医院给受害者做全身检查，包括口腔、阴道、直肠的采样，检验是否感染性病，甚至艾滋病。

艾滋病是一种危险的病毒

艾滋病简称HIV，是一种能攻击人体免疫系统的病毒。它把人体免疫系统中最重要的T4淋巴细胞作为攻击目标，大量吞噬破坏T4淋巴细胞，从而破坏人的免疫系统，最终使免疫系统崩溃，人体因丧失对各种疾病的抵抗能力而发病并死亡。艾滋病病毒在人体内的潜伏期平均为2~10年。

艾滋病传播途径

艾滋病主要是通过性行为、体液的交流而传播。体液主要有：精液、血液、阴道分泌物、乳汁、脑脊液和有神经症状者的脑组织中。其他体液如眼泪、唾液和汗液，存在的数量很少，一般不会导致艾滋病的传播。

（10）检查完后，反复清洗受害人的阴道内部与外部。用1升的温水，加入5汤匙的酸性液，避免用冷水冲洗。

（11）千万不要让受害者独处，以免发生不测。同时给予受害者宁静的房间休养，以免再次受到刺激。身边人要注意对受害人的心理安慰，尤其是受害人的男朋友或丈夫，宽大的胸怀此时显得特别重要。

（12）有条件的话，陪患者一起去看心理医生。受害者被强暴后，心理的创伤一般很难愈合，去看心理医生，可以帮助受害人尽快恢复。

遭遇匪徒抢劫，保命最重要

◎ 紧急救命速查图典

近年来，社会治安日益恶化，抢劫案频传。从传统的抢劫金饰店，到目前的抢劫便利商店，人人莫不闻"抢"变色。抢劫不限于晚上，白天也常常会发生。年迈的李爷爷只好闭门不出，以防不测。

自救技巧

一、歹徒抢劫的对象一般是单身出行的人，尤其是单身出行的女性较多，抢劫地点往往集中在偏僻的地方，在大街上抢劫往往是被害人背包放在一侧的比较多。所以，很多时候被抢劫是可以避免的。

（1）晚上回家时，尽量结伴同行直到抵达家门口。不要走偏僻无人的小巷子，晚上要选择灯火通明的街道。

（2）身上的背包尽量放在身体的前面，放在身体的两侧遭受抢劫的概率比较大。也不要放在敞开的车篓里，以免歹徒飞车抢劫。

（3）钥匙上可附上邮区代号，但不要写下姓名住址，以免被窃贼得知。

（4）夜间外出要携带手电筒，若遇到歹徒袭击，可用其照歹徒的眼睛，也可充作短棒自卫。

（5）出租车司机要加强防范，提高警惕。拒绝可疑人员上车，尽量不要送乘客去生僻、偏远的地方。

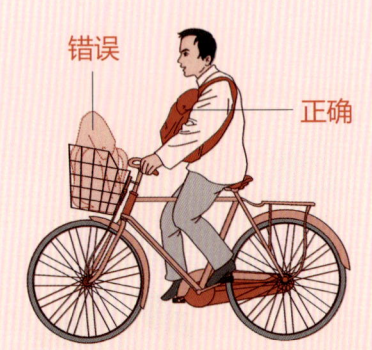

骑车时将背包放在面前

在路上，尤其是骑车时，尽量不要将背包放在身体的两侧，也不要放在车前的框内，而要尽量背在胸前，这样歹徒抢劫起来就不是很容易了

出租车司机要警惕

出租车司机要提高自身的防范意识，不要将手机、钱包等物随便放置在仪表盘、挡位旁等犯罪分子易下手的地方。同时，有多人搭乘时，更应提高警惕。如果发现自己的钱物被盗应该尽快与警方取得联系，尽量记住案犯的体貌特征，为警方破案提供线索。

（6）看守库房的人员，彼此可约定暗语，遇到匪徒抢劫时，就可以拖延时间，并趁机报警。

二、如果不幸被抢劫，保住性命是最重要的，尽可能与歹徒巧妙周旋，争取脱身的机会。

（1）被抢劫时，保持镇静，不要跟匪徒缠斗，首先要保护性命，其次是尽可能地减少损失。

（2）若匪徒索要皮夹或钱包，可将其丢向远处创造逃生的机会。不可行的话，顺从匪徒不要有所争执。

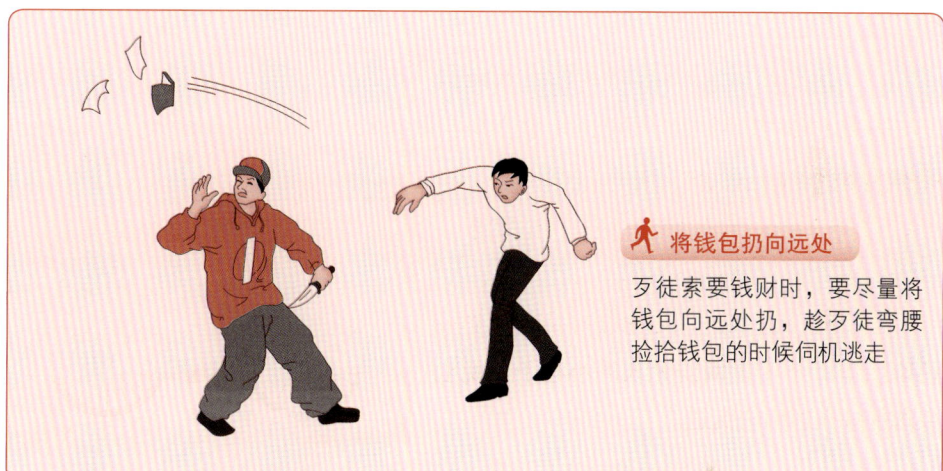

将钱包扔向远处

歹徒索要钱财时，要尽量将钱包向远处扔，趁歹徒弯腰捡拾钱包的时候伺机逃走

（3）记清楚歹徒的容貌、特征、声音，以及车牌号码、车型、车子颜色，以便日后追缉凶手。

（4）若遭遇歹徒捆绑时，一定要把肌肉绷紧，这样会比较容易把结打开，减少身体损伤。

（5）脱险后立即报警，尽可能地报告歹徒逃逸的方向、面部特征、乘车牌号等。

（6）事后口供或用笔记下案情细节，以供警方备案、捉拿罪犯。

什么情况下拨打110？

① 当正在发生杀人、抢劫、绑架、强奸、伤害、盗窃、抢夺、流氓、贩毒等刑事案件时；

② 当正在发生扰乱商店、车站、娱乐场所公共秩序，赌博、卖淫嫖娼、结伙斗殴等治安案件时；

③ 当发生各种自然灾害事故时；

④ 当发生重大责任事故时；

⑤ 当您突遇危难无力解决时；

⑥ 当您要举报违法犯罪线索时。

第六章　遭遇歹徒，巧妙应变

 如何应对陌生电话的骚扰

李先生出差夜宿宾馆，睡意正浓时，电话铃声不绝于耳。接通以后，第一次是对方长久不说话，第二次是询问是否需要服务，第三次是有人打错电话……气急败坏的李先生拔掉电话线插头，发誓以后再也不住这家宾馆了。

应对技巧

（1）尽量不要接或回复陌生人的电话、短信。但不能一概而论，以防有重要的紧急事情，自己无法得知。可与经常通电话的亲朋好友约定暗号，如：响两声再挂断，重打。

（2）接听电话时，只需说一声"喂"，可静听对方的表现。若状况异常，不要告诉对方自己的电话号码。通常电话骚扰者，只是随手乱拨，记不清刚才所拨的号码。在弄清楚对方意图后，立即挂断电话。

都是哪些人在打骚扰电话？

打骚扰电话的人中一些是长期独居、心理有些变态的人，闲极无聊用猥亵的言辞扰人取乐。还有一些是与当事人有矛盾的，故意打骚扰电话以泄私愤。

（3）倘若是泄私愤的骚扰电话，在听清楚对方的意图之后，应该立即挂断电话，不要试图与对方讲道理。

（4）如果对方说"你怎么把我忘了"或"你怎么不记得我了"这样的话，这时一定要提高警惕，可询问对方一些相关问题，如你们相识的经过等，若声音还是很陌生，或实在想不起来，就要马上挂断电话。

应对骚扰电话有方法

① 采取拍照、留言、调取来电记录等方式收集拨打骚扰电话者的证据。
② 在得到警方支持的情况下，到电信局或移动公司查明骚扰电话号码的用户。
③ 收集被骚扰电话损害健康的证明，以便起诉打骚扰电话者。

（5）若你挂断电话后，对方又打来，这时就可以告诉他，你的电话有来电显示功能，若不挂断将报警。

（6）告知家人、孩子、朋友不要随便向外人泄露电话号码。

接到恐吓电话该怎么办？

接到恐吓电话时要镇定，在与恐吓者周旋的同时，迅速报警是明智之举。

① 为拖延时间，可假意答应恐吓者的条件，如向他指定的账户里存钱。

② 若他再次打来电话，可诱使恐吓者多讲话，增加警方追踪的线索。

③ 一定要相信警方，按照警方的安排行事，才能既减少损失，又能尽快抓住犯罪嫌疑人。

（7）接通电话但不说话，直接从经济基础上摧毁骚扰者；或将话筒放在离音响最近的地方，把音量开到最大，击败骚扰者。

（8）把自家的电话机换成传真机，晚上临睡时把固定电话插头拔下，接在传真机上，并把功能设置成不用响铃就可以自动接发信号。只要对方一拨通该电话，传真机就自动发信号并开始计费。这样，恶意呼叫者只要不怕花钱就尽管打好了。

（9）可进行拦截电话设置、屏蔽黑名单等；不得已时，装置插座电话，或更改电话号码，登记时可采用化名或申请隐名。

（10）可以通过采取留言、调取来电记录、尽量延长与歹徒讲话的时间等方式收集拨打骚扰电话者的证据，然后向警方报警，以便于使警方追踪电话来源。

四种措施应对持续骚扰电话

① 不要打断对方的讲话，应该让他讲下去，留心倾听。如伴有急速的信号声表示电话可能是从公用电话亭打出；还要留心电话另一端是否传来其他声音，以此判断对方的位置；还要注意对方说话是否有口音，为警方破案提供尽可能多的线索。

② 在谈话的时候，尽快请人用另一电话报警，警方便可追踪骚扰电话的来源。

③ 若警方正在追查电话的来源，要尽可能地诱导对方讲下去，通常骚扰者爱夸夸其谈，喜欢与顺从的人交谈。

④ 在警方没有破案之前，尽量不要惊动骚扰者，争取在他肆无忌惮时将其抓获。

公众场合发现炸弹时怎么办

和平的社会也存在着不和谐的因素。恐怖分子，常常使大家听闻色变，但也总感觉自己身边不会有。不怕一万，就怕万一。小青去商场购物，突然遭遇恐怖分子利用炸弹威胁抢劫珠宝。危难之中的小青该怎么办呢？

应对技巧

（1）如发现可疑、不明包裹或箱子，请勿触摸，远离并告知他人离开。没有确定可疑物之前，不要高喊"炸弹"或其他令人恐慌的言辞。

（2）向有关人员如警察、交通督导、保安等报告发现的可疑物品；或尽快打电话报警，让相关部门或防爆专家来处理。

（3）若经缜密核查后仍不能消除疑虑，应把包裹放置原处进行隔离，并标示出此为危险地带。

（4）附近若有玻璃门窗，通知周围的人远离这些门窗，以防爆炸时被碎片刺伤。

（5）若在附近发现可疑人士，记下其体貌特征，供警方参考。

（6）若手边有相机或录像机，应当场拍下四周的人物，留下证据以查找可疑人物。

（7）若是炸弹不幸爆炸，应立即通知警方，并尽力救助伤者。

（8）把爆炸当时的状况仔细地记录下来，告知或交予警方。

（9）提防人体炸弹。发现时，要先发制"人"。尽量游说和控制身绑炸弹的人，千万不要激怒和刺激他。

公共场所有哪些"保护神"？

①在公共场所周围，均有红底黄字的"报警开关"标志，箭头指向位置即按钮位置，下推为报警电话。

②走廊配有干粉灭火器箱，上面贴有红色"灭火器"标志。

③楼层内设有事故照明灯，可见清晰的"紧急出口"标志。

④在走廊或者楼梯，有消防栓，附近配有消防带。

被歹徒跟踪要巧妙摆脱

晓晓晚自习放学回家需要穿行胡同，每到夜晚爸爸都会去接她。可是爸爸出差这天，因为妈妈要加班，所以晓晓只好一个人走那段路。发觉有人鬼鬼祟祟地跟着她，晓晓虽然有些害怕，但是根据爸爸妈妈教给她的方法成功地摆脱了危险。

应对技巧

（1）平常不走偏僻的路或夜路，避免遭到歹徒跟踪。

（2）若不幸成为歹徒觊觎的对象，应镇定处理，找寻机会自救。

（3）怀疑被跟踪时，可在安全无车时不经斑马线、地下道等而直接穿越大马路，检视对方是否一样跟随；若对方未跟来，则走进购物人潮中，借由人群掩护而脱离跟踪。

（4）被跟踪时，可到公交车站立刻搭乘任一进站车辆，并立于门旁。如果歹徒跟踪上车，则在公交车关门前立刻下车，摆脱歹徒（也可使用百货公司的电梯）；如果歹徒没有跟踪上车，为了安全起见，宁可坐一站车，然后再回来。

（5）快步走向明亮的公共场所、人多的地点或向最近的住家按铃求援。

（6）打电话给家人或朋友，请求帮助。但切记，若在阴暗的小巷或偏僻的地方时，请勿打电话，以防歹徒趁机行凶。

（7）设法引起别人的注意，如弄响车子的警报器，借此吓阻歹徒。

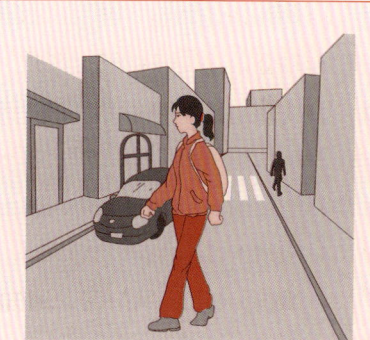

①

转变路线，不经斑马路而直接过马路，看歹徒是否跟踪

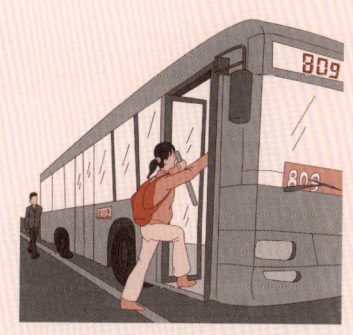

②

在公交站牌搭乘公交车，看歹徒是否跟踪上车

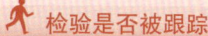

检验是否被跟踪

第六章 遭遇歹徒，巧妙应变

搭车时要保证人财安全

紧急救命速查图典

搭便车是背包客（背包旅行的人）旅行途中经常遇到的事情。虽然搭便车方便了他们前往下一目的地，但是也会有危险的存在。震惊世界的连环杀手案之一就是，众多的背包客被所搭便车车主枪击或锤击致死。

应对技巧

（1）若在拥挤的公交车上受到性骚扰或扒手，要立即制止。用眼神警告，并远离骚扰者和扒手，或保护好自己的包等。

（2）若对方继续不轨行为，可以大声呵斥他，比如说"我要叫警察了"，让车上的乘客都听见，迫使其收敛自己的不轨行为。

（3）在候车或下车时，若有陌生人询问是否要搭便车，要回绝，或不予理睬，千万不要贪图小便宜。如果下车后有歹徒跟踪，可偶尔更换回家路线，让歹徒没有依据可循。

（4）乘车时，不睡觉、不打盹儿，并把包放在自己膝盖上、身前，用手抱住。千万不要将重要包裹放在身体一侧，更不要放在行李架上。不要将装有钱、证件、手机等贵重物品的衣服挂在衣帽钩上。

车上扒手的特征

① 扒手大多穿着较少，喜欢随身携带的物品有书、报纸、杂志和小型手包，用以掩护作案。
② 扒手的眼睛与平常旅客不同，他们上车后不找座位，喜欢东张西望，重点是看旅客行李和钱物。
③ 扒手喜欢买短途车票，以便于得手后及时离开。
④ 扒手喜欢在车厢内频繁走动，不常坐在固定的座位上，为的是方便寻找作案目标。

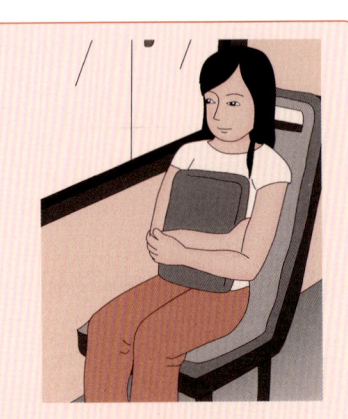

乘车时重要包裹要放好

乘车时，一定要将重要的包裹为放在自己的胸前或膝盖上，并用手抱住

（5）搭乘火车时，不要独自待在空的车厢里，尤其是晚上的时候，一定要选择人多的车厢就坐，减少歹徒可乘之机。

（6）搭计程车时，最好结伴搭车，要选择车内明亮的车子，并记下车牌号码。

（7）注意观察副驾驶座前方是否放有带有照片的驾驶执业登记证，并辨别其真假。如果发觉车上没有驾驶执业登记证或者怀疑证是假的，要尽快想办法下车。

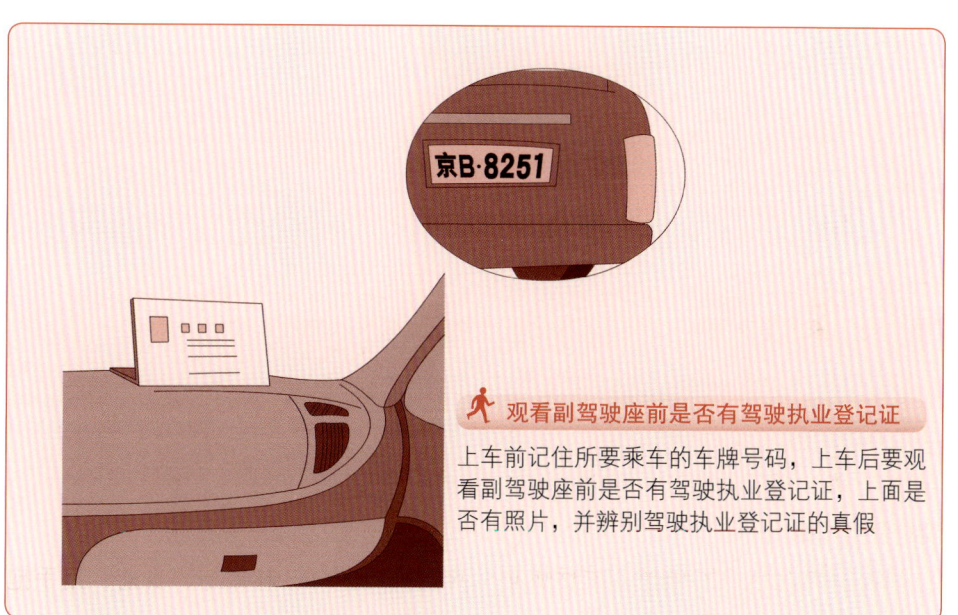

观看副驾驶座前是否有驾驶执业登记证

上车前记住所要乘车的车牌号码，上车后要观看副驾驶座前是否有驾驶执业登记证，上面是否有照片，并辨别驾驶执业登记证的真假

（8）若发现司机行驶路线有异时，要立即告诉司机走错了路，并提高警惕，想办法尽快下车。

（9）如果歹徒索要财物时，将金钱或贵重物品给予歹徒，并借口提款给歹徒，找机会趁机脱逃。

（10）趁歹徒不注意用随身携带的口红在车窗上写上"救命"或拿起衣服向外挥舞，向路人求救。

（11）用雨伞、梳子、高跟鞋攻击歹徒脆弱部位：五官、喉咙、膝部等。

受到醉汉骚扰要巧妙应对

夏日夜晚，小英喜欢和朋友一起吃大排档。看到一些人喝得酩酊大醉甚至惹是生非，小英总是远远避开。可是无奈醉酒者恶习不改，小英终没逃过一劫。遭到醉汉骚扰，小英极为不悦，但是只能忍着。因为她知道，醉汉的情绪变化极大，反抗或争执有时也会酿成灾祸。

自救技巧

（1）遇到喝醉酒的人不要理会和招惹他，尽可能绕道避开。

遇到醉汉要躲着走

醉酒的人很容易失去理智，而且，醉汉的情绪变化极大，如果与醉汉发生正面冲突，一不小心可能会酿成灾祸。所以，在路上遇到喝醉酒的人最好远远躲着走。伺机逃跑。

（2）若无法避开，则应保持镇定，与醉汉周旋，然后伺机离开。

（3）若醉汉闹事，尝试用强硬的语气呵斥，醉汉大都是欺软怕硬。若无效时，则立刻放声大叫，吸引旁人的注意，请求帮助。

（4）若在火车上遭醉汉纠缠，可立刻找来火车上的乘务员，或触按火车上的警铃。

（5）若遭醉汉袭击，一边放声大叫，一边挥动背包、竹棒之类的东西，阻止醉汉靠近。

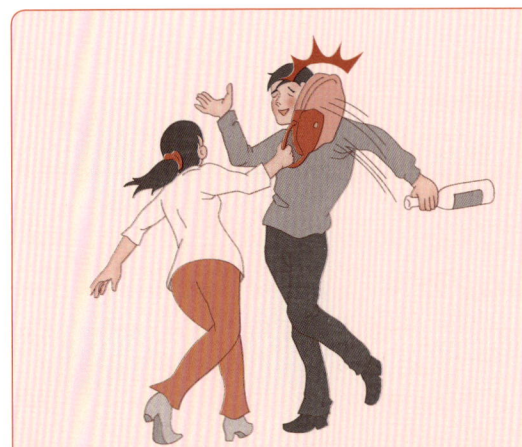

用背包抡向歹徒的头部

当与歹徒发生冲突时，要用随身携带的背包狠狠抡向歹徒的头部，阻止其靠近，并伺机逃跑

遭到精神病患者攻击时如何逃生

> 小慧是某大学文学院的学生。因为跟随老师做精神病课题，她经常到精神病院接触和了解那些精神病患者。在一次来访时，一位精神病患者突然抓住小惠的头发，边打边喊："打死你这个狐狸精……"像精神病患者这种异于常人的行为，不可不防。

自救技巧

（1）发现精神病患者时要尽量远离，不要好奇观看。更不要挑逗、戏弄、取笑精神病患者，不要刺激他们，以免招致不必要的伤害。

（2）尊重精神病患者，尽量满足其合理要求。不要与患者争执，不要揭患者短处，不要当着患者的面过多地谈论病情。

精神病患者一般有4种情况

① 脾气比较暴躁，喜欢砸东西，扔掉一些本来还有用处的物品。
② 自我封闭，这类人一旦得病都不会轻易开口说话。
③ 脑神经好像受了什么刺激，话特别多。
④ 完全失去自我意识，根本不知道自己是谁，也不知道判断自己的行为是对还是错。

（3）观察患者病情变化，并采用相应的措施。如对狂躁患者要少交谈，保持环境的安静。

（4）若遭到患者攻击，一定要保持镇静，切勿惊慌失措。设法平息患者的情绪，不要尖叫，这样只会使精神病患者更兴奋。

（5）趁精神病患者精神恍惚或不注意的时候，赶快逃跑。

应对精神病患者的解决方案

要治好患者的病，需要患者、患者的家属、医生三方面的共同努力。
① 先找出患者属于哪类，然后对症下"药"。
② 帮患者找出病根，再寻求解决方法。
③ 让患者和心理医生单独谈谈，看能不能解开患者心中的结。
④ 解铃还需系铃人，患者的痊愈关键还在于患者自己。

在电梯里遭到歹徒侵扰

马先生居住、上班的地方都处于高楼大厦中,搭乘电梯已成为他生活中不可或缺的一部分。而电梯时常也是歹徒作案的场所,马先生曾在电梯内遭受歹徒袭击。自此以后,马先生搭乘电梯时,都会格外小心谨慎。

自救技巧

(1)若在等电梯时,发觉有不曾见过的陌生人,要避免与其搭乘同一班电梯,宁可多等一会儿再搭乘。

(2)进入电梯时,要立即站到电梯控制键前或紧急电话处。一旦发生危险,可尽快逃离或报警。

(3)发现有可疑、不善之人进入电梯,要立即按下所有楼层按钮,尽快在下一层楼离开电梯。

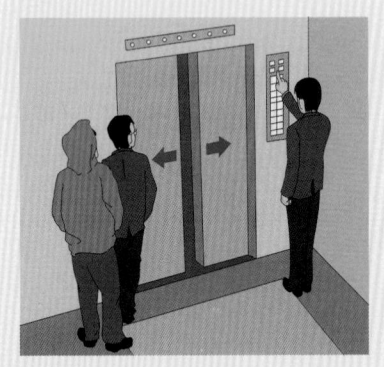

站对位置很重要

乘坐电梯时,要尽量站在电梯控制键旁,发生危险时,可以迅速逃离或报警

不要乱按电梯按钮

不管遇到什么情况,切忌乱按电梯按钮,因为乱按之后,电脑的程序发生紊乱,可能会突然启动或者停下,产生很大的机械破坏力,也容易造成人员伤亡。

(4)遇到骚扰时,一定要严厉拒绝。若见歹徒持有凶器,应尽量拖延时间,并伺机报警求救。

(5)平时要注意锻炼,学习一些防身术如跆拳道、散打等。在电梯遭袭无助时,可以用武力制伏歹徒。

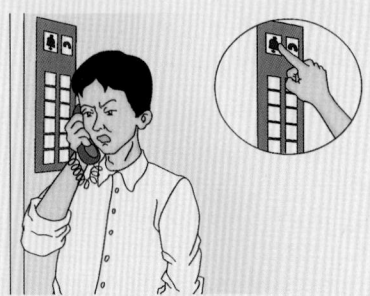

按报警铃求救

在电梯中遇到歹徒骚扰时,要找机会按报警铃向外界人员求救

在停车场内遭到歹徒侵扰

停车场内,梁柱多,阴暗不明,通常不会有人出没,但却是最容易窝藏歹徒的地方,不可不谨慎。但是秦先生总是不以为意,心存侥幸。停车、锁门,正准备转身离开时,一名歹徒从背后用刀直抵秦先生的脖子,勒索钱财。无奈之下,秦先生只好掏出包中的两万元现金破财消灾。

自救技巧

(1)平时要熟悉自己经常停车的停车场附近的环境,记牢紧急出口路线,以备不时之需。

(2)若是自家的停车场,进出前应先察看是否正常,并养成进出马上关铁门的习惯,以防歹徒藏匿其中。

(3)不要在停车场内待太久,启动或停好车子后要立刻离去。

(4)保管好自己的钱财,贵重物品不要放在车内,避免成为歹徒侵袭的目标。

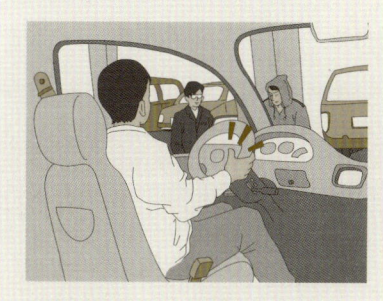

车内躲避和报警

发现停车场附近有可疑人物出现时,迅速关好车窗、锁上门,不断按喇叭以引起旁人的注意

(5)若发现附近有歹徒出没,应立即躲进车内,关好车窗,锁上车门,并持续按喇叭,请求救援。此举也可引起旁人的注意,将歹徒吓跑。

(6)不幸遭遇歹徒侵袭时,若没有能力不要与其争执、反抗,保住性命最重要,尽量拖延时间,寻求救助。

(7)迫不得已时,可开车冲撞歹徒以求自保。

单身女性驾车要小心

单身女性驾车时,最好不要独自开夜车,无论是在停车场还是其他场合,都要留意四周有无可疑人员,上车后尽快锁上车门;有车在身边异常停下时要特别警惕,遇有车窗被砸等暴力行为,不要慌张,迅速起步离开,一旦遭到侵害,要及时报案。

被绑架时要学会自救

紧急救命速查图典

天色已晚，本应到家的贝贝还不见身影。久等无果，家人赶紧四处寻找。突然接到陌生电话，要求家人准备一百万元并按他们的要求做，贝贝才可平安。着急的家人一边打电话报警，一边做好准备。妈妈最担心的是，可怜的贝贝怎样了？会不会保护自己呢？

自救技巧

（1）若不幸遭歹徒绑架，应镇静机灵，切莫与歹徒发生口角冲突，以免激怒歹徒。可以表面上装出顺从的样子，降低歹徒的戒备心，然后再寻找机会脱身。

（2）若歹徒问家中电话号码、地址，须据实以告，借此机会让家人及警方营救你。

（3）仔细观察周围情况，寻找机会逃走。如要求上厕所，然后趁机逃到附近人多的地方。

（4）被捆绑时，不要一味反抗，稍微配合以使身体不受伤害。把肌肉绷紧，这样比较容易把结打开。

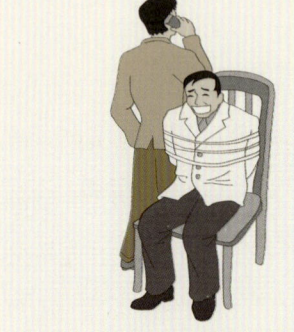

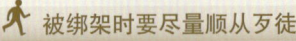
被绑架时要尽量顺从歹徒

被绑架时，要尽量避免与歹徒发生正面冲突，装作顺从的样子反而能迷惑歹徒，使其放松警惕，为自己寻机脱身做准备

（5）嘴上的胶带可以用舌头舔，唾液可使胶带渐失功效，或用嘴摩擦坚硬物件。挣脱后根据情况决定是否呼救。

（6）要保持良好的心理状态，尽量保存体力，强迫自己多进食、饮水，保存体力。

（7）熟记歹徒的容颜、特征、车牌号码、车型及歹徒对话内容，以便警方缉拿凶犯。

爱心提示

◎与可疑的陌生人保持距离，当陌生人问路时切记不要上车带路，并与陌生人的车保持距离。

◎如果在途中发现有人盯梢跟踪，应及时将其甩掉并报警。

深夜回家被人用刀刺中腹部

近年来飙车杀人事件频传,有些不良青少年常在夜间成群结党飙车,并沿途挥刀砍人,而在都市中也常发生抢劫杀人事件。作为民警的小辉深知社会治安不稳,所以通常避免深夜出行。可是偶尔一次深夜回家还是不幸被歹徒用刀子刺入腹中。虽剧痛难忍,理智的小辉紧急处理后却保全了性命。

救助技巧

（1）刀子刺入腹中时,千万不可拔出刀子,以免导致大量出血或使腹腔内器官流出。

（2）不要任意活动,用布将刀子固定。若已将刀子拔出,则用洁净的布条紧紧包扎腹部伤口,用以压迫止血。

（3）若腹腔内的器官如结肠、小肠脱出体外,不要将其压塞回腹腔内,而要采用特殊的方法进行包扎。先用大块的纱布覆盖在脱出的内脏上,再用纱布卷成保护圈,放在脱出的内脏周围,保护圈可用碗或皮带圈代替,再用三角巾包扎,使保护圈固定。

（4）让伤者取仰卧位或半卧位,保持屈膝姿势。尽量不要咳嗽,并严禁饮水进食。

（5）一定要小心将伤者移到车内,防止剧烈运动恶化伤口。盖上毛毯并立刻送医。

外露的器官发生断离怎么办?

如果病人存在危及生命的外伤,应首先就地抢救病人生命。对断离的器官,应妥善保存,可将其放入保鲜袋中,封口后置入4℃冰箱内保存。在运送的过程中,将密封保存在保鲜袋内的断离器官放入盛有冰块的保温桶内,如果找不到冰块,可用冰棍、雪糕等代替。

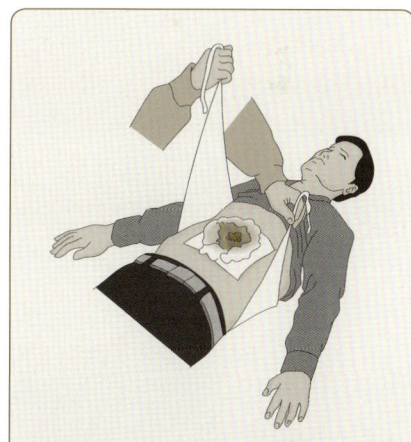

身体器官外露时的处理

让患者平躺,用大块的纱布覆盖在外露的内脏上,再用纱布卷成保护圈,放在外露的内脏周围,最后用三角巾包扎,使保护圈固定

第六章 遭遇歹徒,巧妙应变

身处激愤的人群中如何自保

紧急救命速查图典

小凯热爱足球，经常去观看比赛。可是足球运动员的得失常常导致现场观众情绪过分激动，造成混乱的场面。置身其间，便可能受到伤害。小凯很清楚这一点，因此每当处在激愤的人群中，总是能适当的自保。

自救技巧

（1）如果正在路上行走，发现慌乱的人群向着自己行走的方向涌来时，应该马上避到一旁，但是不要奔跑，以免引人注意。如果走避不及，马上到最近的商店、民居区躲避，或者藏身在适当的角落。留在远处不动，直至人群走过，千万不要加入或尾随。

（2）若身不由己而陷入人群之中时，切记两点：远离店铺的玻璃窗；双脚站稳。如果不小心撞到玻璃窗上，或被人群踩踏，就难免身受重伤。如有可能，抓住旁边坚固的物体，例如路灯柱等。待人群涌过之后，迅速而镇定地离开现场。

避免被挤在人群中

① 参加大规模公众活动，入场前就要查清楚出口所在。
② 球场看台或迪斯科舞厅等人多的地方，如果失火，应环顾四周，找寻其他逃生途径。
③ 足球场上最安全的地方可能是球场草地，因为无须拼命从狭窄的旋转式栅门挤出去。
④ 留在人群后面至少15分钟，让大多数人散去才离开。
⑤ 看完球赛须除去身上表示所拥护球队的任何标志，以免被另一球队的球迷视为报复目标。

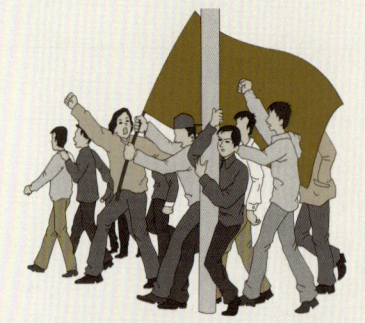

抓住坚固物体摆脱激愤人群
关键时刻抓住身边的坚固物体，可使你避免被愤怒的人群推着前进，从而避免不必要的危险情况发生

（3）若被人群拥着前进，要用一手紧握另一手腕，双手撑开，放于胸前，腰向前微弯，形成一些空间，保持呼吸畅通，避免因受挤压而出现呼吸困难以致晕倒。

（4）若被人群推倒在地，则应设法靠近墙壁，将身体蜷曲成球状，面向墙壁，双膝并拢贴于胸前，双手紧扣在脖子后方，双臂护头，这样即使手指、背部和双腿可能受伤，但却保护了最脆弱的头部和胸腹部。

（5）如果在驾车时遇到激愤的人群，切忌驾车穿越人群。因为群众如果袭击，打破窗门，翻转机车，自己可能受重伤。若汽车与人群同一方向前进，千万不要停车观看，应马上转入小路，或倒车或掉头，不动声色的驶离现场。

（6）如果无法脱离人群，应把车停好，锁好车门，然后离开，躲在一旁等人群过去。如果来不及找停车处，应立即停车，情况紧急时，只好停在路中，同时关掉引擎，锁好车门，静静地留在车内，直至人群涌过。

（7）发生人群骚乱时，要听从事故现场管理人员的指挥调度，配合指挥人员缓解拥挤，避免发生踩踏事故。若是在赛场观众席出现混乱，应迅速离开；不可行时，躲到赛场人少的地方，或坐在凳子上抱头、屈膝成团状。

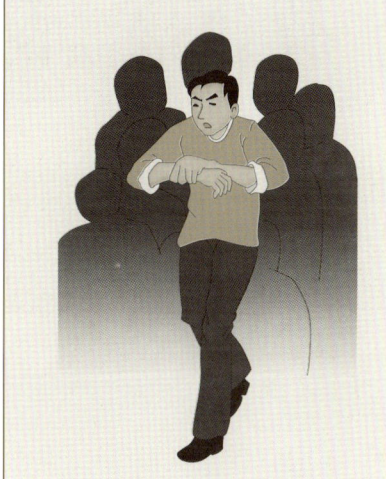

为自己营造充足的呼吸空间

巧妙地为自己创造充足的呼吸空间，是在被愤怒的人群推挤前进时必须具备的求生技巧，可以使自己避免因呼吸困难而窒息。

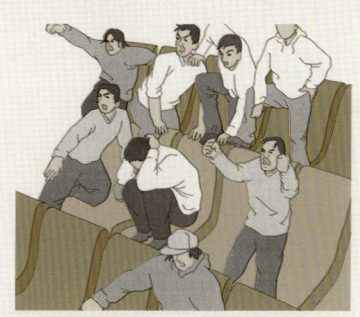

坐在凳子上，抱头、屈膝成团状

此动作有利于保护自己的头、胸、腹等关键部位，保护了这些部位不受伤害，也就是保护了自己的生命。

在人群聚集的地方，要时刻保持警惕

球赛或演出现场、电影院、迪斯科舞厅，这些人群聚集的地方也隐藏着危险，因为群众情绪如果因某种原因而变得过分激动，无论是旁观者还是参与者，置身其间，都可能受伤。因此，置身于拥挤而激愤的人群中时，要时时刻刻保持警惕，万一人群惊慌失措就有可能出现危险。

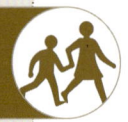

教会孩子应付陌生人的方法

付先生像许多父母一样常告诫儿子要提防陌生人，但通常是告诉小孩不可与陌生人说话。其实这是太过严格的限制。提防陌生人并非完全地排斥陌生人，而是注意教会孩子应付一些随时可能发生危险的情境。

应对技巧

（1）遇到陌生人搭讪时，应提高警惕性，不要轻易透露自身的重要信息，如家庭地址、家中电话、父母的手机号码等。

（2）教孩子提防任何要求帮助的大人，如请求带路等。对方需要帮助的话，叫他去找大人，去找警察。一定把握一条原则：可为其指路，坚决不带路。

教孩子远离危险

孩子尚不具备分辨是非的能力，遇到危险时不能做足够的自我防卫，一旦有任何危险，孩子是必然的受害者，要想让孩子平安地生活和成长，就要教会孩子拒绝一切伤害。

学会怀疑、学会拒绝，对孩子来说是必要的。教孩子说"不，我不要""不，我不想""不，我不跟你去"。这是孩子成功进行自我防卫的第一步。

（3）不要在小孩的手提袋或背包上绣刻孩子的名字，以免被歹徒探知。而孩子的资料卡应放置在衣包隐蔽处。

（4）教孩子不可随便接受陌生人的糖果或玩具，拒绝诱惑就拒绝了危险。

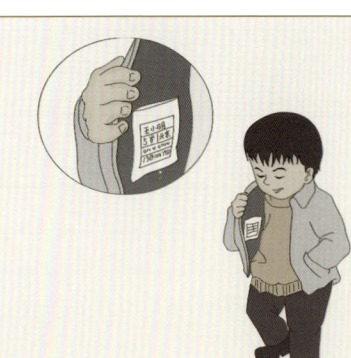

孩子的资料卡应放在衣服的内口袋
这样做既可以不被歹徒轻易探知孩子家庭的资料，也可以在孩子走失时为好心人提供帮孩子找到家的信息

（5）告诉孩子不要单独与陌生人搭乘电梯。

（6）平时多假设一些情况演练，教导孩子提防陌生人的方法，从而增强孩子自我防护的意识。

和孩子做"要是……该……"的游戏

以下这些游戏，可以增强孩子自我防卫的意识。

"雨下得很大，要是有陌生人邀请你搭他的车回家，你该怎么办？"

"要是陌生人叫你的名字，并说你爷爷受伤了，由他来学校接你回家，你该怎么办？"

"要是在放学回家的路上有人跟着你，你该怎么办？"

"要是有人绑架你，叫你给家里打电话，你该怎么办？"

（7）告诉孩子，如果有陌生人谎称家中出事了或声称父母生病、出车祸等，并要带孩子离开学校、家中时，先不要慌乱，设法与家人联系查证，并将此事告诉身边的老师或邻居。

（8）告诫孩子接电话时不要让陌生人知道自己一个人在家，接电话前最好将电视打开，为对方制造家中不止孩子一个人的假象。

（9）当一个人在家，有人敲门时应先询问对方是谁。若是陌生人，无论说什么都不要给陌生人开门。尽快给爸爸妈妈打电话，或向熟悉的人求助。

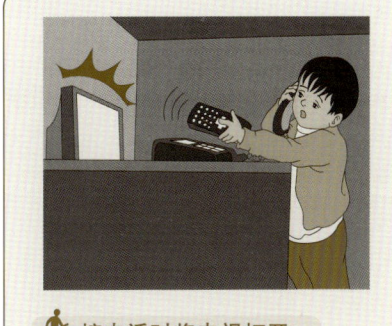

接电话时将电视打开

如果对方是歹徒，此举可迷惑对方，使歹徒误以为家中还有其他人在，不敢贸然为非作歹

（10）若被强行带走时，可故意发出难受的声响，或大声呼救，引起他人的注意。

爱心提示

◎要让孩子记住家长的姓名、工作单位、家庭电话号码、"110"报警电话，并教会孩子打电话。

◎与孩子外出购物、游玩要先告诉孩子，如果走失，要找警察帮助或找保安值勤人员指点，不要跟陌生人到任何地方。

◎与学校的老师约定，除了家长指定的人外，不要让其他人接孩子。

◎和老师约好联系的方法，如孩子遇到突发事件，要打电话告诉家人。

◎要保留孩子近期的照片，记住孩子衣着，以防万一。

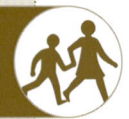# 打击歹徒的10处要害

瘦弱的玲子总是招人怜爱。可是很多人没想到,在她遭受歹徒攻击时,她竟然成功脱身,甚至还使歹徒受伤倒地。事后,玲子告诉大家,不要被歹徒的身强力壮或人高马大所吓住,可以靠技巧扭转危机,只要我们成功打击到歹徒的10处要害。

要害部位

(1) 眼睛。因为它能引导人的行动,所以是人体最重要的要害部位之一。

(2) 太阳穴。此部位骨质脆弱,向内击打,可引起颞骨骨折,损伤脑膜中动脉,致使血液不能流畅,造成大脑缺血缺氧,使人很快死亡。

(3) 耳朵。耳廓神经离大脑较近,受到击打或挤压后可损伤通往脑膜中的动脉、静脉分支,使血液循环受阻。打击耳和耳后完骨穴,轻则击穿耳膜或耳内出血,重则脑震荡或在5秒钟内死亡。

(4) 下巴。由于下颌所处位置易受攻击,且受击打后易引起颅底骨折、颅内出血,因此受击打后轻则剧痛难忍,重则昏迷或休克。

(5) 喉结。用手掌外缘砍击或用小臂从背后箍勒,或用手指卡其喉结,使其在短时间内因缺氧而窒息,乃至死亡。

(6) 面部。面部神经、血管分布相当丰富,痛觉极敏感,受到击打时疼痛难忍,甚至会因此而丧失战斗力。

(7) 心口或胸口。此处如遭暴力打击,血管会因外力压迫而膨胀,导致心脏跳动急促或停止跳动、窒息。

(8) 腹部。受到外力的猛烈打击后,腹部内脏血管会因外力压迫而膨胀,导致血液循环受阻,同时人会疼痛难忍。如肝、脾、肾破裂而出血导致死亡。

(9) 裆部。如遭到暴力攻击,可使人休克或死亡。

(10) 膝关节。如遭受重击可使韧带撕裂或髌骨碎裂,从而使其站立不稳或无法移动。

关键时打击歹徒的10处要害

遇到歹徒不要害怕，牢记歹徒身上的10大要害部位，伺机向其发起反击，不仅可以减低受伤害的程度，还可以为自己赢得逃跑的机会

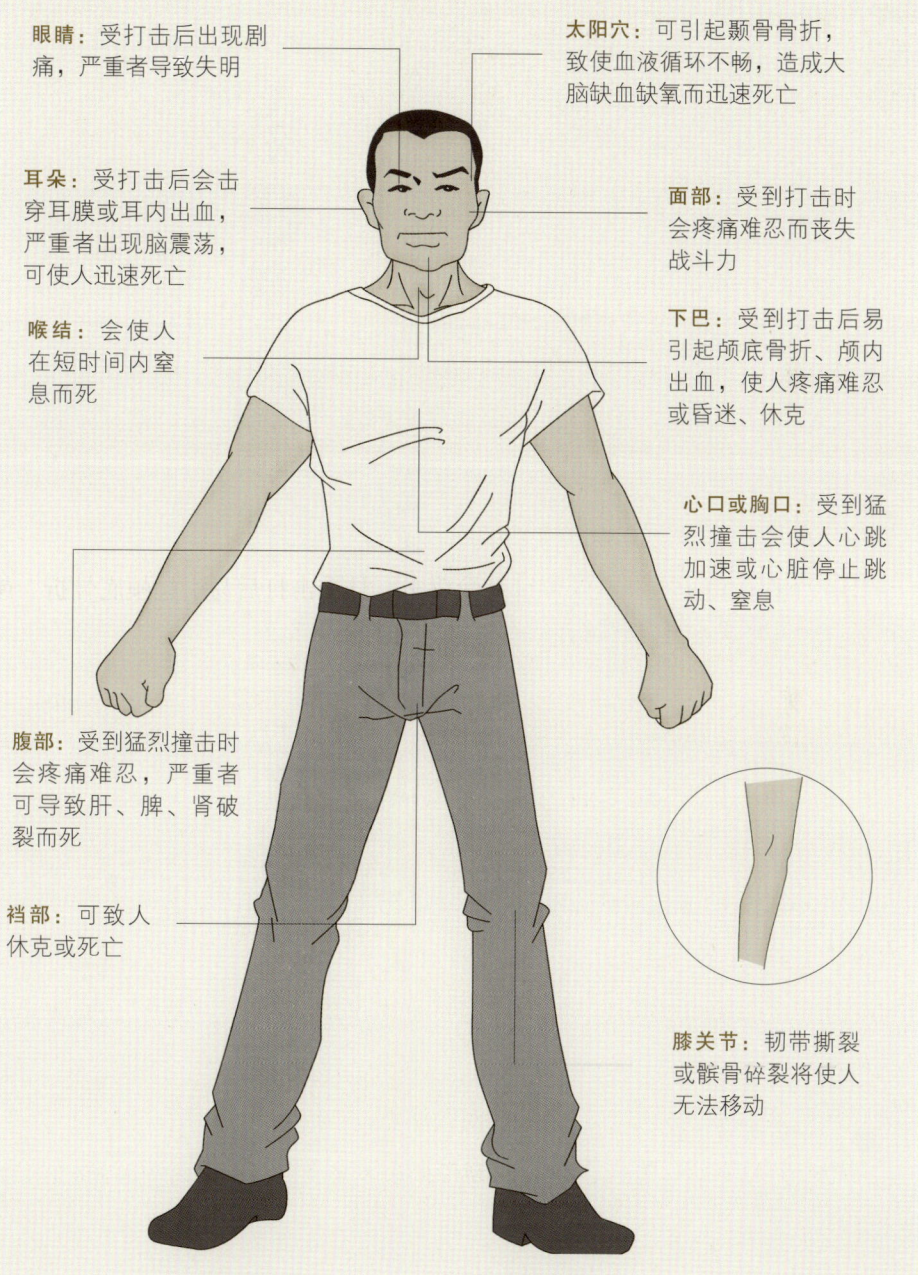

眼睛：受打击后出现剧痛，严重者导致失明

太阳穴：可引起颞骨骨折，致使血液循环不畅，造成大脑缺血缺氧而迅速死亡

耳朵：受打击后会击穿耳膜或耳内出血，严重者出现脑震荡，可使人迅速死亡

面部：受到打击时会疼痛难忍而丧失战斗力

喉结：会使人在短时间内窒息而死

下巴：受到打击后易引起颅底骨折、颅内出血，使人疼痛难忍或昏迷、休克

心口或胸口：受到猛烈撞击会使人心跳加速或心脏停止跳动、窒息

腹部：受到猛烈撞击时会疼痛难忍，严重者可导致肝、脾、肾破裂而死

裆部：可致人休克或死亡

膝关节：韧带撕裂或髌骨碎裂将使人无法移动

第六章 遭遇歹徒，巧妙应变

第七章 生命在于运动，突发状况巧应对

人们喜欢运动，因为运动可以缓解人们工作的疲乏，改善循环系统、呼吸系统、消化系统等的机能状况，进而提高我们的健康和生活质量。但是在运动过程中，难免会有些磕磕碰碰，流血、骨折并不少见，如果处理不及时或处理不当，很可能会致残，严重者甚至会危及人的生命。

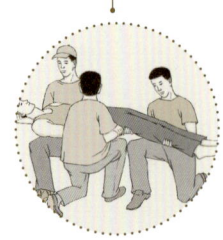

DI-QI ZHANG

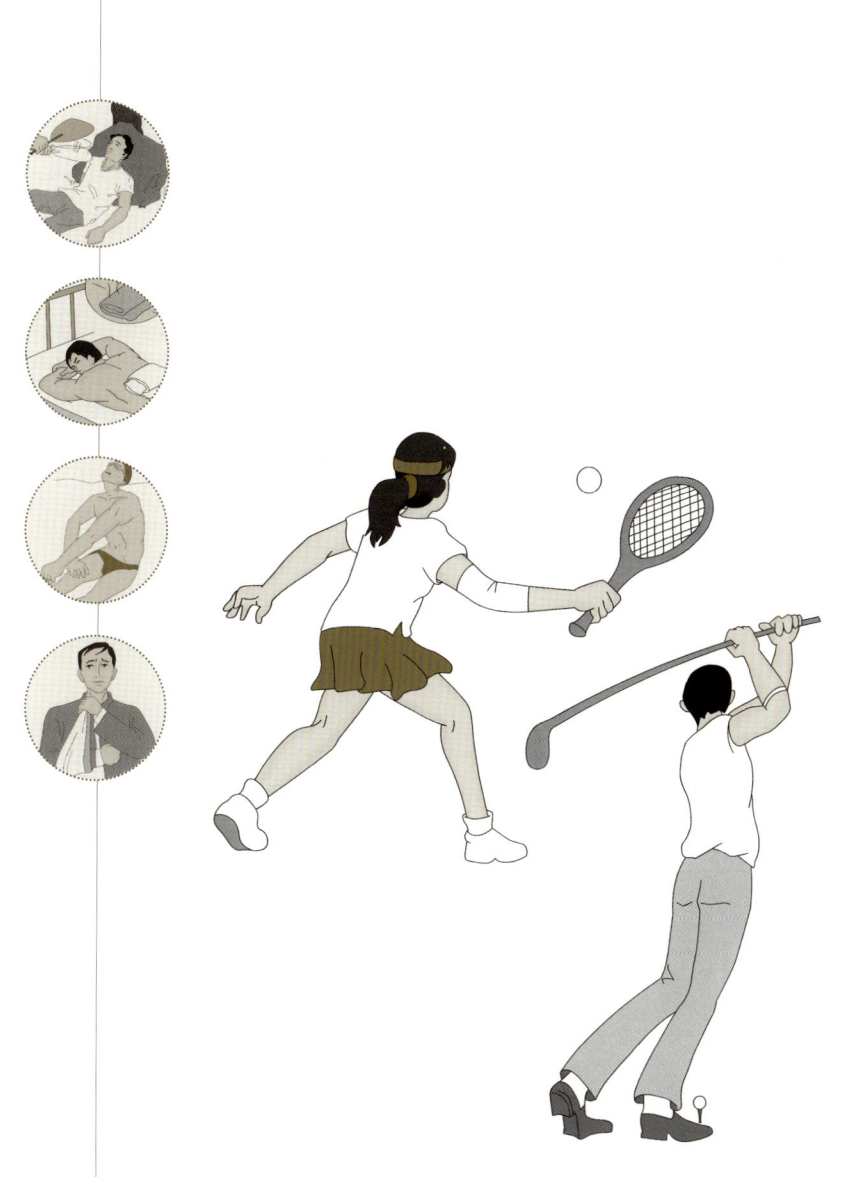

发现中暑要远离高温环境

为了勤工俭学,小松利用暑假到一家汽车配件零售公司打工。每天的工作是从仓库把顾客需要的配件搬运到货车上,核对并整理单据。繁重的体力劳动,再加上仓库闷热的高温,小松中暑了。

救助技巧

(1)发现自己和其他人有先兆中暑和轻症中暑表现时,首先要做的是迅速将患者撤离引起中暑的高温环境,选择阴凉通风的地方休息,并为其扇风降温。

(2)如果患者中暑较轻,可以让其多饮用一些含盐分的清凉饮料,补充因大量出汗丧失的盐分。此种饮料也可以用来预防中暑现象的发生。

(3)还可以在患者额面部、颈部涂抹清凉油、风油精等,或服用人丹、十滴水、藿香正气水等中药。这些药物的解暑效果都很好,也是居家必备的药物。

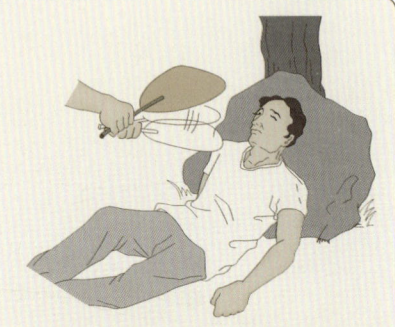

让患者远离高温环境

发现患者中暑时,要立即将患者移动到阴凉通风的地方,并为其扇风降温

解暑药物随身带

夏天如果经常在外面,中暑的可能性高,最好随身携带以下药物以备不时之需:①西洋参制剂(胶囊或含片、切片),针对气阴虚弱体质,即平常体虚乏力、口干咽干,有益气养阴功效;②藿香正气软胶囊、藿香正气滴丸等,针对胃肠不调体质,有和胃清暑化湿的功效;③人丹、十滴水,针对出现了中暑的先兆者,即在高温环境下出现头痛、头晕、口渴、多汗、无力等症状。但无论是哪种药都不能多吃,以防中毒。

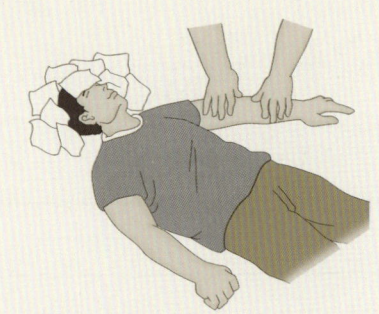

为患者降温、散热

在患者头部和头部周围放置冰袋,同时用力按摩患者的四肢,可帮助加速散热

运动时肌肉痉挛

> 久坐办公室，出行远近都要开车，小唐每天这样生活着。周末和家人去爬山，看着蜿蜒的大山，小唐虽不情愿但还是坚持着。突然小唐小腿开始痉挛、僵硬，且无法活动。获悉是肌肉痉挛，小唐感慨自己太缺乏锻炼了。

救助技巧

（1）平时要加强身体锻炼，增强体质。身体情况不佳时，特别是疲劳和饥饿时，不要进行剧烈运动。

（2）运动前，必须认真做好准备活动热身，对容易发生痉挛的肌肉可先做适当的按摩，不可突然进行紧张用力或剧烈的运动。

肌肉痉挛

肌肉痉挛俗称抽筋，它是因为肌肉产生不自主的强直收缩。在日常生活之中，尤其是运动时经常可见，特别是一些长时间的运动或游泳。当发生时，肌肉坚硬，疼痛难耐，往往无法立刻缓解，处理不当时更会造成肌肉的损伤，因此，我们应对其有充分的认识，并了解处理方法，进而避免肌肉痉挛的发生，将伤害降到最低。

（3）在高温或进行长时间剧烈运动时，应适当补充电解质，身体疲劳时，应充分休息后再进行运动。

（4）游泳下水时应先用冷水淋浴，并做暖身运动。使全身肌肉逐渐适应冷水的刺激，水温过低时，游泳的时间不宜过长。

（5）平日多吃香蕉、麦片，多喝牛奶，运动前多喝水，都可预防出现痉挛现象。

引起肌肉痉挛的原因

①疲劳：身体疲劳时，肌肉的正常生理功能会改变，此时肌肉会有大量的乳酸堆积，而乳酸会不断地刺激肌肉痉挛。

②电解质不平衡：运动中大量出汗，特别在炎热的气候下，会有大量的电解质流失。汗的主要成分是水和盐，而盐和肌肉收缩有关，流失过多的盐会使肌肉兴奋造成抽筋。

③寒冷的刺激：在寒冷的气候中，例如游泳时受到冷水的刺激，特别是热身运动没有准备充分，肌肉容易产生痉挛，主要原因是肌肉会因寒冷而提高兴奋性所致。

冷敷和热敷时的注意事项

刚受闭合性外伤（即无伤口的外伤）时，不可开始就热敷，如果伤后立即热敷，使局部的血液循环加快，组织间那些断裂或不完全断裂的毛细血管遇热后便会扩张，出血自然就会更多，由血管渗透到组织间隙的体液也会更多，因而受伤肢体的局部更加肿胀。如果组织间的血肿渗透到皮下，就会出现大片的皮下淤血斑，此时应冷敷控制出血。热敷应该在扭伤之后的72小时左右施行，此时局部毛细血管已停止出血，肿胀亦逐渐好转，此时施行热敷可以有效地促进血液循环，加速瘀血和渗出液的吸收，起到温经散寒活血通络的作用，促进扭伤组织早日修复。但是，有感染时应避免热敷，各种内脏出血、急腹症，不宜热敷。

（5）用弹性绷带包扎，压紧受伤部位，减轻肿胀。

（6）必要时，以绷带、枕头做夹板，支撑伤部。

（7）不要随意行走或移动，更不能较大幅度地活动。

（8）若伤部持续疼痛肿大，则应送往医院接受治疗。

（9）对于肌肉拉伤后未及时处理而形成的局部隆起，可用一种叫做拉筋的按摩方式来治疗。

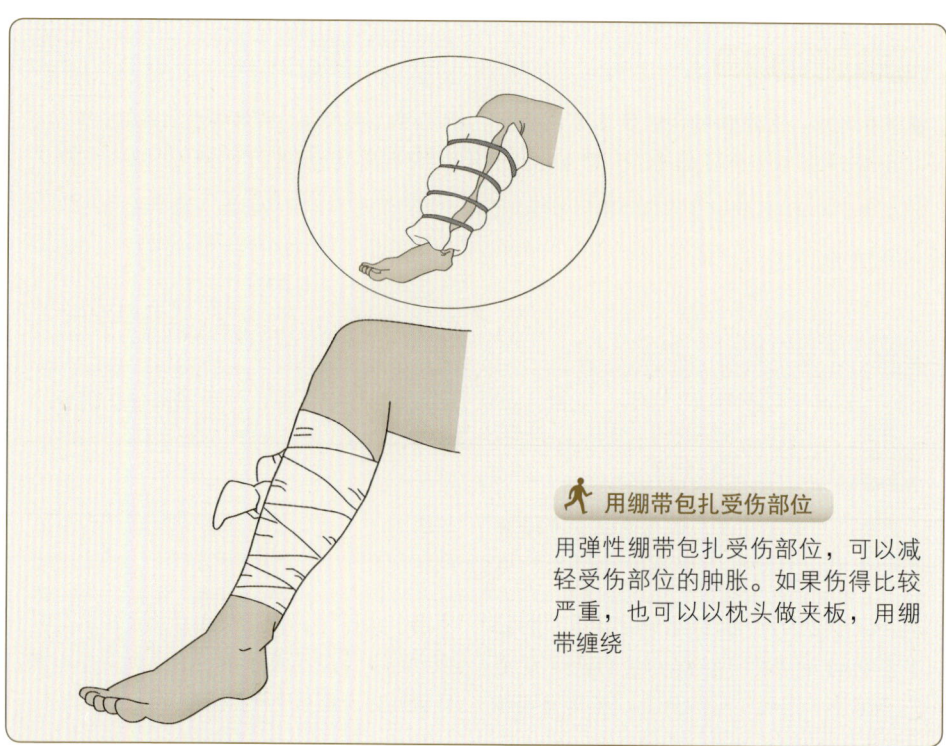

用绷带包扎受伤部位

用弹性绷带包扎受伤部位，可以减轻受伤部位的肿胀。如果伤得比较严重，也可以以枕头做夹板，用绷带缠绕

体育运动时肌肉拉伤

　　田田在练习舞蹈的时候因过度扩张和肢体扭曲造成肌肉拉伤。在治疗的过程中，田田了解到肌肉拉伤的症状有关节疼痛、肿大、淤青等，拉伤后一定要及时治疗和调养恢复。

救助技巧

　　（1）防止肌肉拉伤，应注意加强屈肌和易伤部位肌肉的力量和柔韧性练习，使屈肌和伸肌的力量达到相对平衡。

　　（2）冷敷或冰敷伤部。用小毛巾在冷水或冰水中浸湿，拧成半干，敷于局部，持续15～20分钟。每天3～5次。也可用冰袋裹上毛巾敷于局部，但要注意避免冻伤。此方法可减轻疼痛和肿胀。在冷敷前最好用干爽的毛巾或衣物将冰袋裹起来，以免皮肤冻伤。

肌肉拉伤的原因

在运动中，由于准备活动不当，某部肌肉的生理功能尚未达到适应运动所需的状态；训练水平不够，肌肉的弹性和力量较差；疲劳或过度负荷，使肌肉的功能下降，力量减弱，协调性降低；错误的技术动作或运动时注意力不集中，动作过猛或粗暴；气温过低湿度太大，场地或器械的质量不良等都可以引起肌肉拉伤。

　　（3）视受伤的组织而定，可采取热敷疗法，以使肌肉彻底消除酸痛的感觉。

　　（4）热敷疗法的手段多种多样，可以用一小瓶热水、一块热毛巾直接敷在疼痛部位，也可以采取烤灯、泡盆浴或冲热水澡的方式。

什么时候冷敷？什么时候热敷？

冷敷：冷敷可使毛细血管收缩，减轻局部充血，同时，冷敷可抑制神经末梢的感觉，使局部神经传导速度暂时减慢，降低感觉敏感性，达到止痛效果，冷敷还可以降温退热。

热敷：热敷可促进局部组织血液循环，提高机体抵抗力和修复能力，促使炎症消散和局限化，减轻局部肿痛。

（4）对于重症中暑者用冷水擦拭患者身体，或用冷水浸湿的毛巾包住患者身体，或用扇子扇风。还可以在患者头部和头部周围放置冰袋。降温过程中必须用力按摩患者四肢及躯干以加速散热。

（5）如果患者出现血压降低、虚脱的现象时，应使其立即平卧，并及时送往医院静脉滴注盐水。

（6）如果患者已停止呼吸时，要立即开放患者气道，并施行人工呼吸。如果患者的脉搏消失，要立即对其实行心脏复苏按摩，直到救护人员到来。

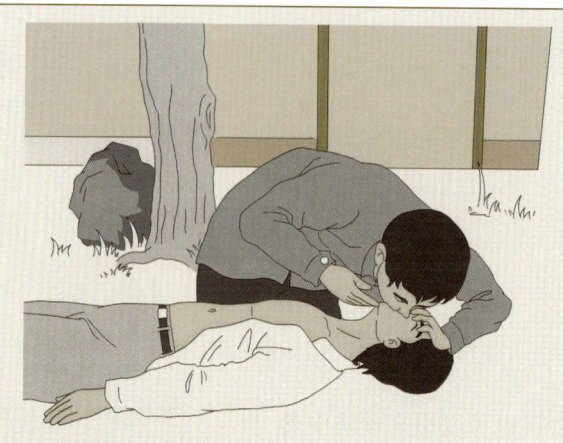

 患者停止呼吸时要立即进行人工呼吸

开放患者的气道，松开患者的衣服，然后对患者进行人工呼吸。人工呼吸的节奏为：成人5秒钟一次，儿童4秒钟一次，幼儿3秒钟一次

（7）在医院里，应连续监测体温以保证患者病情稳定，避免使用兴奋剂和镇静剂，包括吗啡等药物。

（8）严重中暑后，最好卧床休息数日，数周内体温可能出现波动。

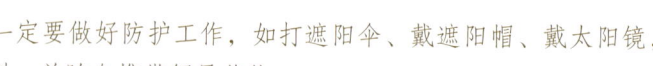 爱心提示

◎天热时外出一定要做好防护工作，如打遮阳伞、戴遮阳帽、戴太阳镜，准备充足的水和饮料，并随身携带解暑药物。

◎尽量选择棉、麻、丝类的衣服，应少穿化纤品类服装，以免大量出汗时不能及时散热，引起中暑。

◎老年人、孕妇、有慢性疾病的人，特别是有心、脑血管疾病的人，在高温季节要尽量减少外出活动。

（6）发生痉挛时，不要紧张，先确定发生痉挛的部位，再加以处理。按摩患者痉挛部位；在痉挛部位放置热水袋，解除肌肉紧张。

（7）依照医生指示使用阿司匹林，以减轻疼痛与发炎，但孕妇及儿童应禁止使用。

（8）通常只要向相反的方向牵引痉挛的肌肉，使之拉长，一般疼痛都可以得到缓解。同时注意保暖，牵引用力要均匀，切忌暴力，以免造成肌肉的拉伤。

（9）腹部肌肉痉挛时，可做背部伸展运动以拉长腹肌，还可以进行腹部的热敷及按摩。

（10）若是小腿痉挛时，伸直膝关节，勾起脚尖同时双手握住脚用力向上牵引。

（11）游泳中发生肌肉痉挛时不可惊慌，可先吸一口气，仰浮于水面，并立即实行自救或向他人求救。

（12）在水中自救的方法是，用没抽筋一侧的手握住抽筋的脚趾，用力向身体的方向拉，同时用抽筋一侧的手掌按住抽筋腿的膝盖上，帮助膝关节的伸直，待痉挛缓解后，再慢慢游向岸边。

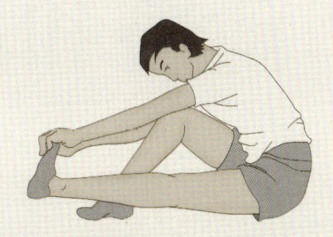

①小腿肌肉痉挛时，让脚尖上勾，脚跟绷直。双手握住脚用力向上牵引

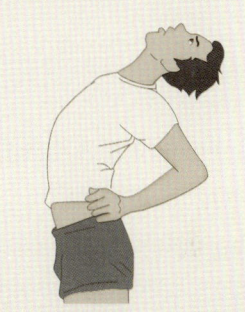

②腹部肌肉痉挛时，将双手交叉放在腰背部，身体向后仰，做背部拉伸运动

肌肉痉挛时向相反的方向拉伸

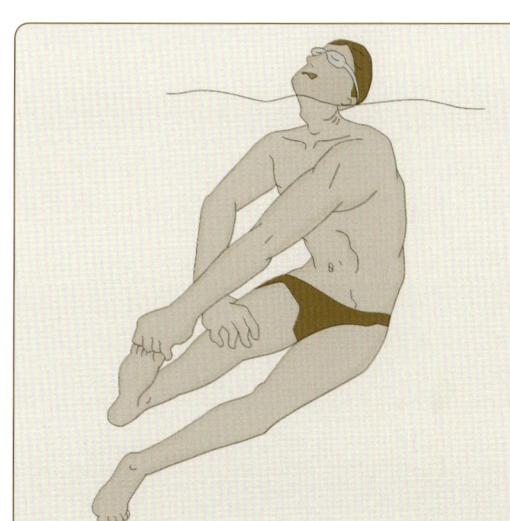

水中抽筋时的处理

用没抽筋一侧的手握住抽筋的脚趾，用力向身体的方向拉。同时用抽筋一侧的手掌按住抽筋腿的膝盖上，帮助膝关节伸直

预防和应对运动过度

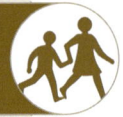

姗姗最近经常去健身房运动减肥。一想到买的那些漂亮衣服穿不上时,她就开始疯狂地运动,猛烈地加大力度。一不小心,腿部拉伤,疼痛难忍之下被送往医院。当被告知要卧床休息一个月时,姗姗无奈地仰天长叹。

预防措施

一、判断自己运动是否过度,可对照看一下自己是否有以下症状,或者用下面的公式计算一下。

(1)逐渐失去锻炼的兴趣、睡眠不好、食欲减退、头昏、无力、记忆力减退、运动能力降低和运动水平下降等情况。少数人还可能会心情烦躁和容易激动。

(2)早晨起床时脉搏增加,血压升高。

(3)局部肌肉群出现长期隐痛点的状况。

(4)若运动时身体感到疲累、头昏眼花、头痛、胸痛、小腿疼痛或肿胀、腹痛、多汗甚至肌肉酸痛,则是运动过度的警讯,此时应立即停止运动。

(5)可计算"预估最大心跳数",以220减去年龄,再乘以70%。若运动时心跳超过此数,则应调整运动量。

运动过量的计算公式

运动后的心跳数 > (220−年龄)×70%

二、当发现自己有运动过度的迹象时,要立即改变运动规律或计划,并按照下述方法进行调养。

(1)采用静力性牵张、针灸、按摩、音乐电疗、超声脉冲波治疗、抗炎药物、中药等均可在一定程度上缓解延迟性肌肉酸痛。

(2)调整训练计划,减少运动量,改变训练的内容和方式,多休息,增加睡眠。

(3)必要时停止训练,重新安排生活,进行温水浴,恢复按摩,甚至进行康复理疗。

(4)病愈后恢复训练时,要依据身体的感觉逐步增加训练量。

运动时肩膀受伤

下课休息时间,丫丫和同学嬉戏。突然间,丫丫哭了起来,直喊胳膊疼。老师急忙赶来,发现丫丫的胳膊受了伤。小孩子在玩耍的时候通常不注意,很容易摔倒或拉伤。因此,在孩子玩闹的时候,大家要注意和小心看护。

救助技巧

(1)肩膀在运动中受伤时,可采取冰敷,减轻疼痛与发炎。

(2)用吊带固定伤者肩部,并立刻送往医院急救。

(3)依照医生指示服用阿司匹林,以减轻肿痛。但孕妇及儿童不得服用。

(4)等待肿胀处消退后,热敷肩膀以促进血液循环。

(5)若是脱臼,自己不要勉强做复位。调整一下姿势比较痛感,选择痛感较轻的姿势,并用三角巾和夹板固定。

(6)确诊是肱骨骨折后,先用夹板和绷带固定,然后用颈腕带或三角巾悬吊于胸前、屈肘90°位休息,约经四周就可愈合。

(7)若产生了错位,则需在麻醉下复位或手术复位(钢针固定)。

(8)痊愈后,不要尽快恢复运动,防止复发。

(9)运动时,最好穿有衬垫的衣服来保护肩膀。

(10)平常要加强锻炼,可以多练习哑铃,以强化肩膀的肌肉。

肩膀受伤的表现

① 肩膀脱臼:剧痛、肩膀肿大,凸起一大块东西。

② 肩膀叉开:感觉很疼,肩部看起来很怪异,其原因为韧带撕裂。

③ 游泳者肩:肩部上方与前方会感觉疼痛,肩部上举无力,严重者甚至手臂不能高举过头。

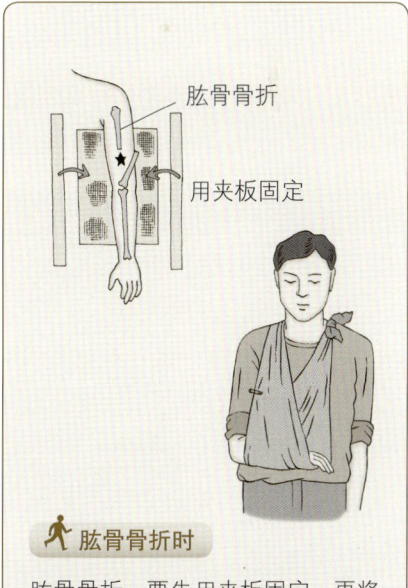

肱骨骨折时

肱骨骨折,要先用夹板固定,再将手臂悬吊

 运动时背部受伤

小西成为运动员的那时起,防范受伤就成了耳提面命的事情。多年的运动生涯也使小西明白,即使是普通人,长时间重复背部的运动,如打高尔夫球,或是背部突然遭到撞击,或是运动时脊椎盘或脊柱受伤,都会造成背部的运动伤害。

救助技巧

(1)背部受伤时表现为:背部隐隐作痛,严重者甚至感到背部麻木或刺痛。如果已有背部肌肉酸痛或僵硬现象,应立即休息,并进行热敷处理,不宜再过度活动,否则会产生更严重的伤害。

预防背部受伤

运动前做热身运动,先拉拉背肌,不要在一段时间内总是重复同一动作,运动时不要猛然用力。都可以预防运动过程中背部受伤。

(2)患者背部受伤较严重时,千万不要随意搬动,不要勉强地处理,可打电话叫医生来处理。如果患者出现呼吸困难,要立即对其进行心肺复苏抢救。

(3)让伤者俯卧在平坦而硬的地方,严禁使用弹簧床,以免背部弯曲。冰敷伤者的背部,可以减轻肿胀感。待肿胀处消退后,再热敷伤者背部,以促进血液循环。

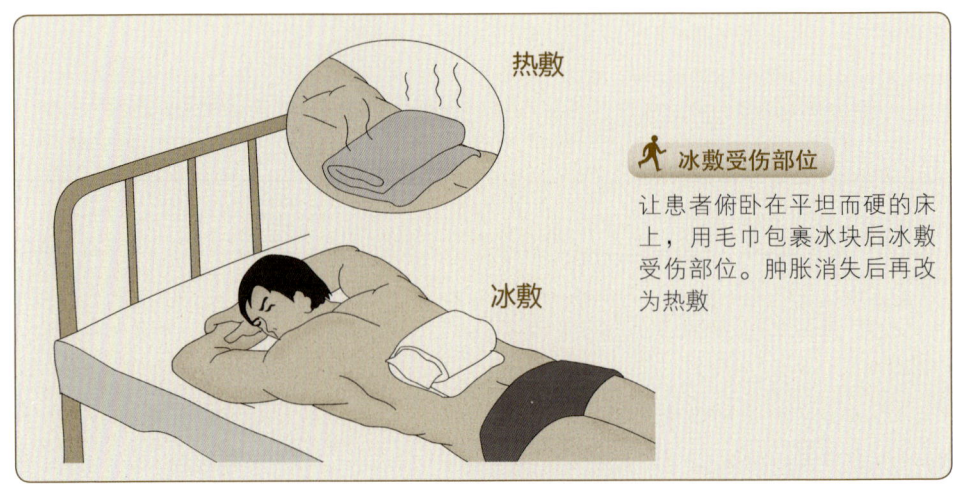

冰敷受伤部位：让患者俯卧在平坦而硬的床上,用毛巾包裹冰块后冰敷受伤部位。肿胀消失后再改为热敷

（4）若下背部疼，躺下来就可以使背部不再承受重力，减轻背部痛感。

（5）将一只脚放置在凳子上，另一只脚立在地上，这样会造成骶骨角度的改变，而减少背部的弯曲弧度。或者躺下好好休息一下，都可以减轻疼痛。

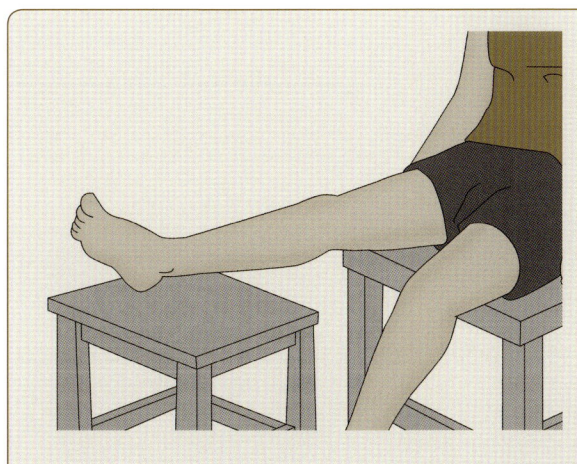

🏃 **减少背部的弯曲弧度**

把一只脚放在凳子上，身体稍微后仰，可以减少背部的弯曲弧度。

（6）如果背部疼痛严重扩散至腿背，或下背部和腿部麻木、刺痛，或肠部、膀胱异常，应该尽快到医院就诊。

（7）依照医生指示服用阿司匹林以减轻疼痛与发炎，但孕妇及儿童禁止服用。

（8）在伤处痊愈或背部不再疼痛前，不要做运动，并保证充分的休息，避免在背伤复原后存在隐患。

 爱心提示

在伤处痊愈或背部不再疼痛前，避免做运动，尤其是剧烈运动。伤处复原的时间长短要看受伤的种类和严重度，也许3～6周，也许更久。伤处复原后，再慢慢地、小心地运动背部的肌肉。

运动时手部受伤

日常生活中，尤其是运动锻炼时，手是最容易受伤的部位之一。如接球时手指末端受到重击，或是投球时手指施力，滑雪时跌倒、雪杖顶离拇指与其他四指，都会造成手部的运动伤害。因此，大家在运动时一定要注意并做好防范。

救助技巧

（1）若轻微出血，用干净的纱布或手绢、毛巾在出血部位加压包扎，也可以用另一只手或由别人对伤手加压即可止血。

（2）若是手动脉损伤而大出血，可用止血带或弹性胶管束缚上臂1/3部位止血。等待医生处理时，应每隔1小时松开止血带5～10分钟，以免手部缺血坏死。

常见的四类运动伤害

① 运动引起的外伤。因运动过度、姿势不当、意外等引起伤害。如肌肉不断受到刺激引起的"网球肘"，运动中腕关节的扭伤等。
② 由于人们过度使用或不正确使用手机、电脑等带来的损伤。常见的有鼠标手、使用大拇指发短信过于频繁引起的腱鞘炎，往往表现为局部肿胀、麻木、肌肉萎缩等。
③ 小孩子发生意外事故引起的手部受伤。
④ 人摔倒时，用手撑地引起的腕部骨折。

（3）不要用尼龙绳、电线等捆扎手腕或上臂等部位，不仅不能止血，反而会加重出血，甚至造成手指坏死。

（4）若手指骨折而未断离时，要用小木板、铁皮等临时做固定，同时也能起到止痛

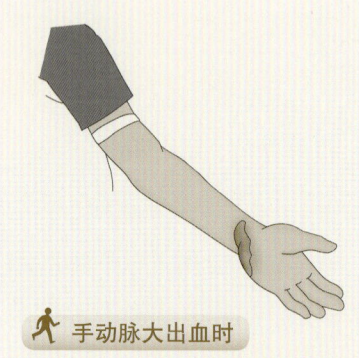

手动脉大出血时

用止血带束缚上臂1/3部位止血，并且间隔1小时松开5～10分钟

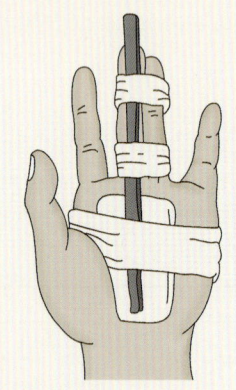

手指固定

用小木棒将骨折的手指固定，再用绷带缠绕，既可以不使骨折加重，也可以起到止痛的作用

的作用。

（5）手指若被压伤，用冷毛巾或冷水袋外敷半小时左右，防止血肿增大，减轻疼痛。

（6）若指甲下出现血肿，可用烧红的针垂直在指甲血肿上刺个小洞，让瘀血从洞中流出，然后用纱布包裹，可以止痛并防止指甲脱落。

（7）若手被刺伤，应首先察看是否有刺入物。若有刺入物就要先挑出，方法是：捏紧伤处，用消毒过的针拨开皮肤，挑出异物。

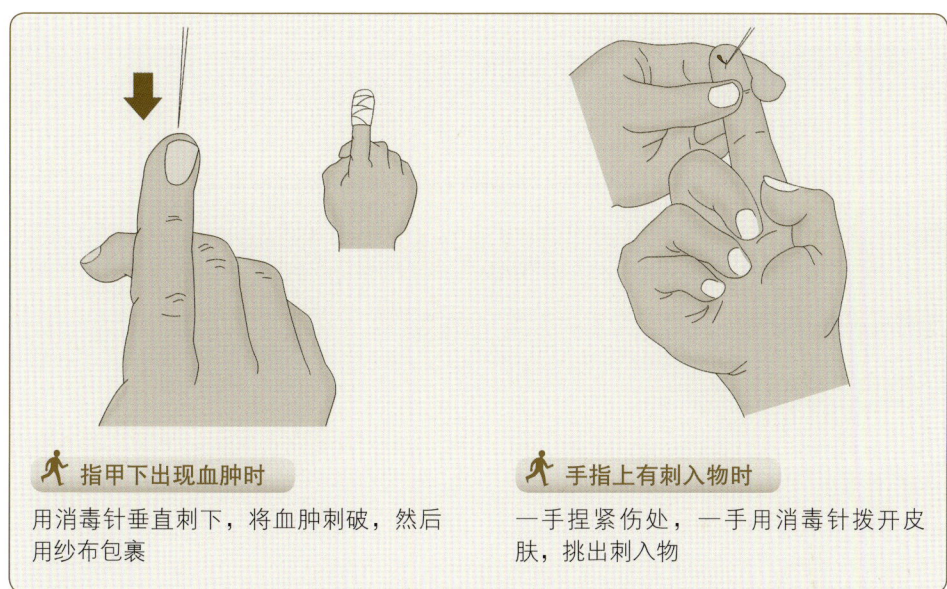

指甲下出现血肿时
用消毒针垂直刺下，将血肿刺破，然后用纱布包裹

手指上有刺入物时
一手捏紧伤处，一手用消毒针拨开皮肤，挑出刺入物

（8）不要在伤口上涂抹紫药水之类的药物，以免影响医生判断伤情。

（9）绝对不可以拉动手指，以防病情更加严重。

爱心提示

如果平时就注意对手多加呵护，拥有一双纤纤玉手并不是什么难题。第一、在运动、工作前先给手"热热身"，活动活动手腕；用一段时间电脑，就应活动一下双手。第二、正确的姿势也很重要，例如使用带手托的鼠标垫，就可以减少腕部肌肉疲劳。第三、运动要适量，热身要充分，最好使用一些专业的运动装备，如护腕等。第四、如果在运动中受了伤，例如腕部扭伤，当疼痛持续了3～5天以上时就一定要去正规医院进行诊疗，以免更严重的病变(如韧带断裂)被忽视而延误治疗。

运动时肘部受伤

因在室内打网球时不慎碰伤肘部，小青只好到医院包扎治疗。小青也获悉，诸如长时间重复肘部的动作，或是球拍太重、拍线太松、挥拍姿势不当、不正当的屈肘，都会造成肘部的伤害。易造成肘部伤害的运动有网球、高尔夫球、射箭、划船、保龄球等。

救助技巧

一、肘关节受伤可以预防

（1）在运动前后做肘部活动。即用手擦热后捂在肘关节处，可以促进血液循环。

（2）使用护肘或在肘部下方系用带子，能防止肘部发生运动伤害。在训练场地使用棉垫或棕垫，或在平整无沙石的软土中运动，以减轻对肘部的冲击力。

肘部受伤时的症状

① 高尔夫肘：内肘部位感觉疼痛，肘部弯曲或打直时会痛。

② 网球肘：外肘部位疼痛，做轻松的动作就会产生剧痛，严重时甚至手臂不能伸直。

什么是网球肘？

网球肘是指肱骨外上侧，由于反复的内翻用力所造成的疼痛，主要指肘关节外侧的压痛，因常发生于网球运动员中而得名。实际上，凡是在运动或劳动中，前臂及腕部使用机会过多、强度过大时均易发生此病。网球肘的致病因素很多，但一般认为是因前臂伸肌群的长期反复强烈地收缩、牵拉，使这些肌腱的附着处发生不同程度的急性或慢性积累性损伤，肌纤维产生撕裂、出血、粘连，形成无菌性炎症反应而发病。

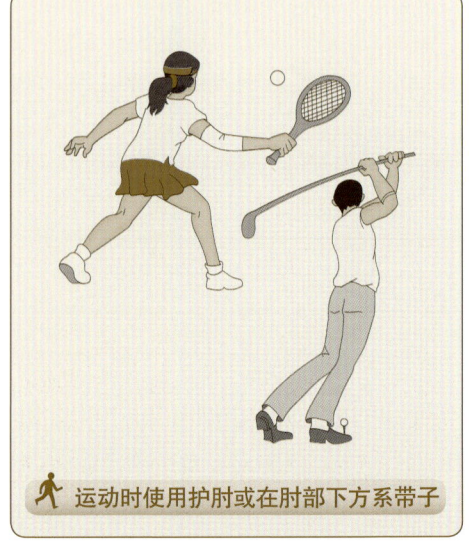

运动时使用护肘或在肘部下方系带子

二、肘关节受伤时的处理

（1）肘关节受伤时，可用冰敷肘部，减轻疼痛，止住内出血。待肿胀部位消退后，改用热敷肘部，促进血液循环。

（2）依照医生指示，定期服用阿司匹林，但孕妇及儿童禁止服用。

（3）肘部疼痛时，立即停止屈肘用力的动作，使肌肉附着点得到休息。

（4）根据肘关节的伤情判断是否关节脱位，不要强行将处于半伸位的伤肢拉直，以免引起更大的损伤。

（5）紧急情况时可用无伤的手解开衣扣，将衣襟从下向上兜住伤肢前臂，系在领口上，使伤肢肘关节呈半曲位固定在前胸部，再前往医院接受治疗。

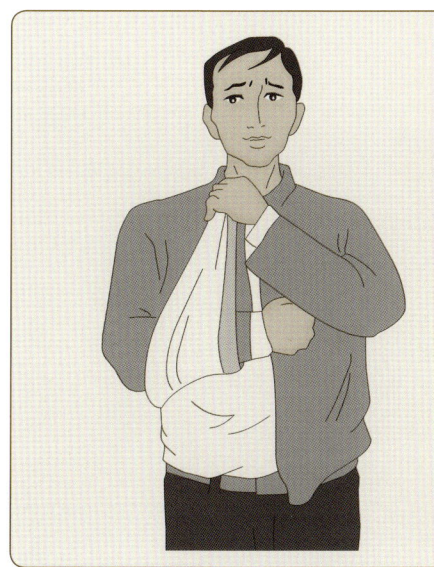

自己对伤肢进行简单固定
用没有受伤的手解开衣扣，将衣襟从下向上兜住伤肢前臂，系在领口上，使伤肢呈90°固定

（6）若救助人员对骨骼不熟悉，不能判断关节脱位是否合并骨折时，不要轻易实施肘关节脱位复位法，以防损伤血管和神经，可用三角巾将伤员的伤肢呈半曲位悬吊固定在前胸部，送往医院。

（7）选用适合的球拍并学习正确的运动姿势，能减少肘部运动伤害。

跑步锻炼者要小心"跑步膝"

"跑步膝"是由于长时间高强度的长跑训练，造成膝关节软组织损伤而引起的一种膝关节痛。其主要症状为长跑训练后膝关节疼痛、上下楼时有关节不稳感等，发生"跑步膝"多与运动场地不合适和跑步姿势不正确有关。当出现"跑步膝"时，不要一味地坚持跑，要适当地休息。

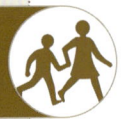# 运动时腿部受伤

紧急救命速查图典

小辉正在运动场上跑步。长时间的锻炼即将结束时，小辉加速冲刺。可是小辉突然跌倒了，腿部严重扭伤。像小辉这样长时间重复腿部的动作，或是体重过度增加、运动时穿不合适的鞋子、在坚硬的地面上跑步、暖身运动不足即贸然运动，皆会造成腿部的伤害。

救助技巧

（1）冰敷腿部受伤的部位，防止和减轻肿胀。

（2）待肿大部位消除后，热敷腿部受伤处。

（3）若是腿部肌肉拉伤，可以在上腿部使用弹性绷带，但心脏病或糖尿病患者禁止使用。

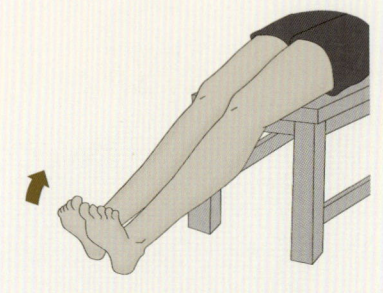

制止小腿痉挛

在椅子上坐好，脚尖向上翘起，直至感觉小腿绷紧为止，并结合对小腿的手法按摩。

腿部受伤时的症状

① 阿奇里斯腱炎：下腿部位，足踝上方感觉疼痛，尤其在早晨起床时，疼痛更为明显。
② 腿筋肌肉拉伤：后腿部位感觉疼痛，不久之后，情况会急速恶化。
③ 胫骨夹板症：下腿部位的前方，感觉疼痛。

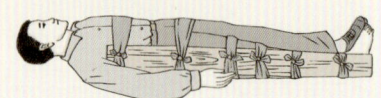

腿部发生骨折时

取长短不等的甲板，分别放置在受伤腿的内外两侧，并用绷带分几段包扎。若是大腿骨折，外侧的夹板要长至腋窝。

（4）制止小腿痉挛的办法是：坐位屈膝，脚尖向上翘起使小腿绷紧，缓缓对抗向下抽动并按摩小腿处，再伸直膝关节。

（5）腿部发生骨折时，要用夹板固定，以减少运动时腿部的压力。

（6）在休养期间，不要做任何运动，尽量减少运用伤部做长时间或较用力的动作。

（7）视情况轻微地揉搓或按摩腿部肌肉，缓解疼痛。

（8）待痊愈后，可在鞋子内加放棉垫，以减少运动时腿部的压力。

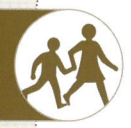

运动时臀部受伤

小豪在举重锻炼时，不顾自身体能，一味地要求增加重量。结果，超负荷致使他重重地蹲在地上。臀部与地严重撞击，造成臀部的运动伤害。

救助技巧

（1）臀部受伤是指连接腰部肠骨顶端的肌肉遭到挫伤或撕裂。伤者会感觉臀部疼痛，严重者甚至无法走路。发觉臀部受伤时，应尽早冰敷受伤臀部，低温处理会帮助止血和伤部周围体液的蓄积，从而减少肿大，减轻疼痛感。

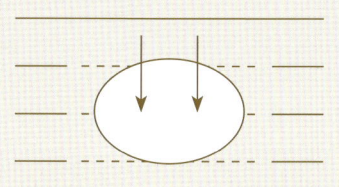

冷敷：原理是降低伤处周围的温度，减少血液流通，从而缓解肿胀或减少出血

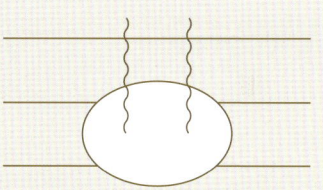

热敷：原理是通过提高伤处周围的温度，加速血液循环，从而促进伤口快速痊愈

冷敷和热敷的原理

（2）待肿胀消退后，热敷伤者臀部，促进血液循环。

（3）服用阿司匹林，可以减轻疼痛与发炎，但孕妇及儿童禁止使用。

（4）如果疼痛严重并妨碍走路，应尽快看医生以采取有效的治疗。

（5）在伤处痊愈或臀部疼痛消失前，应避免和减少运动或其他活动。

（6）伤处复原的时间依受伤程度的不同而有别，也许需要3~6周，也许更久。

（7）伤处痊愈后，再逐渐地、小心地进行和上腿与腰部肌肉伸张有关的运动。

（8）如果疼痛继续或再度受伤，要尽快到医院就医。

（9）若要进行身体接触类的运动，最好穿着臀部有衬垫的衣服，避免臀部运动伤害。

运动时膝部受伤

紧急救命速查图典

凯文最近膝部一直隐隐作痛,而且越来越厉害。不明原因的他打电话咨询医生。原来长时间重复跑步动作,举重时膝部不胜负荷,或者是腿部打直受力,如足球员膝部遭到撞击,及被石头绊倒,都会造成膝部的伤害。哦,可能是凯文前几天踢足球时被撞击造成的。

救助技巧

(1)发觉膝部受伤时要马上停止运动,注意休息,不要让受伤的关节再负重,以免加重病情。

(2)冰敷伤者膝部,减轻疼痛感。并抬高受伤的肢体,如此可减少肿胀,促进血液循环。

膝部受伤时的症状

① 膝痛:膝部外侧感到疼痛,蹲下时会痛,并且作响。

② 软骨撕裂:膝部疼痛,会听到撕裂的声音,并且膝部会肿起来。

③ 韧带撕裂:膝部僵硬、肿痛,并且膝部可能会易位。

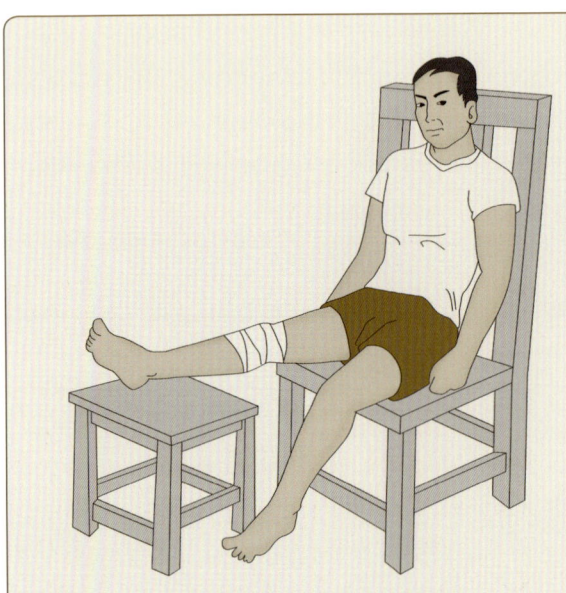

抬高受伤的下肢
让患者坐在椅子上,膝盖受伤的腿抬高放在另一椅子上

（3）使用弹性绷带或其他办法压迫受伤局部，可以减少出血、淤血。但高血压及糖尿病患者不可用此种方法。绷带的紧度要适中，太松起不到止血的效果；太紧会使肢端肌肉因缺血而坏死。正确的松紧度是既能感觉到有压力但又不会让肢端发麻或缺血。

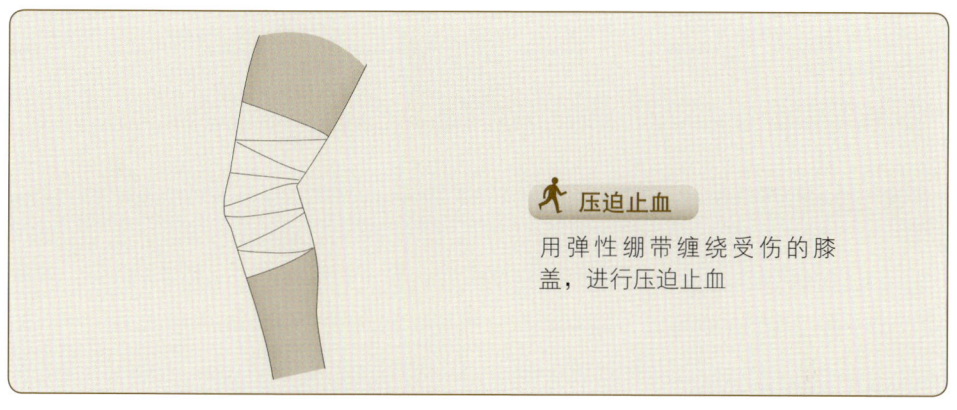

压迫止血
用弹性绷带缠绕受伤的膝盖，进行压迫止血

（4）对于软骨撕裂及韧带撕裂者，加压包扎后必须请医生进一步检查和治疗。因为可能需要动手术，才能痊愈。

（5）依照医生的指示服用阿司匹林，但孕妇及儿童禁止服用。

（6）膝部受伤者，通常会有长期的不良影响，如弯膝时会痛、膝部松弛等问题。因此要谨慎治疗，注意休养。

女性尤其要注意膝盖的保养

女性在运动中膝盖受伤的比例是男性的4倍，即使是一些简单的跳跃、转体、扭动等动作，也可能造成女性膝盖受伤。这与女性腿部结构有关，因为女性大腿骨连接着臀部和膝盖，在大腿承受压力时，会把压力分散给臀部和膝盖，而一旦腿部肌肉无法取得力量上的平衡，膝部就容易造成伤害。

（7）运动时戴上护膝，骑车时不要过快，不高举过重的东西，都可以预防膝部受伤。

预防膝盖受伤

除了选择适宜的运动方式外，加强膝盖周围肌肉力量的训练也能防止膝盖受伤。因为肌肉是重要的支撑结构，肌肉越强壮，关节越有力，膝盖也更能承受压力。另外，增加臀部肌肉力量可减少膝关节受伤概率。如果臀部肌肉不发达，做动作时就不能保证身体可以回到正确位置，膝关节也容易受伤。

运动时脚部受伤

金先生到医院看望朋友，经过大厅时看到医院的一些温馨告示。诸如怎样防范运动时足部受伤：足部是最容易造成运动伤害的部位，长时间的跑步运动，穿着不合适的鞋子跑步，在过硬的地面上运动，或是扭伤后长时期没有运动即贸然运动等，都是造成足部运动伤害的原因……

救助技巧

（1）立即停止行走、运动或劳动等活动，取坐位或卧位；同时用枕头、被褥或衣物、背包等把足部垫高，以利于静脉回流，从而减轻肿胀和疼痛。

脚部受伤时的症状

① 摩顿肿瘤：前脚疼痛，脚趾头底部会有疼痛、麻木的感觉。
② 脚底筋膜炎：脚跟疼痛、肿大，在早晨起床时，感觉特别痛。
③ 足踝扭伤：足踝关节疼痛，若是继续运动会更痛，并且关节处肿胀。
④ 足踝骨折：剧痛，出现淤伤，患者难以站立。

（2）用冰袋或冷毛巾冰敷受伤部位，避免出血，减轻肿胀和疼痛。

（3）若是足踝关节扭伤，冷敷的同时或冰敷后，用绷带、三角巾等布料加压包扎踝关节周围；也可用数条宽胶布从足底向踝关节及足背部粘贴，固定踝关节，减少活动量。

脚扭伤的处理

如果脚扭伤较轻微，可用一手握住伤脚踝部，另一手握住脚趾，由外向里摇动数次。先使脚趾尽量向下弯曲，然后再将脚尖尽量向上弯曲，如此循环反复多次，会有好转。晚间休息前最好用热水泡洗伤脚。

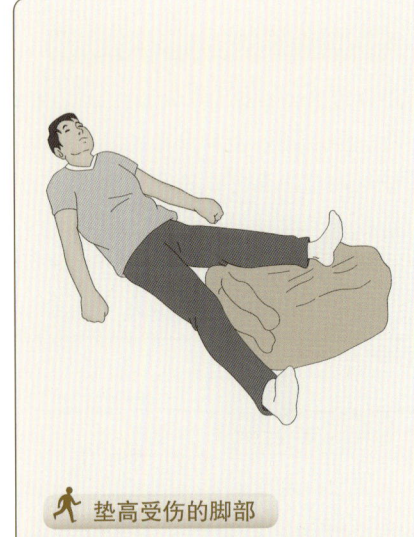

垫高受伤的脚部

让患者仰卧，用枕头或被褥将受伤的脚部垫高

（4）若是足踝骨折，应用木板或是厚纸板分别放在受伤部位的内外两侧，并在受伤部位加放棉垫、毛巾或衣物等，然后用绷带或三角巾等物把两块木板固定患者足部，再送医诊疗。

（5）如为开放性骨折，应加压包扎止血后再将骨折处固定。

（6）受伤后切忌推拿按摩受伤部位，切忌立即热敷，热敷需在受伤24小时后开始进行。

（7）依照医生的指示，定期服用阿司匹林以减轻疼痛与发炎，但孕妇及儿童禁止服用。

（8）若存在伤口，需预防可能发生的破伤风，伤口处理由医生进行。

（9）最好用担架把伤者送往医院进一步诊断救治。必要时可拨打120急救电话，请专业急救人员进行处理。

（10）选择后鞋底有弹性的鞋，或者在鞋子后脚跟塞入棉垫，避免在过硬的跑道，如水泥跑道上跑步，都可预防足部受伤。

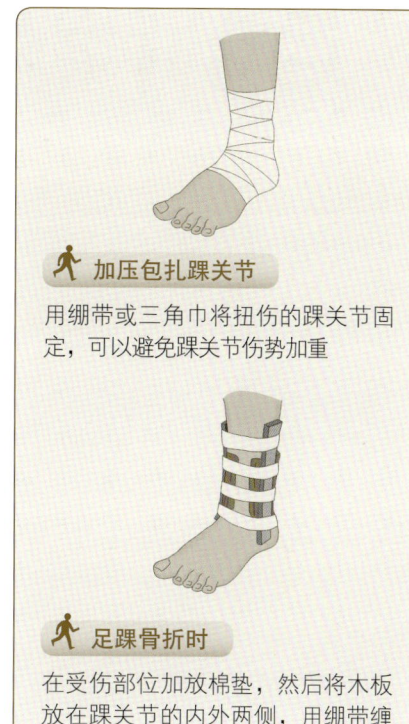

加压包扎踝关节

用绷带或三角巾将扭伤的踝关节固定，可以避免踝关节伤势加重

足踝骨折时

在受伤部位加放棉垫，然后将木板放在踝关节的内外两侧，用绷带缠绕固定

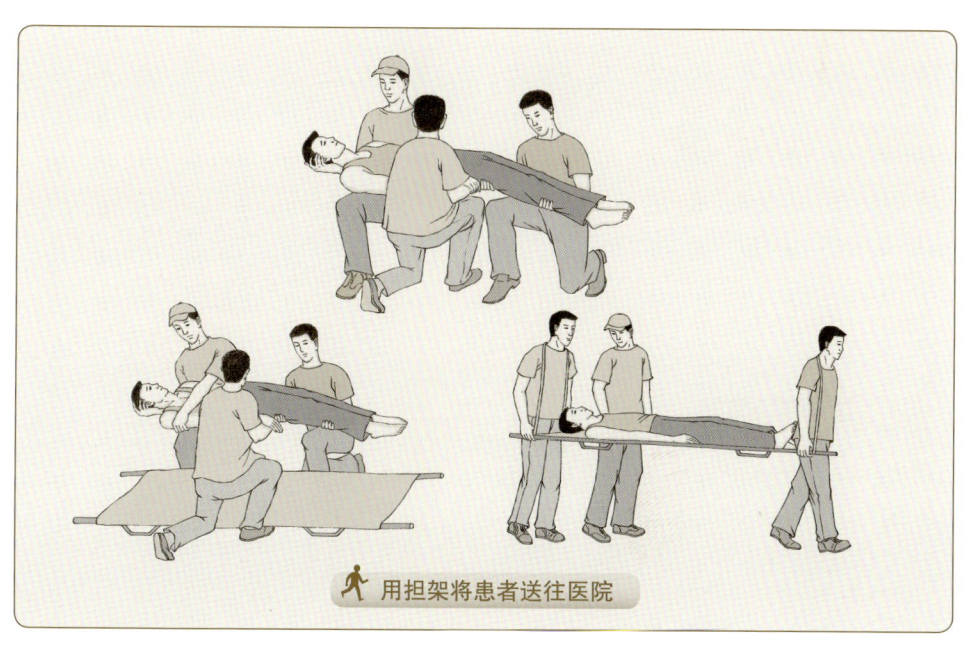

用担架将患者送往医院

运动时突然出现呼吸不畅

小罗在运动时发生气喘,其症状是咳嗽、难以呼吸。刚开始时,小罗不以为然,认为是长久不运动造成的。可是他渐渐觉得有些胸闷,险些栽倒。后来医生告诫他,一定要重视气喘,不可大意。

救助技巧

(1)让患者面朝椅背坐下,便于呼吸,切勿强行躺下。如果是在室内,要打开临近的门或窗,让新鲜空气进入室内,并松开患者的衣服,保持其呼吸畅通。

(2)若患者为长期气喘患者,一般随身都带有药,应立即帮其服下。若气喘持续且情况严重时,要立刻送医院急救。

(3)如果在未经诊断的情况下,怀疑是运动性气喘,应看医生并告诉医生情况发生的原委,以便诊治。

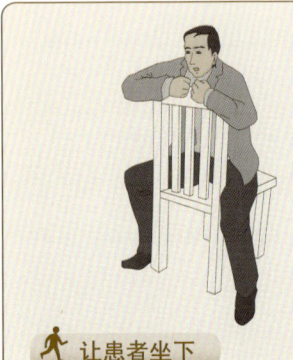

让患者坐下

松开患者的衣服,让其面朝椅背坐下,双臂放在椅背上,这样有利于呼吸

什么是运动性气喘?

典型的运动性气喘通常在运动后5~20分钟内发作,症状包括咳嗽、哮喘音、胸闷甚至胸痛。其他症状如突然发生的呼吸急促更是在运动后5~10分钟便可能出现。导致该类气喘的真正原因并没有定论,但一般认为与呼吸道过敏,以及呼吸道对周围温度与湿度的改变有很大关系。

运动性气喘的诊断

运动气喘的诊断主要靠病史与运动后肺功能测试来确立。医师可以借着测量肺功能的呼吸计来测试运动员在运动前、在运动过程的不同时段以及运动停止后,其肺功能的变化。如果在第一秒内用力吐气量的值比运动前的数值减少了12%~15%以上,便表示运动员极可能罹患了运动导致的气喘。

（4）心脏病、呼吸器官患病、贫血、低血压、感冒发烧及体力衰弱、肥胖等患者，运动时容易引起疾病性气喘。因此，要格外小心。

（5）治疗疾病性气喘，一面指压脊椎的"心腧""厥阴腧"等周围的穴道6秒钟，一面缓缓吐气；反复做几次，扩大气道，使心脏舒服（心腧是在第5胸椎与第6胸椎中间左右2厘米处，厥阴腧是在第4胸椎与第5胸椎中间左右2厘米处）。

厥阴腧：在背部，第4胸椎棘突下，旁开2厘米即是

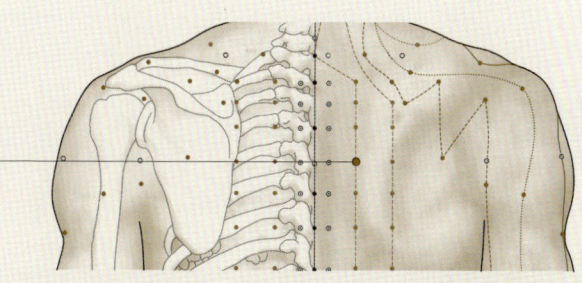

心腧：位于人体的背部，当第5胸椎棘突下，左右旁开2厘米处即是

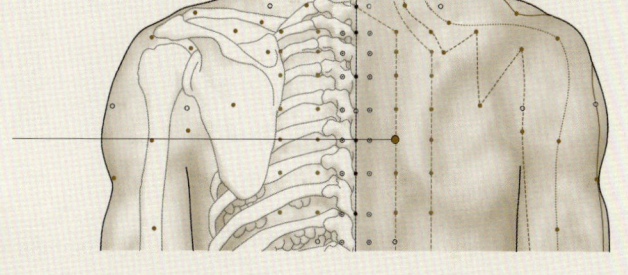

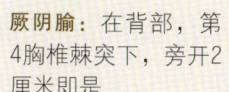 治疗气喘的穴位

按摩心腧和厥阴腧两个穴位，可起到治疗气喘的功效。这两个穴位在人体背部，第4胸椎和第5胸椎下。

（6）如果患有运动性气喘，要谨慎选择运动方式，避免疾病反复发作。若经常发生运动性气喘，从事运动时一定要小心，必要时求助医生，以免产生严重的后遗症。

（7）运动前的暖身和运动后的缓和运动，都可以预防运动性气喘的发生。

运动性气喘者要慎选运动方式

游泳被认为是最适合的运动，因为游泳的环境温暖潮湿，全身肌肉有规律地运动，而且水平的姿势可以帮助肺脏内黏液的活动。此外，健行、骑脚踏车也是不错的选择。至于那些激烈的运动，如篮球、足球、短跑、棒球，因为它们需要爆发力，而且不能有效控制呼吸方式，不建议这类患者选择。

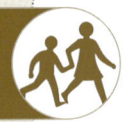

运动时头部受伤

小西喜爱运动，常常和朋友一起玩球。球类运动中，羽毛球、网球发生危险的概率稍小，而足球、橄榄球等常会发生身体互撞的情形，造成肿块及撞伤。那次发生的头部碰撞意外，给小西造成了严重后果。即使治愈后，头痛、头晕等症状也经常发生。

救助技巧

（1）如果头部只是肿胀，没有流血，可以冷敷或冰敷伤部。

冷敷的适用范围

冷敷只有在头皮起包时才有效。因为，脑子外有颅骨包围，而且还有几层膜样组织保护。若脑内产生病变，而只在表面上冷敷是没有任何作用的。

（2）若发生头撞伤，造成耳、鼻、口出血，丧失知觉、脉搏变化、头痛、抽搐、呕吐、瞳孔大小不一等症状，应立刻送医。特别是婴幼儿，如果持续呕吐，发生脱水，就有生命危险。

（3）当头部外伤后，如果头颅有凹陷，应尽快去医院。否则颅骨凹陷会压迫大脑，进而引起大脑萎缩，这常常成为以后癫痫的原因。严重的脑外伤可引起神经质，要注意观察负伤者的状态，以免忽略危险的情况。

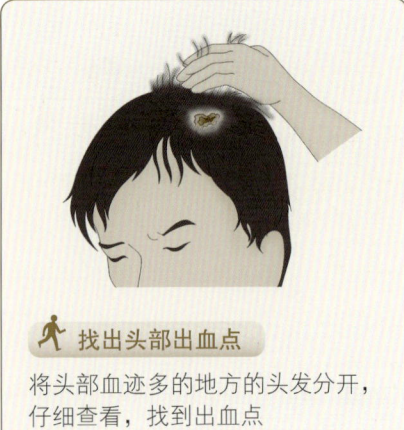

找出头部出血点
将头部血迹多的地方的头发分开，仔细查看，找到出血点

（4）若头部流血时，在血迹最多的地方分开头发，仔细察看，找到出血点。

（5）用手指压住出血点一侧的皮肤或压住伤口四周的皮肤止血。

（6）伤口较大时，用毛巾或干净的手绢叠成小块儿，放在出血点上方，用手指压紧，可以止血，然后再将患者送往医院。

（7）尽量减少移动伤者，在伤者的头、脚腕部垫上软布后，用毛巾等将伤部固定起来，然后用绷带等将全身固定好，用担架或厚板、门板等搬运。

（8）在没有担架、厚板的情况下，必须三人以上配合搬运伤者，一人托住头颈部，另一人托住腰部，第三人托住下肢。六只手要同时抬起，起立时也要协调，千万不要把伤员身体扭动、弯曲。

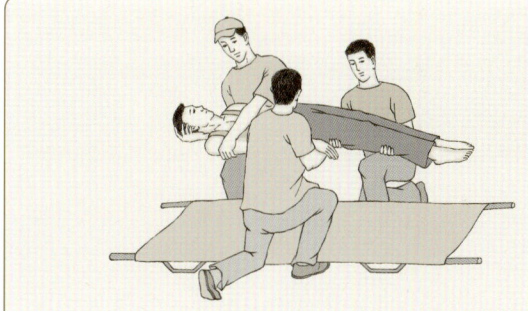

三人配合搬运伤者

正确的做法是：一人托住头颈部，另一人托住腰部，第三人托住下肢

（9）只有一个人移动伤员时，用双手托住伤者的腋下，将其水平移动到事先铺在地上的垫子上。然后让病人仰卧，从病人头部慢慢地拖着垫物移动病人。注意千万不要横着拖动。

（10）送医后要依医生指示，按时摇醒患者。

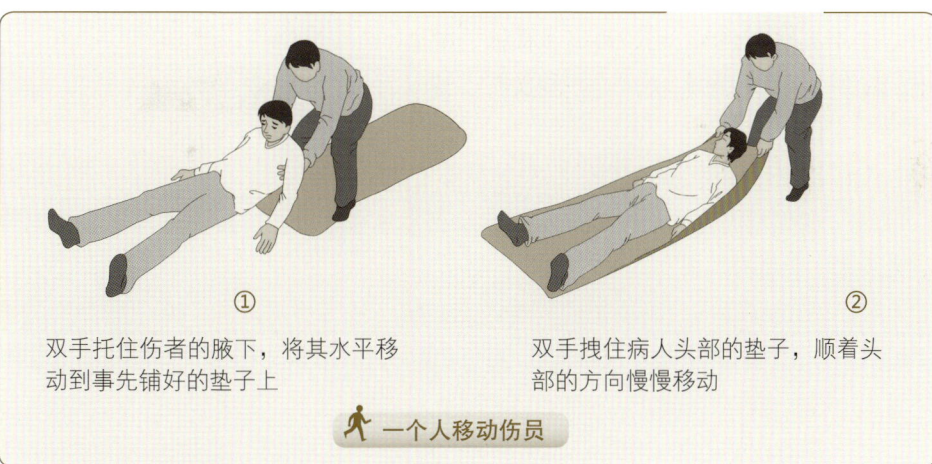

① 双手托住伤者的腋下，将其水平移动到事先铺好的垫子上

② 双手拽住病人头部的垫子，顺着头部的方向慢慢移动

一个人移动伤员

若有下列现象请尽速就医

① 持续性呕吐。
② 头痛加剧。
③ 意识状况逐渐恶化。如昏睡、神智不清、说话不清、行为异常、四肢运动障碍等。
④ 两侧瞳孔不等大，有视力障碍。
⑤ 不明原因发烧。
⑥ 一侧肢体渐渐无力。

运动时眼睛受伤

玲子和同学打网球时，不小心被飞来的网球击中眼睛。当时，玲子只是感觉有些疼痛，并没有在意。可第二天醒来，眼睛肿大、睁开疼痛、眼圈周围出现淤血等情况。看医生时，医生告诫她，眼部受伤一定不要大意。

救助技巧

（1）若是一般的眼睑淤血或出血，受伤后切不可按揉或热敷，以免加重皮下血肿。

（2）眼挫伤后应先进行冷敷，每天3~4次；出血停止后48小时开始热敷，每天3~4次，每次15分钟。

眼挫伤的危害

打击、跌撞、交通事故是眼挫伤的常见原因。眼眶周围组织血管分布丰富，当受到钝性打击时，易造成皮下出血而出现青紫肿块、眼内出血、眼眶骨折，角膜与巩膜破裂、视网膜脱落等。

（3）若出血的眼角有气肿，切忌擤鼻涕。

（4）如果眼内有出血，或采取上述措施后疼痛不减轻、视力下降，应该立即到医院进行全面的检查。

（5）若是穿通伤，不要把内容物送回眼眶，或者用水冲洗，避免加重损伤或引起感染。正确的做法是：应用大小合适的盖子或胶固物，消毒后盖住脱出的伤眼并包扎，迅速送医院急诊。

（6）伤者应尽量避免颠簸及低头动作，防止眼内容物进一步脱出。

（7）异物伤眼，不要用手揉搓，以免加重损伤。应用消毒的棉签浸生理盐水轻轻地擦去异物，然后点抗生素眼药水。若异物较深不能除去，则应请眼科医生进行治疗。

促使患者流泪

如果患者眼中发现异物，应先慢慢转动眼睛以找到异物，然后轻轻地向下拉上眼睑以盖住下眼睑，这样会使其流泪，并可能将异物冲洗出来。

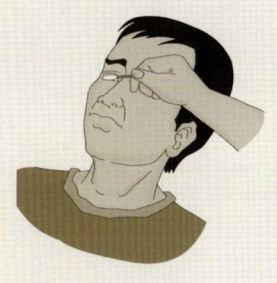

用消毒棉签轻轻拭去眼中异物

（8）若是化学物品伤眼，不要捂住双眼，用手揉搓。

（9）无论酸、碱伤都应尽快现场冲洗眼部，用大量的清水或其他干净水源反复冲洗。有条件的，酸性烧伤用3%的小苏打水冲洗，碱性烧伤用3%的硼酸水冲洗。

（10）冲洗的时候应翻开眼睑，转动眼球，至少冲洗30分钟，并确定水进入眼膜内角。也可将伤者头部泡入盆中，反复睁眼、闭眼，将异物洗净。冲洗后及时送往医院。

（11）救护者要注意手的清洁，救护前要用肥皂清洗干净。

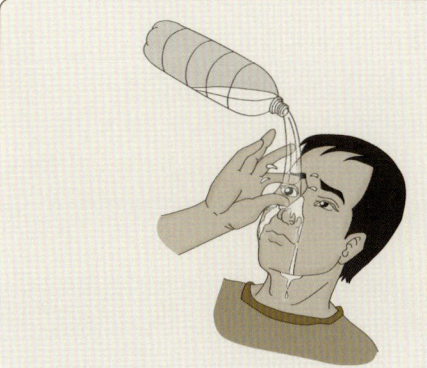

用清水反复冲洗眼睛

翻开眼睑，用清水反复冲洗眼睛，并转动眼球

 爱心提示

眼睛是我们心灵的窗户，我们要倍加爱护。如果怀疑头颅损伤，异物嵌入眼睛或化学药品溅入眼睛，应拨打急救电话。如果眼睛内有血，应用干净的布盖住眼睛，并带患者去医院。如果眼睛有活动性出血，应抬高患者头部使其位置高于心脏，用干净的布盖住眼睛并带患者去附近的医院。注意：如果怀疑头、颈、背损伤，不要移动患者，并立即拨打急救电话。

登山时出现高原反应

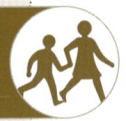

五一假期，小陈选择攀登高山度假。他准备周全却忘记高原反应的存在，攀登途中突遇危险而终止。其实是由于空气中含氧量降低及气压降低，引发头痛、疲劳、头重脚轻、呼吸困难、胸痛、恶心等症状，也就是俗称的高原反应。

救助技巧

（1）攀登海拔较高的山或进入高原前一定要通过正规医院体检，确保自己身体没问题。心、肺、脑和血液系统疾病患者，不宜进入高原。

（2）做好准备工作，了解一些高原特点和生活注意事项，带上必要的应急药品和其他物品。

高原特点

①缺氧：空气压力随着海拔高度的增加而降低，氧气也越来越稀薄。据测算，在海拔4270米高处，氧气压力只有海平面的58%。

②寒冷：海拔高度每升高150米，气温会下降1℃。一般海拔高度每升高1000米，气温下降6.5℃。

③湿度低：湿度低使得人体排出的水分增加。高原上每天通过呼吸排出的水分为1.5升，通过皮肤排出的水分为2.3升。

④阳光辐射强：在海拔3600米高处，宇宙间的电离辐射，紫外线强度和对皮肤的穿透力是海平面的3倍。

（3）要计划好进行阶段适应性锻炼，不应贸然进入海拔5000米以上的地区，以防出现不测。

（4）呼吸困难时，维持气道畅通，可以使用心肺复苏术等方法。

高原反应

高原反应即急性高原病，是人到达一定海拔高度后，身体为适应因海拔高度而造成的气压差、含氧量少、空气干燥等的变化，而产生的自然生理反应，海拔高度一般达到2500米左右时，就会有高原反应。一般表现为：头痛、气短、胸闷、厌食、微烧、头昏、乏力等。部分人因含氧量少而出现嘴唇和指尖发紫、嗜睡、精神亢奋、睡不着觉等表现。部分人因空气干燥而出现皮肤粗糙、嘴唇干裂、鼻孔出血或积血块等。

（5）使病患者保持平静休息，最好有人随侧陪伴。

（6）要有良好的心理素质，保持乐观情绪。否则过分担心、思想焦虑、睡眠欠佳，易导致高原反应加重。

帮你克服高原反应

攀登海拔较高的山时，速度一定不要太快，不要暴饮暴食，以免加重消化器官的负担。也不要饮酒和吸烟，要多吃蔬菜和水果等富有维他命的食品，适量饮水，注意保暖。有高原反应时，尽量克服心理上的恐惧感，不要一开始就去吸氧，以免造成依赖。

（7）应避免劳累、受寒和上呼吸道感染，禁止烟酒。

（8）对极少出现的高原肺水肿和高原脑水肿病人须大量吸氧，并在应用药物治疗的同时，迅速转送海拔低的地区治疗。

（9）注意保暖，即使夏季也需准备羊毛衫、保暖内衣等；冬季注意戴上墨镜和帽子，以防紫外线损伤。

（10）应选择高热量易消化食物，切忌暴饮暴食，晚餐不可过量，以免增加胃肠道负担，使心肺受压，造成胸闷心慌。

（11）初入高原的人，睡眠时可采用半卧位，以减轻心肺负担。

（12）初到高原地区，不可疾速行走，更不能跑步或奔跑，也不能做体力劳动。

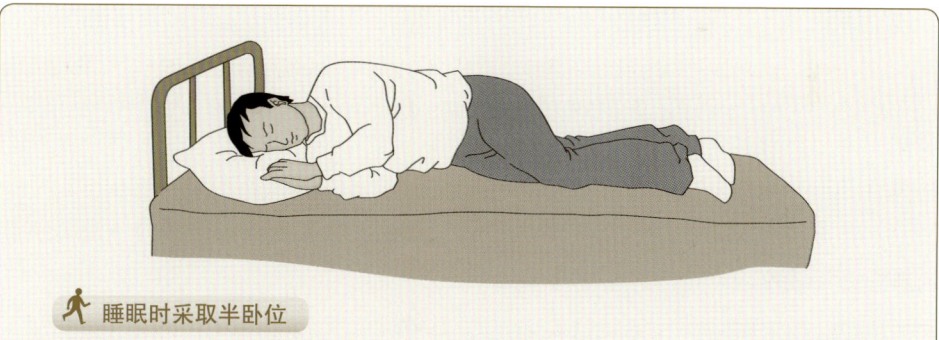

睡眠时采取半卧位

采取半卧位，可以帮助减轻心肺负担，尽快适应高原地区空气稀薄的恶劣环境

常用抗高原反应的药物

高原安（至少提前1~2天服用，到达高原后继续服用3~5天）、西洋参含片、诺迪康胶囊（对缓解极度疲劳很有用）、百服宁（控制高原反应引起的头痛）、西洋参（对缓解极度疲劳很有用）、速效救心丸(不可多服)、丹参丸（治疗心血管）、葡萄糖液等，对于高原适应力强的人，一般高原反应症状在1~3天内可以消除，适应力弱的需3~7天。

游泳时身体抽筋

◎ 紧急救命速查图典

> 炎炎夏日，小北经常选择游泳作为消暑的最佳良方。但是有一次因游泳前小北暖身运动不足，再加上过度呼吸，造成游泳时脚抽筋。惊慌失措的小北一时乱了分寸，若不是被及时发现，就会有溺水而亡的危险。

自救技巧

（1）不管身体哪里出现抽筋，都要保持镇静，立即求救并与前来救助的人主动配合。

（2）脚趾抽筋时，先吸气沉入水中，然后立刻将腿屈起，用手将脚趾拉开、扳直。放松身体，浮上水面，伸直抽筋的脚，并用手拉扯腿，使其向后屈，反复数次。

抽筋的原因

抽筋常在赛跑、打球或游泳时发生。原因有以下几种：经过长时间运动而引起肌肉疲劳，没有休息而继续运动时；突然增加运动强度，或突然改变运动方式；运动姿势不正确；水温太低；准备运动不足；情绪过度紧张等。但一般情况下，抽筋持续的时间都不会太长，超过5分钟的不多。

（3）小腿后部抽筋时，仰首浮在水面，用抽筋肢体对侧的手握住抽筋肢体的脚趾，用力向身体方向拉，同时用同侧的手掌压在抽筋肢体的膝盖上，帮助抽筋的腿伸直。

（4）大腿前部的肌群抽筋，应用手握紧踝关节向臀部方向拉，使膝关节前部肌群拉长而缓解。

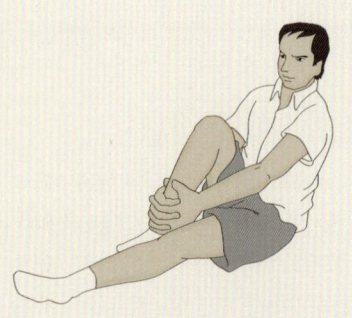

大腿前部肌肉抽筋时
用手握紧踝关节向臀部方向拉，此动作可帮助缓解大腿前侧肌肉抽筋

（5）手指抽筋时，手握成拳头，然后用力张开，如此反复几次，抽筋现象即可好转。

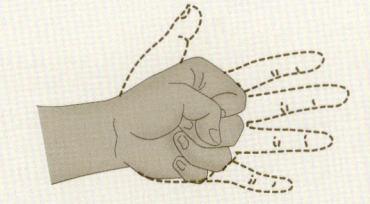

手指抽筋时

手握成拳，然后用力张开，反复几次即可缓解手指抽筋

（6）脚背、腿的正面抽筋时，要用力把腿、踝、指伸成直线。

预防抽筋的方法

一是游泳前一定要做好暖身运动；二是游泳前应考虑身体状况，如果太饱、太饿或过度疲劳时，不要游泳；三是游泳前先在四肢撩些水，然后再跳入水中，不要立刻跳入水中。

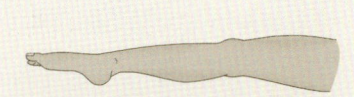

脚背或腿的正面抽筋时

用力将腿、踝、脚伸成直线，此动作可帮助缓解脚背和腿的正面肌肉抽筋

（7）大腿背面抽筋时，将腿伸直，跷起脚趾，必要时将脚掌扳近身体。

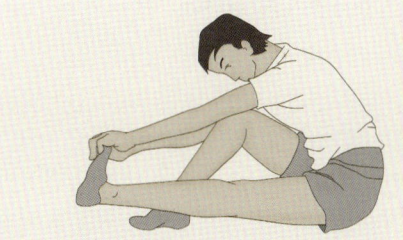

大腿或小腿背面抽筋时

将腿伸直，脚尖尽量向上翘起，也可用手将脚掌扳向身体方向

（8）上岸后要及时擦干身体休息，并注意保暖。
（9）用毛巾浸热水，热敷疼痛部位。
（10）对仍觉疼痛的部位可做适当的按摩，以进一步缓解症状。

初学游泳者要防止腿抽筋

初学游泳，心存恐慌，加上水凉，泡在水里时间一长，就有可能腿抽筋。有效地防止抽筋的方法之一是在游泳前做好准备工作，准备活动包括头、颈、双肩、双臂、腰腿、手、脚的关节都要活动开。还可以先在四肢撩点水，以逐渐适应水温，然后再下水游泳。或预先喝点淡盐水。

身边有人溺水

炎炎夏日,小伟放学后和班里的两个同学一起回家。走到村口的河边,小伟经不住同伴的诱惑也去河里玩耍。尽兴玩乐时,他们忘记河水的深浅,比赛着往河中心游去。悲剧就这样发生了,三个小伙伴溺水而亡。

救助技巧

(1)保持镇定,胡乱地挣扎只会使身体往下沉。

(2)全身放松闭气,沉入水中,一有浮出水面的机会,先吸一口气,再沉入水中。如果肺部充满氧气,自然会往上浮。

溺水死亡的原因

人在水中被淹死的主要原因是水入气道后,使人窒息缺氧。淹死者面色青紫,两眼红肿,口腔、气管、胃及肺内有很多水泡沫,上腹部膨隆,皮肤肿胀,全身冰冷。另有一种溺水者,因落水后惊慌而立即昏迷,或因冷水强烈刺激而引起喉头痉挛和声带关闭导致呼吸、心跳停止。在这种情况下,虽落水后肺内进水不多,也可致死,而死者出水后一般口内仅有少量水泡,腹部多不隆起,按之较柔软。

(3)在深水区,浮力大,采用水中行走的方法可暂时脱险。

(4)脱下长裤,迅速在裤管处打结,并把长裤丢到面前,放入水中,此时长裤充满空气,能当做简易浮筒。

(5)救助者会游泳时,须从溺水者后方救助溺水者,否则可能会被溺水者缠

溺水者昏迷时的救助

溺水者昏迷时,救助技巧很重要。一般有仰泳拖带和侧泳拖带两种方式

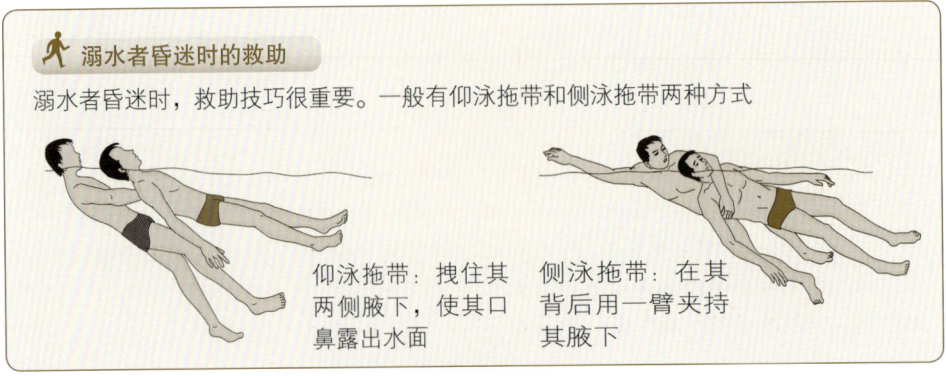

仰泳拖带:拽住其两侧腋下,使其口鼻露出水面

侧泳拖带:在其背后用一臂夹持其腋下

住。如果溺水者已昏迷，抢救者可拽住其两侧腋下，使其口鼻露出水面，仰泳拖带；或在其背后用一臂夹持其腋下，侧泳拖带。

（6）救助者在岸边实行救助时，切不可从正面去拉溺水者，否则溺水者会牢牢抓住你的手臂，使你动弹不得，严重者会将你也拉下水。正确的方法是递给溺水者一截木棍或树枝，溺水者会死命抓住不放，施救者拉住另一端，将溺水者拖上岸。

（7）若溺水者俯卧时，要翻动溺水者，使其仰卧，切勿扭转脖子。

（8）救上岸后，应立即清除其口、鼻腔内的水、泥及污物，用纱布（手帕）裹着手指将溺水者舌头拉出口外，解开衣扣、领口，以保持呼吸道通畅。

（9）迅速控水。方法为：抱起溺水者的腰腹部，使其背朝上、头下垂进行控水。或者抱溺水者双腿，将其腹部放在急救者肩上，快步奔跑使积水被吐出。或者急救者单膝跪地，将溺水者的腹部放在急救者腿上，使其头部下垂，并用手平压背部进行控水。

（10）若溺水者停止呼吸或心跳，应立即进行心脏按摩和人工呼吸。

（11）溺水者经现场急救处理，在呼吸心跳恢复后，用毛毯裹住溺水者，并立刻送医急救。

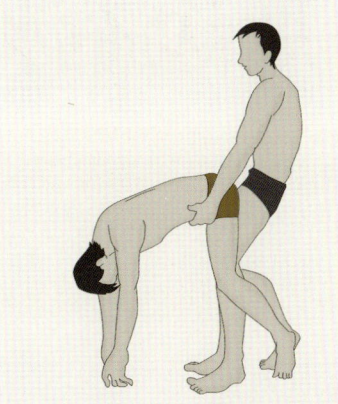

抱起溺水者的腰腹部，使其背朝上、头朝下

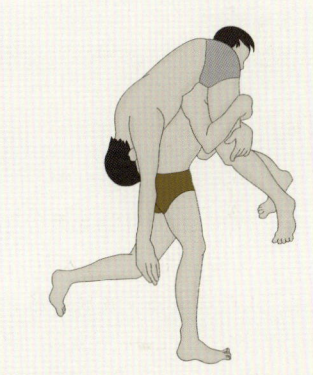

将溺水者的腹部放在肩膀上，双手抱住溺水者的双腿，向前奔跑，利用颠簸使患者吐出腹中的水

对患者进行控水

将患者从水中拖带上岸后，要立即对患者进行控水，使其排出进入腹中的水

孩子溺水，救治要争分夺秒

孩子不小心跌入水中，溺死过程非常短暂，即刻致死的原因是水灌入呼吸道内引起窒息，一般情况下，溺水后平均5~6分钟呼吸心跳即可完全停止。所以，抢救必须及时，要争分夺秒。

儿童游泳时的注意事项

宝宝很喜欢游泳,经常让妈妈带她去游泳馆。可是有一次妈妈有事要离开片刻,宝宝贪水,不按妈妈教的去做。如果不是妈妈及时赶回,宝宝差点就溺水了。经历那次危险,妈妈再也没有在宝宝游泳的时候离开过。

注意事项

(1)孩子游泳前要做好体检,患中耳炎、扁桃体炎、红眼病、发热、皮肤病及慢性病的孩子,暂不宜游泳,必须治愈后才可游泳。

(2)若无大人陪伴,小孩不可单独下水游泳;游泳时不要离开大人的视线。

(3)不要随意下水,游泳前一定要做暖身运动。

(4)不可在游泳池边跳水,以免发生碰撞意外。也不要奔跑追逐,以免滑倒。

(5)不可让孩子在河、湖、水库或无救生设备的海边游泳。

(6)下雨、打雷时不可游泳。

(7)全家外出游泳时应携带品质良好的漂浮板、救生衣。

(8)游泳切忌太饱、太饿或过度疲劳,饭后1小时以后方可下水游泳。

(9)对孩子反复宣讲培训救生技能,必要时进行操练演示。

(10)温度太低、水太凉不宜游泳;

(11)游泳时不要用鼻子吸气,同时防止腿抽筋。

(12)有沙眼的孩子下水前可滴儿滴氯霉素眼药水。

(13)患癫痫、智力低下的孩子禁止游泳,以防发生意外。

孩子游泳时间不要太长

儿童身体的热量有限,最好不要在水中待时间过长。一般加上脱衣、穿衣、适应水温的时间,孩子整个游泳的过程保持在1小时左右就可以了。水温一般以28℃~29℃为宜,如果水温过低,孩子容易产生恐惧心理,不利于学习游泳。

附录
6种能引起中毒的食物

在日常生活中，我们经常食用的食物都是无毒无害的，但有时人们最常吃的食品在某种情况下却能使人中毒。了解这些，可以让你远离食物中毒。

（1）发芽的马铃薯：马铃薯的营养价值很高，是人们经常食用的可口食物。但是如果吃了发芽的马铃薯，就会发生中毒现象。表现为开始舌咽发麻、胃部感觉灼痛、恶心呕吐、腹痛腹泻，随后瞳孔散大、耳鸣、神经兴奋，严重者会出现昏迷、意识丧失，甚至死亡。这是因为马铃薯在发芽的过程中产生了一种剧毒——龙葵素，这种毒素耐高温，所以发了芽的马铃薯即使煮熟才食用，也仍然会发生中毒。

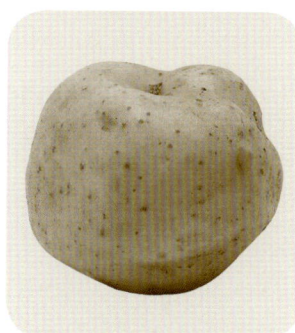

（2）半生半熟的四季豆：在炒菜时，如果一次下锅的四季豆太多，就可能会受热不均，导致有些四季豆半生不熟。人们吃了这些带生味的四季豆，就会产生胃部不适、恶心、呕吐等中毒症状。这是因为四季豆本身含有刺激黏膜的"皂苷"和毒蛋白的"凝集素"。这两种毒素能溶于水，但在高温下能分解破坏而失去毒性。所以，食用四季豆时，一定要煮熟、煮透。

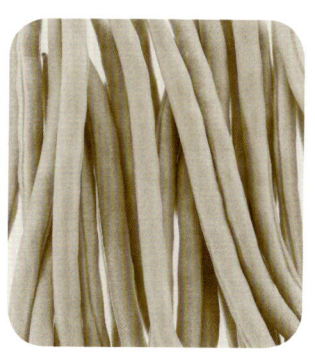

（3）生炒鲜黄花：人们食用干黄花做汤菜或炒菜的调味品，都不会引起中毒，但如果把市场上出售的鲜黄花当做一般蔬菜生炒后食用，就可能出现恶心、呕吐、腹痛、腹泻、头昏、头痛、口渴、喉干等中毒症状，这主要是由于"秋水仙碱"毒素所引起，这种毒素可溶于水，能在高温下失去毒性。所以，如果要吃鲜黄花，可以把它放入开水中焯一下，捞出来再加

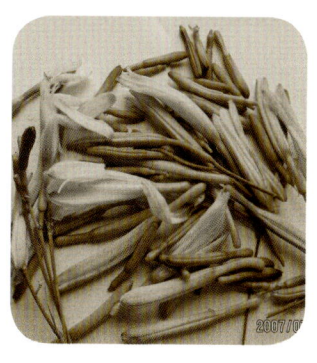

温，炒熟煮透后再食用即可。

（4）没有煮开的豆浆：大豆含有很高的蛋白质和丰富的钙、磷、铁及B族维生素。大豆做成豆浆后，蛋白质的消化率可达到85%，远高于整粒煮熟大豆的消化率。但是，如果人们喝了没有煮开的豆浆，就会出现恶心、呕吐、腹泻等症状。这是因为在生豆浆中含有对胃黏膜有强烈刺激作用的"皂毒素"和"抗胰蛋白酶"等有毒成分。当豆浆煮到80℃时，"皂毒素"受热膨胀，形成泡沫上浮，造成"假沸"，一些人误以为豆浆煮开了，其实"皂毒素"要煮到100℃时才会被破坏。所以，煮豆浆时，一定要注意"假沸"现象，或者买全自动的豆浆机。

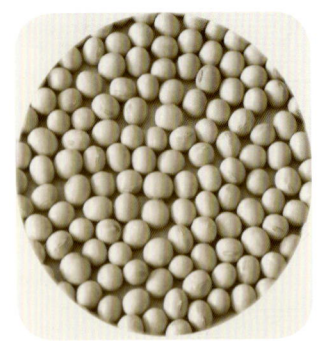

（5）变质的甘蔗：甘蔗不仅可以解渴，而且营养价值很高，钙、铁以及维生素C的含量很大。但是，人们如果吃了变质的甘蔗，就会中毒，表现为呕吐、眼神迷离、身体抽搐，严重者会导致瘫痪或死亡。变质的甘蔗去皮后，颜色比正常的甘蔗略深，呈浅棕色（正常的甘蔗心是乳白色）。虽然看不见明显霉点，但在显微镜下可以看到甘蔗细胞内生长着大量霉菌菌丝体。所以，吃甘蔗时要特别小心，如发现甘蔗已霉烂，千万不能吃。

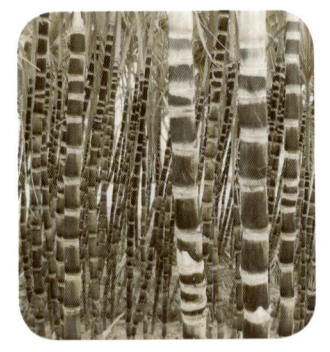

（6）变质的海鱼：海产品中的油筒鱼（又叫青皮鱼）、金枪鱼在细菌作用下由变质到腐败的过程中会产生组胺。组胺可以使人的毛细血管扩张和支气管收缩而发生过敏性中毒。中毒症状在几分钟内便可表现出来，主要表现为颜面、胸部及全身皮肤发红、眼结膜充血，同时出现头痛、头晕、脉搏快、心悸、胸闷、呼吸急促，有的还可出现眼花、晕厥。所以，不要吃变质、腐败的海产品。

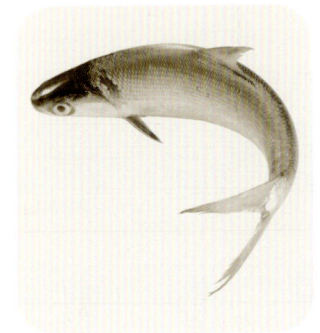

急救用品清单

> 掌握了各种危急情况的应急技巧，家中还必须常备下列应急用品，如此，出现危急情况时才不会手忙脚乱，而且这些用品都不用开方就能买到。

（1）1盒10厘米×10厘米的消毒敷布12块，每块单独包好，用于清洁或敷盖患处。

（2）约5厘米宽的纱布卷，用于包扎已敷好消毒敷布的患处等。

（3）8厘米宽、4.5米长的纱布，至少3卷。

（4）3块1米×1米的敷布，可用做三角形包布或吊带。准备约长4厘米的安全别针，以便将三角包布别住。

（5）2个木质夹板（可从外科用品商店买到）。

（6）2卷橡皮膏，2.5厘米宽的和5厘米宽的各1卷。

（7）1卷脱脂棉。

（8）1瓶凡士林。

（9）1瓶抗菌素药膏。

（10）1瓶炉甘石洗剂（用于暴晒、虫咬、皮疹等）。

（11）1瓶吐根制剂糖浆。

（12）1盒烘干的苏打（小苏打）。

（13）1把剪刀。

（14）1把镊子。

（15）1包针。

（16）1把刀或1盒单刃剃刀片。

（17）1个医用滴眼器。

（18）1只量杯。

（19）1只热水瓶。

（20）1只冰袋。

（21）1盒安全火柴。

（22）1只有新电池的手电筒。

急救电话备忘录

○ 紧急救命速查图典

单位名称	电　话
就近急救站	
熟悉的医生	
毒物控制中心	
就近医院急诊部	
就近传染病医院	
火警报告	
小区物业电话	
昼夜药店	
电力公司	
煤气公司	

注：因各地电话不同，表内空白处请自行填上电话号码。空白处为其他需要记录的电话